JN274935

ひと目でわかる
微生物検査アトラス 第2版

[監修] 荒川創一
[編集] 木下承晧

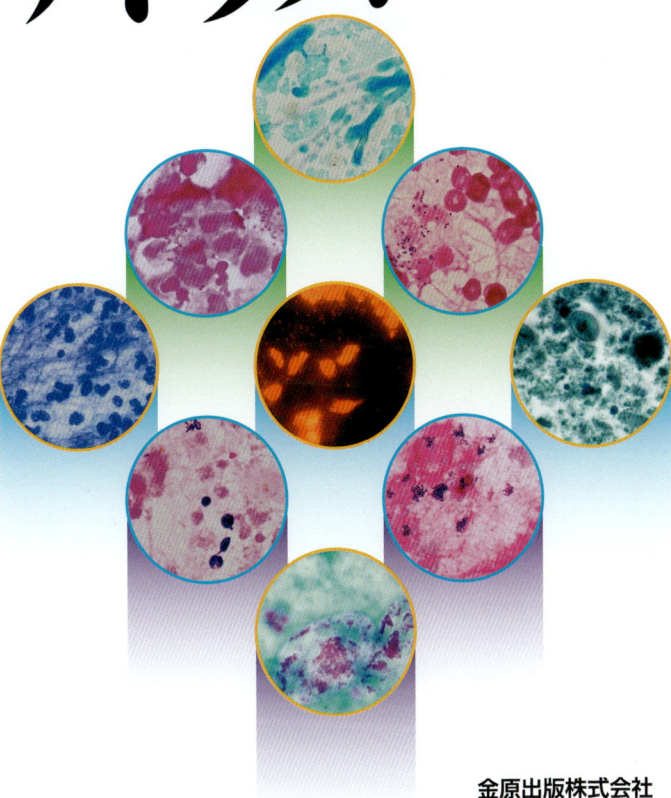

金原出版株式会社

監修

荒川創一（神戸大学大学院医学研究科 特命教授／神戸大学医学部附属病院 感染制御部 部長）

編集

木下承晧（神戸大学医学部附属病院 医療技術部 部長）

執筆

木下承晧（神戸大学医学部附属病院 医療技術部 部長）

幸福知己（住友病院 臨床検査技術科・感染制御部 副科長）

山本　剛（西神戸医療センター 臨床検査技術部 主査）

資料提供（50音順）

足立昌代（明石市立市民病院 臨床検査科）

上霜　剛（兵庫県立尼崎病院 検査・放射線部）

宇賀昭二（神戸大学医学部保健学科 病態解析学 教授）

大沼健一郎（神戸大学医学部附属病院 検査部）

岡崎友美（社会保険神戸中央病院 検査部）

折田　環（宝塚市立病院 中央検査室）

木下靖子（名谷病院 検査室）

直本拓己（神戸大学医学部附属病院 検査部）

高橋敏夫（神鋼病院 臨床検査室 技師長）

竹川啓史（神戸市立医療センター中央市民病院 臨床検査技術部）

中上佳美（甲南病院 中央検査部）

長山藤子（神戸市医師会医療センター／西神戸医療センター）

茂籠邦彦（彦根市立病院 臨床検査科 科長）

吉田弘之（神戸大学医学部附属病院 感染制御部 副部長）

和田恭直（兵庫医科大学病院 臨床検査部 主任技師）

監修のことば

　この『ひと目でわかる　微生物検査アトラス』の初版が発刊されて7年，細菌感染症の領域では，薬剤耐性菌の話題があとを絶ちません。MRSAはあまりに蔓延しており，その保菌・感染患者数において比類ない耐性菌といえますが，新規の治療抗菌薬も登場してきました。グラム陰性耐性菌は新しいβ-ラクタマーゼ産生菌に代表される多剤耐性が問題となることも増えてきましたが，ブレイクスルーとなる抗菌薬が少ない現状です。

　46億光年前に誕生したこの地球の上で，数百万年に過ぎないヒトの歴史に比して，バクテリアのそれは38億年と途方もなく長く，変幻自在なこの単細胞生物は，この先どこまでも生き続けるでしょう。ヒトが生を享受していく上で，腸内細菌などの微生物に助けられてその生命活動を全うしていることも，忘れてはなりません。感染症は微生物がヒトとの静かなる共存状態から，牙をむいた局面ともいえるでしょう。保菌と感染症との本質的な相違を理解しておかないと，的確な治療にもつながりません。このような前提の中で，臨床微生物学が生まれ，感染症の正しい診断のための検査学が確立されてきたものと理解しております。

　あまりに普遍的な疾患である感染症ですが，その病原体が顕微鏡で目視できるようになったのは，19世紀後半に至ってからであり，20世紀の科学上最も大きなエポックといわれる抗菌薬の開発を裏付けたのも，その微生物形態学であるといえます。

　本書は，神戸大学医学部附属病院　木下承晧医療技術部長が中心となり，兵庫県下中核病院の臨床検査技師のご協力を得て執筆した第1版が好評であったことから，同メンバーにより更に読者の便宜を考慮して，全面的に改訂された第2版です。

　臨床微生物迅速診断において基本的に重要な塗抹鏡検のための検体採取法，保存法，染色法，そしてその所見について，より懇切な解説を心がけた実用書です。臨床に携わる各職種の医療従事者が，一枚の塗抹標本作製にいかに最大限の工夫がなされるのかということと，そこから得られる情報の多様さを理解し，正しい検体採取・運搬・処理のもとに，読み取られ

た所見から，次に行うべき検査，適正抗菌化学療法へと展開していくことの重要性を理解していただけるものと思います。

このアトラスには，グラム染色を中心に具体的な菌種の見分け方の要点も克明に記されています。臨床微生物学の基本編と応用編とが，一体となった実学が満載です。

本書が熟練医師はもちろんのこと，研修医，臨床検査技師，薬剤師，看護師，医学系学生の皆様の白衣のポケットにあり，折に触れ紐解かれ，感染症の適正な診断と治療の手助けとなることを願うものです。

2013年2月

神戸大学大学院医学研究科 特命教授　荒川 創一

編集・執筆にあたって

　感染症の迅速検査は日常診療に欠かせないものになっています。
　イムノクロマトグラフィーを用いた迅速診断キットや遺伝子検査など多岐にわたる方法が使用されています。従来，用いられている微生物塗抹検査は感染症検査の入口で，提出された検体から感染病巣を見ることができます。
　中でもグラム染色は簡便に行え，感染症の迅速診断に欠くことができない検査法で初期治療の正否としても重要性が評価されています。多くの医療機関でも敗血症，肺炎，腸管下痢症等の迅速診断に広く利用され，細菌顕微鏡検査の診療報酬は2006年の17点から2012年には50点と3倍になりました。また，感染症の迅速診断・報告は外来迅速検体検査加算の対象となり夜間・休日での運用も進んでいます。

　2006年の初版発刊から7年の間が経ち，「微生物検査アトラス」を改訂することになりました。第1章では適切な採取と保存を，第2章では標本作成，染色法の種類と手技，顕微鏡で観察するために必要な知識を解説しました。第3章は症例数を増やし，個々の症例の染色像では，所見およびポイントから特徴のある推定菌種を鑑別しています。また，新たに微生物菌種名リスト，抗菌薬リストを追加しています。
　臨床現場で働く微生物検査担当技師はグラム染色標本を見ながら，提出された患者検体の性状や患者情報を加味しながら検査材料の良否，感染の有無や感染微生物の推定を実践しています。塗抹鏡検では感染菌種の推定以外にも，特殊な培地や培養法を必要とすること，培養では判定できない誤嚥性肺炎像などの鑑別には，多岐にわたる経験と知識が必要です。ときには細菌の形態変化から投与抗菌薬の治療効果を判断することも可能です。
　編集にあたっては，微生物検査室での実践に実用的であること，特徴のある微生物を認識していただくこと，感染症診断検査として興味をもてる一冊となるよう心がけました。大きさもポケット版で，常に臨床で利用できるサイズです。臨床検査技師以外にも医師，看護師，薬剤師，学生の皆様にも活用していただければと思います。アトラスをみて，微生物検査室

に行って，顕微鏡や染色に慣れ親しみ興味を持っていただきたいと思います。

　なお本書では，菌種名は学名と和名をできる限り併記しました。ブドウ球菌はわが国では通用しますが，他の国や学術論文では *Staphylococcus* を使用します。和名は（　）をつけ，カタカナ表記は学名の後にそのまま記載しました。

　本書を通じて，診断・治療のスキルアップとチーム医療のコミュニケーションの場を広げていただけることを願っています。また，読者の皆様から，本書に対するご意見をいただければ幸いです。

　最後にご執筆の幸福知己先生，山本 剛先生と標本を提供していただいた兵庫県下の検査部等の方々，ご尽力をいただいた担当編集者の中立稔生氏に，感謝申し上げます。

2013 年 2 月

神戸大学医学部附属病院 医療技術部長　木下承晧

目　次

第1章　各種検体とその採取
- *1* 検体採取方法と採取容器 ……………………………………………2
- *2* 血液 ……………………………………………………………………11
- *3* 髄液 ……………………………………………………………………17
- *4* 穿刺液（胸水，腹水，関節液など）………………………………23
- *5* 下気道（喀痰，気管支洗浄液）……………………………………26
- *6* 上気道（咽頭・上咽頭，鼻腔）……………………………………31
- *7* 尿，前立腺液 …………………………………………………………33
- *8* 生殖器（腟分泌物，頸管粘液，尿道分泌物，精液）……………38
- *9* 消化器（胃液，胃粘膜組織，胆汁）………………………………41
- *10* 糞便 ……………………………………………………………………44
- *11* 開放膿，非開放膿（pus, wound, abscess）……………………48
- *12* 眼（結膜，角膜，涙器，硝子体）…………………………………50
- *13* 耳鼻咽喉（内耳，中耳，外耳）……………………………………52
- *14* 血管内留置カテーテル，持続的腹膜透析ドレーン（チューブ）…53
- *15* 鱗屑，毛髪，爪 ………………………………………………………55

第2章　塗抹検査の実際と染色法
- *1* 顕微鏡の見方 …………………………………………………………58
- *2* 標本の作り方 …………………………………………………………61
- *3* グラム染色 ……………………………………………………………65
- *4* 抗酸菌染色 ……………………………………………………………72
- *5* その他の染色法と一般的事項 ………………………………………75
- *6* 主治医への報告 ………………………………………………………79

第 3 章　各種検体の微生物染色標本

- *1*　染色の失敗例 ································· 84
- *2*　血液培養 ··································· 86
- *3*　髄液 ····································· 106
- *4*　呼吸器 ···································· 114
- *5*　咽頭粘液 ·································· 162
- *6*　肺組織スタンプ ···························· 164
- *7*　腹水 ····································· 166
- *8*　腹腔ドレーン排液 ·························· 172
- *9*　関節液 ···································· 174
- *10*　胆汁 ····································· 180
- *11*　尿 ······································ 182
- *12*　生殖器 ··································· 198
- *13*　胃粘膜 ··································· 216
- *14*　糞便 ····································· 218
- *15*　創・膿 ··································· 242
- *16*　鱗屑 ····································· 256
- *17*　眼 ······································ 258
- *18*　耳漏 ····································· 264
- *19*　末梢血液 ································· 266

- 主な抗微生物薬一覧 ···························· 273
- グラム染色による微生物の分類と菌名 ············· 276
- 検体別 本書中の微生物一覧 ····················· 282
- 参考文献 ···································· 288

Gram Stain Atlas

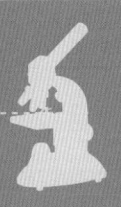

第1章

各種検体とその採取

POINT
- 感染症を確実に診断するためには,適切な検査材料の採取が重要なことを理解する。
- 採取に際して,感染部位の決定,採取時期,採取方法,消毒方法,検体の提出・保存方法を医療現場として考える。
- 検体は血液などの無菌材料のもの,採取時に汚染しやすいもの,および常在菌が存在するものがあることを理解する。
- 塗抹標本の作成法が検体により異なることを理解する。

1 検体採取方法と採取容器

A 検体採取とは

- 感染症の診療においての基本的事項として,感染症を疑った場合は早期診断し,それが診断され次第,治療することが求められる。
- 診断には患者への問診と身体所見(現症),さらに画像診断が重要であるが,それらと並行して感染病巣部から原因微生物を検出するための的確な検査材料採取と正しい検査が肝要である。
- 検体採取に際しては,はじめに患者・家族に採取の方法やリスクについて十分な説明を行い,術者は感染防止のために標準予防策を遵守する。
- ついで,消毒方法と採取容器を選んで,後者には採取部位,採取方法および採取時期を記載できるようにする。
- 検体採取は,その後の微生物検査においてその検出に適するか否かの判断のため,採取直後に検体の状況を肉眼的に確認する必要がある。その上で,採取した検体は目的に沿った容器に移し,速やかに検査を行うべきである。
- もし直ちに検出作業に入れない場合は,適切な保存を行わなければならない。
- 微生物検査はこれらの過程のうちのどの一つが不十分であっても,その成績が影響を受け,偽陰性や偽陽性を引き起こす可能性が高くなり,診断および治療方針を誤ることにつながるので注意が必要である。
- 検体提出時には患者氏名,年齢,性別,ID,採取臓器(部位),基礎疾患,抗菌薬投与の有無,入院歴,ペット飼育歴,渡航歴,嗜好品,発熱の有無,臨床的に疑われる菌種など,できる限りの患者情報を,そのオーダーに添付するか,主治医と検査部との密な連絡によって伝えることが求められる。

1. 検体採取方法と採取容器

B 一般的手順と注意点

① 検体採取に際して患者・家族にインフォームド・コンセントを行う。
② 採取に際して,医療従事者の職務感染や環境の汚染防止に配慮する。すなわち,標準予防策(Standard precaution)を遵守し,医療従事者(術者)はディスポーザブル手袋を着用し,処置の種類によっては,ガウン,マスク,ゴーグルなどの着用により適切に安全を確保(感染制御)する。
③ 採取部位と採取方法を決定し,検体はできる限り抗菌薬の投与前に採取する。すなわち,病原体が最も多い時期に採取することが望まれる。
④ 検体採取は感染を疑う部位から行い(感染部位を反映しない検体は意味をもたない),採取時に周辺に存在する常在菌の汚染を極力避ける必要がある。そのために穿刺皮膚などは,十分消毒し,無菌的に検体を採取する。
採取部位により常在菌の存在しない検体と常在菌が存在する,または汚染しやすい検体とがある。
⑤ 良質な検体採取のためには,患者と医療従事者の相互的な協力が必要なことも多い。検体の質の良否が検査結果に影響を及ぼすことをよく説明しておく。
⑥ 検体量は検査に必要な十分量を採取する。
⑦ 検体採取に用いるいわゆる綿棒などの素材である,天然繊維の綿球や木製軸は,一部の微生物に対して有害,すなわち殺菌的に作用することから,化学合成繊維(プラスチック綿棒,アルミニウム綿棒,レーヨン綿球など)のものがよい。
木製軸は *Neisseria gonorrhoeae*(淋菌),*Bordetella pertussis*(百日咳菌),*Mycobacterium tuberculosis*(結核菌)に,アルギン酸カルシウム綿棒は *N. gonorrhoeae*, *Ureaplasma* ウレアプラズマ,Herpes simplex virus;HSV(単純ヘルペスウイルス)に対して発育阻害をもたらすため用いるべきではない。
⑧ 微生物の生育は酸素,温度,湿度,pH,他の菌の存在により影響されることが多く,採取した材料は速やかに搬送,処理することが重

要である。

⑨ 採取容器は外蓋スクリューキャップで液漏れが起こらないプラスチック製がよい。悪臭のある検体は嫌気性菌を疑い嫌気性菌用専用容器に採取する。

⑩ 採取検体は直ちに検査過程に入れるべきであるが、状況によって保存を余儀なくされることも少なくない。

保存による微生物の死滅あるいは増殖が起これば、塗抹検査や培養・同定などの成績に誤りがもたらされる。

検体保存法としては一般的に冷蔵保存が勧められるが、血液培養、髄液培養、*N. gonorrhoeae*、*N. meningitidis*（髄膜炎菌）、*Entamoeba histolytica*（赤痢アメーバ）を疑う検体は低温で保存してはならない。

休日・夜間などの検体保存に関しては診療科・検査部で協議し、その保管場所と方法とを定めておくべきである。

⑪ 検出率が低く3日間連続検体採取・塗抹培養を要する結核菌などの例を除いて、喀痰や尿を毎日検査することは不要であり、一定期間の経過をみながら必要に応じて検査を繰り返す。通常は1週間に2回程度の頻度で十分である。

C 採取容器の種類

- 採取検体により適切な採取容器を選択することが求められ、感染防止対策がとれるものを選ぶことが前提である。
- 丈夫で密封できること、検体の外観が容器の外から観察しやすいもの、操作性が簡便で安価なものを選択する。
- また、原則的に未滅菌の容器に採取しないこと（糞便は可）、検体の乾燥を防ぐことが重要である。

1. 検体採取方法と採取容器

血液培養ボトル（自動培養装置，24時間対応可能）

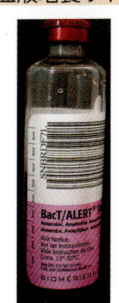

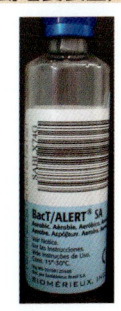

バクテアラート嫌気　　バクテアラート好気　　バクテック嫌気　　バクテック好気

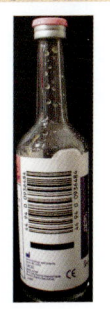

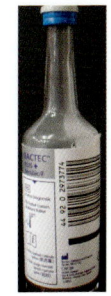

さまざまな滅菌容器

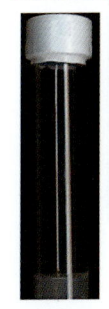

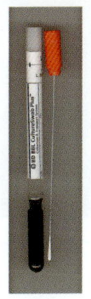

嫌気性菌用専用容器　　輸送培地アルミニウム綿棒　　輸送培地プラスチック綿棒　　輸送培地チャコール入プラスチック綿棒　　ウイルス用綿棒

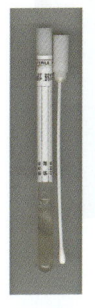

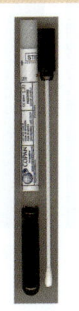

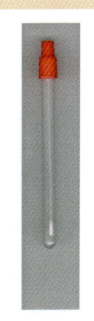

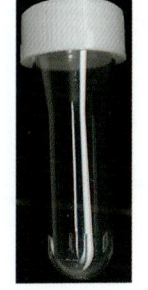

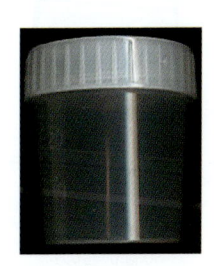

滅菌容器1　　滅菌容器2　　滅菌容器3　　滅菌容器4

5

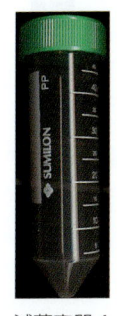

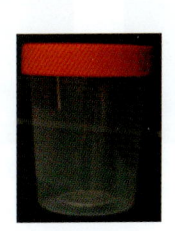

第1章　各種検体とその採取

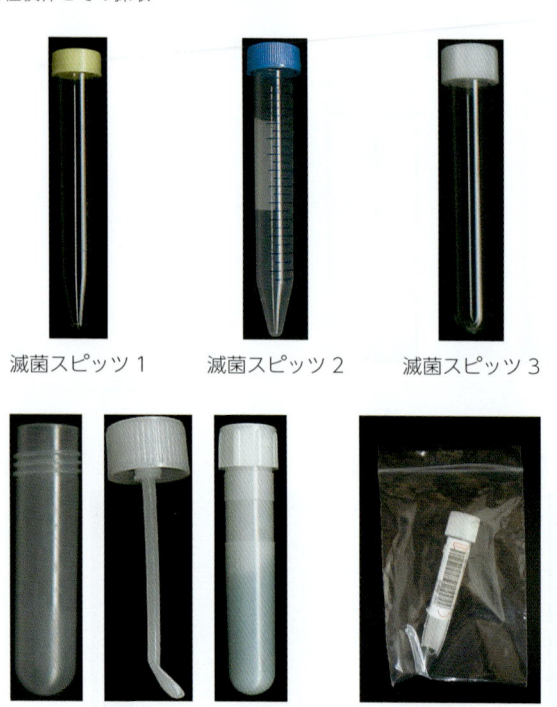

滅菌スピッツ1　　滅菌スピッツ2　　滅菌スピッツ3

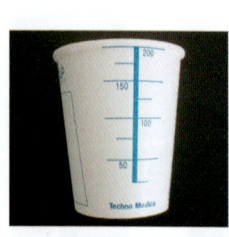

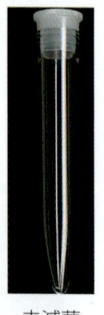

糞便採取容器　　　バイオハザード袋

不適切な容器

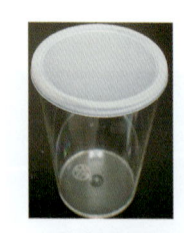

尿採取容器
（スクリューキャップ
でないもの）　　　未滅菌紙コップ　　　未滅菌スピッツ　　インナーキャップ

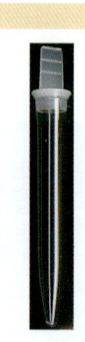

D 検体の品質管理

- 検体を採取した場合は，主治医は必ず検体および採取容器の良否を確認して提出する。
- MRSA（methicillin resistant *Staphylococcus aureus*，メチシリン耐性黄色ブドウ球菌），MDRP（multi-drug resistant *Pseudomonas aeruginosa*，多剤耐性緑膿菌）など，輸送中の検体による院内感染を防止するためには，検体から直接の汚染を防ぐためにビニール（バイオハザード）袋などの一次容器に入れて提出することが望まれる。
- 微生物検査では感染症の原因菌検出に適するか否かの判定が重要で，採取日時，保存状態，検体の肉眼的所見を確認したうえで，グラム染色による微生物および生体細胞の観察へ進む。
- 検体に下記のような問題がある場合は主治医に連絡をとり，再提出の可否について協議する。

①滅菌されていない容器で提出された場合。
②密封容器でない，またはインナーキャップ容器である。
③検体量が少ない。
④嫌気性菌の分離を目的とするにもかかわらず，嫌気状態が保持できる容器（状態）ではない。
⑤検体提出日と採取日とが異なる。
⑥膿性部分がない液体状の唾液性の喀痰。
⑦不適切な保存条件で長時間放置された検体（室温に2時間以上放置された喀痰など）。
⑧採取部位の記載がない。
⑨提出医と部署，診療科など最低限の診療情報が記載されていない。

検体不適切 → 主治医または看護師に連絡 → 説明 → 了解の上検査
　　　　　　　　　　　　　　　　　　↓（報告時にコメント記載）
　　　　　　　　　　　　　　　　　再採取 → 検体の再提出

● 検体の採取と保存法──直ちに検査が実施できないときの保存・輸送

	材料	採取容器	採取量	保存法	備考
血液・穿刺液	血液	血液培養ボトル 通常は好気、嫌気の2ボトル 乳幼児は1ボトル	培地量に対して10〜20%の血液量	ふ卵器、室温 24時間以内 冷蔵保存は不可	発熱・悪寒時に1日2〜3回採取 液体培地量の1/5〜1/10量を血液ボトルに接種 抗酸菌培養は専用血液ボトルを使用 可能なかぎり別部位から2セット採取を行う
	髄液	滅菌試験管または嫌気性菌専用容器	1〜10 mL	ふ卵器 ウイルスは冷蔵	細菌性髄膜炎を疑う場合は35℃までは室温保存（冷蔵不可。夜間に培養する場合は血液培養ボトルも可能） H. influenzaeを疑いはヘミン添加が必要
	胸水、腹水、関節液、穿刺液	嫌気性菌専用容器（嫌気ポーターなど）	採取量1〜10 mL、血液培養ボトルに直接接種する場合は1本辺り10 mL以上。0.5 mLはグラム染色用に別採取しておく	冷蔵（4℃）	可能な限り、多量に採取する（夜間に培養する場合は血液培養ボトルも可能） 綿棒による採取は検出感度が落ちる
呼吸器	喀痰、BAL	喀痰採取容器、滅菌容器	2〜5 mL	冷蔵（4℃）	採取前に口腔内を十分に清潔にして採取する
	咽頭粘液、扁桃周囲膿瘍、咽後膿瘍、深頸部膿瘍	輸送培地（滅菌綿棒）		冷蔵、室温（4℃）	扁桃周囲膿瘍が疑われる場合は、嫌気性菌専用容器を用いる

1. 検体採取方法と採取容器

● つづき

	材料	採取容器	採取量	保存法	備考
泌尿生殖器	尿 (中間尿, 導尿, 膀胱穿刺尿), 前立腺液	滅菌試験管	5～10 mL	冷蔵 24時間以内	原則的には, 早朝随時尿 蓄尿は不可, STDの検査は初尿を採取
	生殖器 (膣分泌物, 尿道分泌物, 精液)	輸送培地, 滅菌試験管		冷蔵, 室温	膣周囲を消毒して採取 N. gonorrhoeaeを疑う場合は, 直ちに提出
	胃液	滅菌容器	1～10 mL	室温 直ちに	一般細菌は不可 (新生児は可能) 抗酸菌, 真菌のみ可能
	胃粘膜	プロス入り滅菌容器, H. pylori専用容器	3～5 mm 塊	冷蔵 (4℃)	内視鏡下で採取を実施
消化器	胆汁 PTCD胆汁	嫌気性菌専用容器, 滅菌試験管	5～10 mL	冷蔵 (4℃)	Salmonella Typhi, S. Paratyphi Aが検出されることがあるため注意
	糞便	採便培地 輸送培地:推奨されない	母指頭大 3～5 g	室温 (15～20℃)	綿棒による採便は検出感度が落ちるためできるだけ避ける 赤痢アメーバの疑いがある場合は, 直ちに提出 海外渡航者は, その旨明記

●つづき

	材料	採取容器	採取量	保存法	備考
膿・分泌物	膿, 分泌液 (皮膚, 創部)	嫌気性菌専用容器, 輸送培地, 滅菌試験管	1～10 mL	冷蔵 (4℃)	皮膚常在菌の汚染に注意 乾燥を防ぎ, 創部では深部より採取
	耳漏 (内耳, 外耳)	輸送培地		冷蔵, 室温	耳漏: 鼻汁を一度吸引した後, 患部の粘膜から採取
	結膜分泌物 角膜	輸送培地		冷蔵, 室温	乾燥した眼病巣部は滅菌生理食塩水に湿らせた綿棒を使用する 睫毛や眼瞼皮膚に触れないよう採取 点眼薬などを使用中時は 4 時間以後に採取
その他	カテーテル先端 (CVC, IVH, ドレーン)	滅菌試験管または滅菌容器		冷蔵 (4℃)	乾燥を防ぎ, 直ちに提出 すぐに提出ができない時は, ブロスや滅菌生食水を少量入れておく
	CAPD	滅菌試験管	5～50 mL	冷蔵	血液培養ボトルも可能

BAL：bronchoalveolar lavage（気管支肺胞洗浄）
STD：sexually transmitted disease（性感染症）
PTCD：percutaneous transhepatic cholangio drainage（経皮経肝胆管ドレナージ）
CVC：central venous catheter（中心静脈カテーテル）
IVH：intravenous hyperalimentation（高カロリー輸液）
CAPD：continuous ambulatory peritoneal dialysis（持続腹膜透析）

2　血液

迅速検査
- 炎症マーカー（WBC，CRP，SAA など）
- ウイルス抗原・抗体（HBV，HCV，HIV）
- トレポネーマ・パリダム抗体（RPR，抗 TP 抗体）
- エンドトキシン，β-D グルカン
- 真菌抗原（カンジダ，クリプトコックス，アスペルギルス）
- マイコプラズマ IgM 抗体
- プロカルシトニン（Procalcitonin；PCT）
- マラリア原虫 ICT キット（未承認），ミクロフィラリア抗原検出 ICT キット（未承認）
- デング熱ウイルス ICT キット（未承認）

血液像（ギムザ染色）
- マラリア原虫，フィラリア

A　検体の採取時期

- 血液培養は菌血症の診断手段である。その原因菌の検出率は敗血症を中心とした全身性の炎症反応を伴う病態（Systemic Inflamatory Response Syndrome；SIRS，敗血症，感染性心内膜炎，髄膜炎，肺炎など）でしかも，発熱時において高い。
- 髄膜炎や肺炎を疑う場合でも発熱時は血液培養陽性となることが少なくない。
- 血液培養検査は，汚染菌の混入を極力避けることが大切で，同一時期に異なる採血部位から 2 セット採取することにより，培養陽性感度の上昇と汚染の鑑別が可能になる。

B　検体採取の注意およびコメント

- 静脈血と動脈血による培養陽性率に有意の差は認められない。
- 抗菌薬投与前に採取する。抗菌薬投与中の患者に対しては，次回抗

菌薬投与前に採取し，抗菌薬吸着物質（charcoal，resin など）が添加された血液培養ボトルを使用するとよい。
- 必要に応じて1日に2〜3回，複数採取する（採取回数を多くすると陽性率が高くなる）。
- 1回の採取量は10〜20 mL。好気および嫌気ボトル（それぞれ1ボトル計2ボトル）への接種量は5〜10 mLとする（10 mLを超えると偽陰性を呈することがある）。
- 小児（6〜15歳）は，体格が小さいことや血中細菌が比較的多いことから，5〜10 mLを2ボトルに分けて，幼児（6歳未満）は原則として1〜2 mLの血液を採取し小児用ボトル（好気ボトル1本のみ）に接種する。採取量の詳細については下表参照。

●小児の血液培養採取量

体重（kg）	採取量と採取回数
1以下	2 mL，1セット，小児用好気ボトルのみ
1.1〜2	2 mL，2セット，小児用好気ボトルのみ
2.1〜12.7	1セット目4 mL，2セット目2 mL，好気・嫌気ボトル
12.8〜36.3	10 mL，2セット，好気・嫌気ボトル

(Kellogg JA et al : J Clin Microbiol 38 : 2181-2185, 2000)

- 骨髄穿刺液も血液ボトルに採取する。また髄液などの無菌材料も，休日・夜間の短時日保存目的であれば血液ボトルに採取してもよい（ただし塗抹検査は不可になる）。
- 菌の死滅を防止するため冷蔵保存はしない。
- 血管内留置カテーテルからの採取は汚染を検出しやすいために原則的に行わない。ただし，カテーテル感染を証明するためにカテーテル採血と静脈採血を実施し血液培養の陽性時間を計測するという方法がある。
- *Mycobacterium tuberculosis*（結核菌）は通常の血液培養ボトルでは検出できないため専用ボトルを用いる。
- 菌の検出はないが菌血症を疑う不明熱の場合は，48時間後に再度

採血を検討する。

C 採取法

① 確実に原因菌を検出するために，血液培養では好気用と嫌気用の2本のボトルを用意する。
② 血液ボトルはゴム栓部分を10%ポピドンヨード液または70%エタノールで消毒する。
③ 採血施行者は滅菌手袋を着用するか，ディスポーザブル手袋を着用しアルコール消毒する。

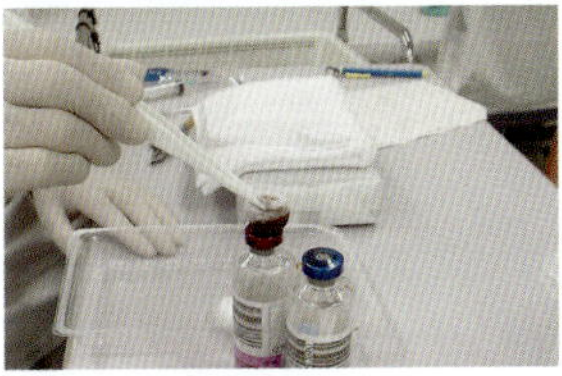

②ボトルの消毒

④ 患者の血管穿刺部位の皮膚面を70%エタノールで清拭する（A）。ついで，10%ポピドンヨード液に浸した滅菌綿球で穿刺箇所を中心に，同心円ないし渦巻状に広範に皮膚消毒し，自然乾燥を待つ（B, C）。以上の操作を数回繰り返す。

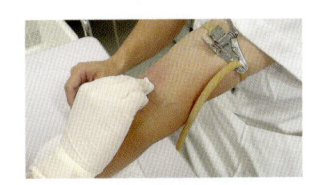

④-A 皮膚のアルコール消毒

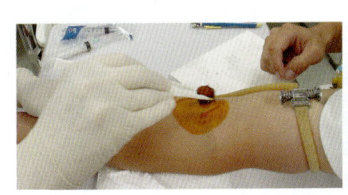

④-B ポピドンヨード

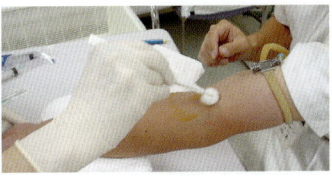

④-C アルコール消毒

⑤ 滅菌ディスポーザブルの注射器および注射針を使用して，静脈より血液を必要量採血する。
⑥ 成人の場合，通常10～20 mLを採取し，針刺し防止のため，注射針を

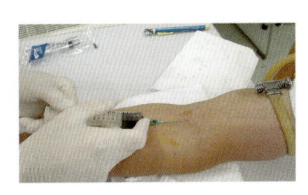

⑤採血

交換しないで消毒した2本の血液ボトルゴム栓に穿刺して,それぞれにほぼ等量の血液を接種する(嫌気ボトル,好気ボトルの順で,5～10 mL 程度注入する)(A, B)。

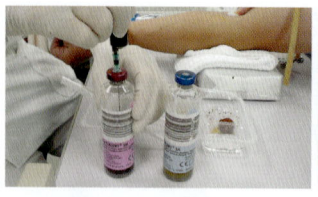

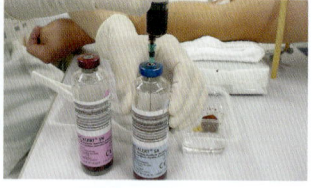

⑥-A 嫌気ボトルの接種

⑥-B 好気ボトルの接種

⑦ 注射針を非貫通性プラスチック容器に廃棄する(感染性廃棄物)。
⑧ ボトルの内容物を静かに転倒混和し,ボトルにオーダーラベルを貼付,またはボトルに直接採血日時・患者名を記入する。
⑨ 異なる部位の2セット(左右の腕)の採取を行い,血液ボトルをすぐに検査室へ提出する。
⑩ 血液ボトルを検査室へすぐに提出できない場合は,ふ卵器内または室温(24時間以内)で保存する。休日・夜間などで短時日の保存が必要な場合,髄液,胸水など,元来無菌である液状の検体については,血液ボトルへの採取も可能である。

- なお抗菌薬投与時は抗菌薬吸着ボトルを使用する。検査には影響がない。
- 血液ボトルの市販品にはバクテアラート(日本ビオメニュー),バクテック(日本ベクトン・ディッキン

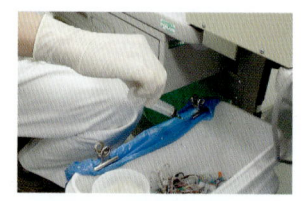

⑦注射針,注射器の廃棄

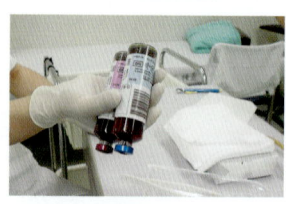

⑧ボトルの転倒混和

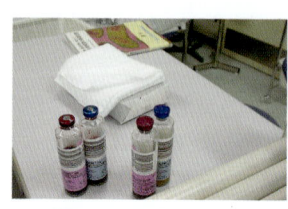

⑨2セット(左右など異なった部位)

ソン），バーサトレック（コージンバイオ），シグナル（関東化学）などがあり，嫌気用，好気用，小児用，抗菌薬吸着用（嫌気・好気），抗酸菌用などがある。

D グラム染色塗抹標本の作成と鏡検のポイント

- 自動機器で培養陽性時，または培養液に混濁・溶血・ガス産生が認められた場合は培養陽性とみなし，好気・嫌気を確認して記載する。陽性ボトルのゴム栓部分をアルコールで消毒したうえで，滅菌注射器で穿刺して，分離剤入り滅菌真空採血管に培養液を採取する。
- 採血管を 3,000 rpm，10 分間遠心して上清をデカンテーションする。混濁が明らかな場合は直接菌液を用いてもよい。
- 沈渣部分から 1 白金耳を採取し，スライドグラスに塗抹・乾燥・メタノール固定して，グラム染色を行い，鏡検する。本法は赤血球の混入が少なく，微生物の判定がやさしい（培養液から直接染色も可能）。
- 染色された菌体に関して，グラム染色性，レンサ状，ブドウ状などの形態，大きさ，形状（球菌，桿菌）を観察し，菌種および属を推定する。
- 直ちに主治医に電話などで連絡をとり，陽性ボトルの種類（好気，嫌気）グラム染色性・形態・形状（可能であれば推定菌種），検出時間（菌数の推定）を報告する。
- 同定および薬剤感受性の判明予定日時も報告するとともに，採取方法（特に IVH ラインからの採取など例外的な採取ルートの場合），発熱の有無および症状，抗菌薬の投与状況と追加検査の抗菌薬などを主治医とディスカッションする。
- 沈渣もしくは菌液から，染色性および性状により，同定・感受性試験を実施するとともに，分離培地による純培養を同時に進める。

E グラム染色以外の染色法

- **アクリジン・オレンジ染色**：アクリジン・オレンジが細胞内の DNA/

RNAと複合体を作り染色される。菌量が少ないときや判別が困難なときは有効であるが，蛍光顕微鏡を必要とする。菌は橙色の蛍光を発し，球菌，桿菌，酵母，原虫，細胞が判断できる。

3 髄液

迅速検査
- 髄液一般検査：細胞数，グルコースなど
- 髄液抗原検査：肺炎球菌抗原，ヘモフィルス・インフルエンザb型抗原，A，B，C群髄膜炎菌抗原，大腸菌抗原，B群レンサ球菌抗原
- クリプトコックス抗原

A 検体の採取時期

- 髄膜炎の感染経路は外傷性や術後など，くも膜下腔と外界が交通して起こるものを除くとほとんどが血行性であるが，原発感染巣は不明のことが多い。
- 頭痛，発熱，嘔吐，項部硬直などを伴った場合に髄液採取を行う。
- 典型的な髄膜炎症状を呈する化膿性髄膜炎では，髄液中に 10^3〜10^7 CFU/mL の菌数がある。

B 検体採取の注意およびコメント

- 昏睡，神経学的局所所見，鬱血乳頭がないことを確認の上，抗菌薬投与前に腰椎穿刺を行い，髄液を採取する。
- できれば採取前に検査担当者に連絡し，そばで待機してもらうか，主治医が採取直後に検体を直接検査室に運搬する。
- 細菌性髄膜炎の塗抹培養に用いる髄液は冷蔵庫で保存しない。
- 迅速抗原検査が有効な場合がある。
- すぐに検査できない場合，採取髄液を室温保存するか血液培養ボトル（好気）に入れて直ちに培養するのがよい。
- *Haemophilus* を疑う場合は溶血液（ヘミン）の添加が必要になる。

C 採取法

- 通常腰椎穿刺により髄液検体が採取されるが、特殊条件下では後頭下穿刺もしくは脳室穿刺により採取される場合がある。

腰椎穿刺

① 一般に腰椎穿刺は左右腸骨稜を結ぶJacoby線上第4腰椎の棘突起を目印として第3〜4腰椎間を選択する。

② 小児は原則として第4〜5腰椎を穿刺する（安全のため）。

③ 患者は意識清明で介助が必要でなければ、側臥位をとってもらい、頭部を屈曲させて背中を丸め椎管腔を大きく開かせるような姿勢をとる。通常、グルクロン酸クロルヘキシジンを用いて、穿刺部位を中心にして同心円上に広範囲に消毒を行う。

④ 穿刺には21G（または23G）の太さで内腔針付の腰椎穿刺専用の針を用いる。針先がくも膜下腔に入ると髄液が流出してくるので、スピッツ1本あたり約1〜2mLほど採取する（A）。採取後は写真のように処置する（B）。

- はじめに採取された髄液は細胞成分が多く含まれているので細胞数や髄液糖などの一般検査に用いる。

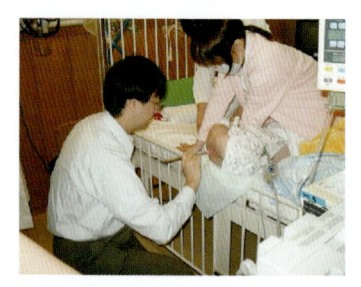

③穿刺部位の消毒（本来はサージカルマスクを着用すべきである）

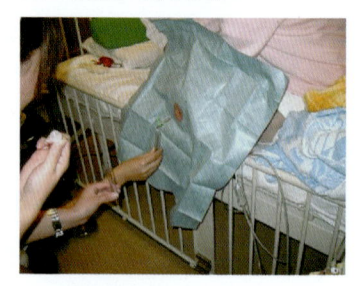

④-A 髄液の採取

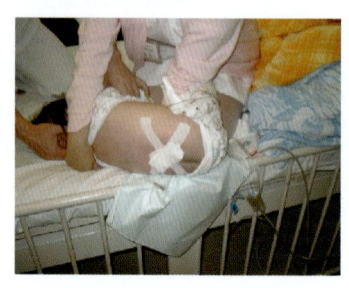

④-B 採取後の処置

- 微生物学的検査は2番目もしくは3番目に採取されたものを用いるのが望ましい。

後頭下穿刺
- 腰椎穿刺による採取が困難と判断される場合や，くも膜下腔の閉塞が考えられる場合に行うことがある。
- 患者は側臥位とし，頸部を強く屈曲させ，外後頭隆起下方の正中線上で軸椎棘突起より上 0.5 cm の位置で，針先を眉間の方向に向けて穿刺する。

脳室穿刺
- 脳室穿刺は脳腫瘍，くも膜下出血あるいは水頭症などの頭蓋内圧亢進時に脳圧を下げる目的で行う方法であり，通常は治療法として行われることが多い。
- ドレナージ法としては，頭蓋骨から直達式に側脳室内にドレーンを留置し，直接体外または頭皮下を経て腹膜腔内に髄液を排泄させる。
- 後者は水頭症などの脳圧亢進状態が長期化する場合に行われるもので，V-Pシャント（脳室腹腔短絡術）と呼ばれる。これらの処置に際して髄液を採取して検体とする。

D 検体提出および保存の注意

採取容器および保存方法
- 髄液は外蓋スクリューキャップ付滅菌容器に採取し，患者属性を直接明記するかオーダーリングラベルを貼付する。
- 運搬は破損および紛失のないように手搬送で行うことが望ましい。その際にはしっかりと受け取りした記録が残せるようにすることが重要である。
- 受け取った検体は迅速に微生物検査へと進めるべきであるが，やむを得ず検査を実施できない場合は冷蔵を避けて，ふ卵器内に保存するとよい。
- 細胞数定量などの一般検査に供する場合は冷蔵保存が適するので，1本のみ採取した場合は，その髄液を無菌的に2本の採取容器に分けて保存するなど，目的に応じて分割する必要がある。

採取量

- 細菌性髄膜炎の診断には通常 2 mL 程度の採取量が望ましいが，採取し難い場合は最低量として 0.5 mL 必要である。
- 原則的に細胞数カウントや細胞分類には 200 μL，髄液蛋白や髄液糖などの定量検査は 300 μL，微生物学的検査には 1 mL が必要である。

E 検体の肉眼的所見および前処理

肉眼的所見

- 正常な髄液所見は無色透明であるが，感染を惹起した場合，混濁や色調変化がみられることが多い。
- 特に急性期の細菌性髄膜炎では，髄液中の細胞数や蛋白量の増加に伴い，混濁した髄液が採取される場合が多い。
- また，ウイルス，真菌や結核による髄膜炎では，細胞数の明らかな増加は認められず，微細粒子状にのみ細胞を観察（日光微塵）することが多い。
- 髄液の色調が黄色を呈したものは「キサントクロミー」と言うが，これはある程度時間が経過した髄液腔内の出血を示すものである。くも膜下出血などの頭蓋内出血でみられる。
- また，赤色の髄液は髄腔内の新鮮な出血，もしくは採取時の末梢血管が破損したことを示す。これらは微生物検査の採取条件として不適切ではあっても，一般に再採取が困難であることを考慮して検査を実施する。

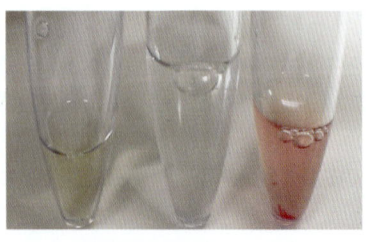

▲左からキサントクロミー，透明，血性　　▲混濁チェック

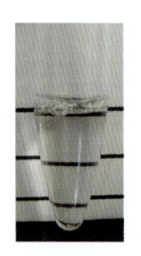

- 細菌性髄膜炎の場合，細胞数，細胞の種類，糖は必須の検査である。

髄液の前処理

- 髄液は採取量が少量で，かつ一般に検体中の細菌数は少ないため，髄液が 2 mL 以上採取された場合は 3,000 rpm で 20 分間遠心分離を行い沈渣成分を検査に用いる。
- 膿性が非常に強い場合はそのまま塗抹検査や培養検査に用いてもよい。
- また，結核菌を疑う場合は 4,000 rpm で 30 分間，レプトスピラを疑う場合は，3,000 rpm で 30 分間遠心集菌する。

F グラム染色塗抹標本の作成と鏡検のポイント

- グラム染色による塗抹検査は原因微生物が決定できなくとも，感染症の存在を確定するうえで有用性は非常に高い。
- 白血球内に貪食されるものから菌体が塗抹面に確認されるものまでさまざまである。
- 髄液のグラム染色の感度は 60〜80％とされている。
- 原因菌の頻度として新生児期は，*Streptococcus agalactiae*（B 群溶血性レンサ球菌），*Escherichia coli*（大腸菌），幼児期は *Streptococcus pneumoniae*（肺炎球菌）や *Haemophilus influenzae*（インフルエンザ菌）が大半を占める。

● 髄液所見の見方

	髄液性状	蛋白 (mg/dL)	糖 (mg/dL)	細胞数 (/mm^3)	圧 (mmHg)
正常	透明	15〜45	50〜80	5 以下	70〜180
細菌性	混濁	50〜1,500 増加	減少 40 以下	500〜10,000 程度	200〜500
ウイルス性	微塵性（透明）	100 以下が多い	正常	100 以下が多い	正常から上昇
結核性, 真菌性	微塵性	50〜500	減少 40 以下	25〜100 程度	200〜800

- 鏡検で確認された菌体の特徴と，年齢や基礎疾患の有無など患者背景を考慮することで原因菌を推定できる。この結果を素早く担当医に連絡することが重要である。
- ただし，細菌性髄膜炎の全ての塗抹鏡検で菌体が確認されるとは限らず，抗菌薬がすでに投与されている場合は，髄液中の菌数が減少しているために塗抹検査では検出されにくいことが多い。
- 細菌性髄膜炎では髄液中に多核白血球が有意に多く存在するため，この塗抹検査での炎症細胞増加という所見についてもコメントすることで一層臨床的価値の高い検査になる。
- 発生頻度は低いが，結核性髄膜炎の場合はチールネルセン染色，クリプトコックス性髄膜炎では墨汁染色のようにグラム染色以外の方法を実施することで確定診断につながる。

G グラム染色以外の染色法

- **墨汁染色**：*Cryptococcus neoformans* クリプトコックス・ネオフォルマンス
- **チールネルセン染色**：*Mycobacterium* spp.（抗酸菌），*M. tuberculosis*（結核菌）が疑われるが確定できない。

H 推定可能な菌種

- *H. influenzae*，*S. pneumoniae*，*Neisseria meningitidis*（髄膜炎菌），*Listeria monocytogenes* リステリア・モノサイトゲネス，*M. tuberculosis*，*C. neoformans*，*Candida* spp.
- 生後3カ月未満：*Escherichia coli*（大腸菌），*S. agalactiae*，*L. monocytogenes*
- シャント：*S. aureus*，CNS，GNR

4 穿刺液（胸水，腹水，関節液など）

A 検体の採取時期

- 感染を生じた体腔に漿液性〜膿性貯留液が認められる。
- 多くは局所症状，所見および画像所見（単純X線，超音波断層，X線CTなど）により，その病巣からの体液穿刺採取の要否を決定する。

B 検体採取上の注意およびコメント

- 注射器に接続した適切な長さの穿刺針で対象となる体腔を穿刺して1〜10 mLの貯留液を採取し，嫌気性菌用容器に入れる（嫌気性菌以外の好気性菌の培養も可能）。
- 穿刺検体は直ちに検査部に提出する。

C 採取法

胸水

- 肺実質と周辺器官の炎症に伴い貯留，感染を伴う場合は混濁〜膿性を示す。

① 肋間穿刺部位は胸部レントゲン，超音波検査で胸水が貯留している胸腔を想定し，胸壁と肺との距離がもっとも遠くなる位置を選ぶ。
② 肋骨間を拡げた状態で，中または後腋窩線第6〜8肋間あるいは後腋窩線第8〜9肋間などを穿刺する。
③ 穿刺前に70％アルコールで穿刺予定部を中心に皮膚を消毒する。ついでポピドンヨードで同心円状に消毒し乾燥させる。
④ 最初に穿刺部皮下に浸潤麻酔を施行する。
⑤ 肋間を経て胸膜両葉間の胸腔内に穿刺針の先端を挿入して，胸水を1〜10 mL採取し，嫌気性菌用容器に空気の混入を避けつつ入れる。

持続吸引の場合は専用のカテーテルを用いて採取する（一時に大量に抜くと肺水腫やショックを起こすことがある）。フィブリン析出が起こりやすいので注意する。

▌腹水

- 腹膜や腸管および周辺実質組織の炎症に伴い貯留，感染を伴う場合は，白濁〜膿性を示す。

① 70％アルコールでカテーテル挿入部周囲の皮膚を清拭する。ついでポピドンヨードで消毒し乾燥させる。

② 小切開セットを用いて切開した部位より穿刺して1〜10 mLを採取し，嫌気性菌用容器に空気の混入を避けながら入れる。

- 腹水が多量のときは仰臥位でマックバネー点（右上前腸骨棘と臍とを結ぶ線の1：2の点）から採取する。
- 少量のときは腹水が下腹部にくるように半座位か，側臥位をとる。
- 穿刺前に必ず排尿をさせる。
- 採取容器は嫌気性菌用専用容器を用いる。

▌関節液

- 軟骨組織の炎症により滲出する液体である。
- **化膿性腹膜炎，結核性腹膜炎**：黄色の混濁膿性腹水。
- **化膿性骨髄炎，感染性関節炎**：血行感染，隣接する軟部組織の感染巣からの波及が多い。開放創からの穿刺を要することもある。

D 嫌気性菌用専用容器への採取上の注意

- 嫌気性菌用専用容器のキャップ部分を70％アルコールで消毒する。
- 穿刺液を注射器で採取し，ゴムキャップに注射針を刺して最後の空気は入れないように注入する。

E グラム染色塗抹標本の作成と鏡検のポイント

- 胸水，腹水，関節液，穿刺液などは1 mL以上を滅菌スピッツに入れ，3000 rpm，20分遠心した沈渣成分で標本を作成する。
- フィブリン析出がある場合はフィブリンを滅菌ガラス棒などに巻き

4. 穿刺液(胸水，腹水，関節液など)

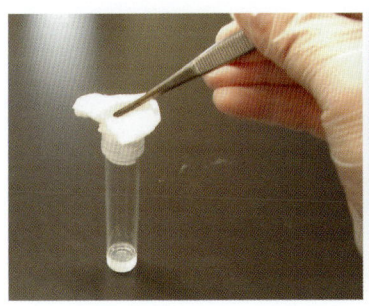

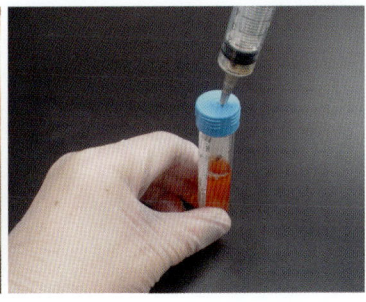

付けて取り除いた後に標本を作成する。
- 菌量が少ないので塗抹標本を作る場合は厚めの標本を作製する。
- 関節液は結晶成分の確認をし，痛風や偽痛風の可能性をコメントする。

F グラム染色以外の染色法

- **チールネルセン染色**：肺外結核など，抗酸菌による感染症の塗抹染色として用いる。
- **墨汁染色**：*Cryptococcus neoformans* クリプトコックス・ネオフォルマンス (*Candida* カンジダが関節炎の原因菌となることはほとんどない)

G 推定可能な菌種

- *Staphylococus*（ブドウ球菌），*Streptococcus*（レンサ球菌），*E. coli*（大腸菌），*Bacteroides* バクテロイデス，*Fusobacterium* フゾバクテリウム，*Clostridium* クロストリジウム，*Candida* カンジダ

5 下気道（喀痰，気管支洗浄液）

迅速検査
- 結核菌群核酸同定精密検査
- 肺炎球菌抗原
- 尿中抗原（肺炎球菌莢膜抗原，レジオネラ抗原）

A 検体の採取時期

- 喀痰（吸引痰，気管支洗浄液）は下気道の炎症を反映するが，病態に応じて所見が変化する。
- 感染初期に適切に採取された喀痰では色調，性状，グラム染色などから病原微生物の予測が可能な場合がある。

B 採取上の注意およびコメント

- 培養検査は1日1回とする。抗酸菌塗抹培養は3日間連続で行うが1日に何度も行う必要はない。
- 唾液の混入をできる限り避ける。
- 患者が咳嗽とともに，うまく喀痰を採取できるかどうかにより，検体の良否が決まることが多いため，患者に採取の方法を十分説明する。
- 採取後直ちに提出し，2時間以内に培養を開始する。夜間などで対応が出来ない場合は冷蔵庫に保管をする。
- *Legionella* spp. レジオネラを疑う場合は検体提出時に検査室にその旨を告げる。

C 検体採取法

- 確実に原因微生物を検出するために，可能な限り抗菌薬投与前に採

取する。

喀出痰

- 唾液，食物残渣などの混入をできる限り避けるように採取する。
① 早朝起床時に採取するのが最もよい。
② 歯磨きをする（歯磨きができない場合は水道水で口をゆすぐ）。
③ 水道水で喉のうがいをする（うがい薬や消毒薬は用いない）。
④ 深呼吸をして咳とともに採痰容器の中に痰を直接入れる（唾液や鼻汁の混入は避ける）。
⑤ できる限り早く提出する（すぐに提出できない場合は冷蔵庫で保存する）。

吸引痰

- **検体採取**：気管支鏡下採痰，経気管吸引（trans tracheal aspiration；TTA），経口的吸引，経鼻的吸引，喉頭鏡下採痰など。
- **気管支鏡下採痰**：気管支鏡観察下に痰を直接吸引する。
- **経気管吸引**：経皮的に静脈留置針で気管内を穿刺し，痰を直接採取する。良質な痰が得られるが患者への侵襲が大きい。
- **経管的吸引**：気管カニューレや気管内挿管チューブから痰を直接吸引する。
- **気管支洗浄液**：気管支洗浄液は気管支鏡を用い，生理食塩水を注入し気管支を洗浄・回収したものである。
  一方，区域支より末梢の肺胞を洗浄したものが気管支肺胞洗浄液（BALF；bronchoalveolar lavage fluid）である。

検体性状

- Miller & Johns 分類（喀痰外観の写真参照）
- M1～P3（M1，M2 は基本的に再提出が望ましい。喀血痰は不適）

D グラム染色塗抹標本の作成と鏡検のポイント

- 膿性部分を生理食塩水で数回洗浄し，少量をスライドグラスに塗布し，別のスライドグラスで引き合わせる。
- 炎症細胞を観察するためには，喀痰溶解剤を入れる前に必ず標本を作成する。

● Miller & Jones の分類

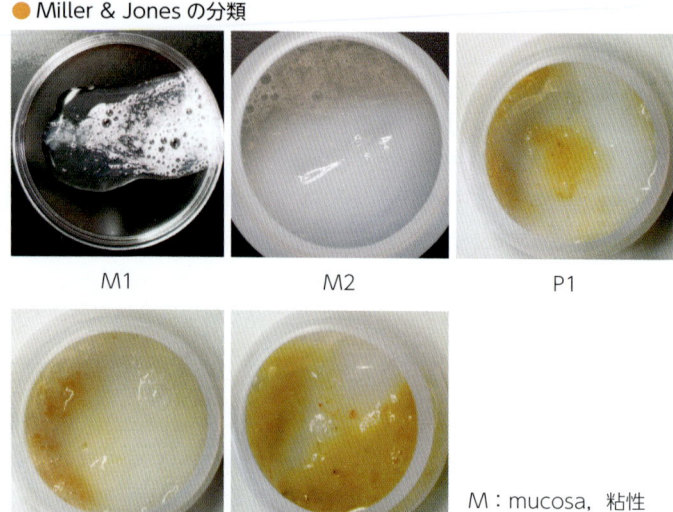

M1　　　　　　　M2　　　　　　　P1

P2　　　　　　　P3

M：mucosa，粘性
P：purulent，膿性

表記	性状
M1	唾液，粘性成分のみの痰
M2	唾液，粘性成分のみの痰
P1	膿性痰が全体の 1/3 以下の痰
P2	膿性痰が全体の 1/3〜2/3 の痰
P3	膿性痰が全体の 2/3 以上の痰

● 検体性状と感染症

性状	疑われる感染症など
透明	非感染性疾患，再採取
白色〜黄色	好酸球増加（気管支喘息），ウイルス性，マイコプラズマ，クラミジア，結核，真菌など
鉄錆色	肺炎球菌
血液が混ざる膿性痰	組織侵襲性の強い病原細菌（*K. pneumoniae* 肺炎桿菌，*S. aureus* 黄色ブドウ球菌，*P. aeruginosa* 緑膿菌など）
血痰	結核，肺真菌症（悪性腫瘍との鑑別）

5. 下気道（喀痰，気管支洗浄液）

● Geckler 分類

群	細胞数/1 視野（100 倍）	
	好中球数	扁平上皮細胞数
1	<10	>25
2	10〜25	>25
3	>25	>25
4	>25	10〜25
5	>25	<10
6	<25	<25

- 鏡検は 100 倍の弱拡大で標本全体を観察し，Geckler 分類を行う。
- 炎症細胞が多く見られる部分を油浸 1,000 倍の強拡大にし，炎症細胞の種類および状態（鮮明，萎縮，破壊），扁平上皮細胞の有無，貪食像，誤嚥の有無などを観察する。
- 誤嚥性肺炎時は扁平上皮細胞が多く混入するため，品質グレードは低くなる可能性がある。グラム陽性球菌，グラム陽性桿菌，グラム陰性桿菌を含めた多菌種の貪食所見を確認する。

E グラム染色以外の染色法

- **チールネルセン染色**：抗酸菌（*M. tuberculosis* 結核菌と確定できない）
- **オーラミン・ローダミン染色**：抗酸菌
- **Kinyoun キニヨン染色**：*Nocardia* ノカルジア
- **Gimenez ヒメネス染色**：*Legionella* レジオネラ
- **墨汁染色**：*Cryptococcus neoformans* クリプトコックス・ネオフォルマンス
- **アクリジン・オレンジ蛍光染色**：*Legionella* レジオネラ
- **ファンギフローラ Y 蛍光染色**：真菌（*Candida*, *Cryptococcus*, *Aspergillus* など）

- グロコット染色:*Pneumocystis jiroveci* ニューモシスチス・イロベジー
- ギムザ(ディフクイック)染色:*P. jiroveci*

F 推定可能な菌種

細菌
- *Haemophilus influenzae*(インフルエンザ菌)
- *Streptococcus pneumoniae*(肺炎球菌)
- *Staphylococcus*(ブドウ球菌)
- *Moraxella catarrhalis* モラクセラ・カタラリス
- *Klebsiella* クレブシエラ
- *Pseudomonas aeruginosa*:Mucoid(緑膿菌:莢膜産生)
- *Nocardia* ノカルジア

真菌
- Yeast 酵母:*Candida*, *C. neoformans*
- Mold カビ:*Aspergillus*

6 上気道（咽頭・上咽頭，鼻腔）

迅速検査
- A群溶血性レンサ球菌抗原
- インフルエンザウイルスA＆B抗原
- RSウイルス抗原
- アデノウイルス抗原
- マイコプラズマ抗原（DFA）

A 目的とする病原微生物と検体の採取時期

- 上気道感染症の原因微生物は，*Streptococcus pyogenes*（A群β溶血性レンサ球菌），*Corynebacterium diphtheriae*（ジフテリア菌），*Bordetella pertussis*（百日咳菌），*Mycobacterium* spp.（抗酸菌），*Chlamydia* spp. クラミジア，*N. meningitidis*（髄膜炎菌），*N. gonorrhoeae*（淋菌）などの細菌。
- Influenza virus，Adenovirus などのウイルスの検出。
- methicillin resistant *Staphylococcus aureus*（MRSA：メチシリン耐性黄色ブドウ球菌）のコロニーゼーションの有無など，常在菌叢の把握を行う場合の検査材料となる。

B 採取上の注意およびコメント

- *C. diphtheriae*，*B. pertussis* を疑う場合は検査室に相談する。
- *N. gonorrhoeae* を疑う場合は目標菌を検査室に連絡する。
- 鼻腔内からの採取検体の培養結果は副鼻腔炎の原因菌決定とはならない。
- 咽頭から分離された *S. pneumoniae*（肺炎球菌），*H. influenzae*（インフルエンザ菌），MRSA は必ずしも原因菌とは限らない。
- 咽頭培養は小児を除いて肺炎の検索には不適当である。

C 採取方法

咽頭粘液
① 患者の頭部をやや反り加減に固定する。
② 咽頭後壁や口蓋扁桃の炎症部分を擦過する。

上咽頭（後鼻咽腔）
① 患者の頭部をやや反り加減に固定する。
② 鼻口を軽く押し上げて，鼻から水平方向に耳鼻科用の細い綿棒を静かに鼻から挿入する。
③ 後鼻咽腔の壁に突き当たるまで挿入し，綿棒を数回，回転させてから静かに引き抜く。
④ 経口腔的に採取する場合は，アルミ軸性綿棒の先端1〜2 cmを少し上向きに湾曲させて後鼻咽腔壁を擦過する。
⑤ 綿棒は柔軟性のある細身のものを用い，アルミ軸などの鼻咽腔の形状に合わせて変形できるものがよい。

鼻腔
① 鼻腔内に綿棒を挿入し，鼻甲介に綿棒をかるく押しつけて，数回，回転させてから引き抜く。MRSA保菌チェックに有効。

D グラム染色塗抹標本の作成と鏡検のポイント

- *C. diphtheriae*（ジフテリア菌）以外で塗抹検査の意義は少ない。
- 扁平上皮細胞と炎症細胞の有無を観察する。

E グラム染色以外の染色法

- **異染染色**：*C. diphtheriae*（ジフテリア菌）
- **蛍光染色**：*Mycoplasma pneumoniae*（マイコプラズマ肺炎）

7 尿，前立腺液

迅速検査
- 尿沈渣
- 試験紙尿細菌検査（硝酸塩還元試験）
- レジオネラ尿中可溶抗原
- 肺炎球菌尿中莢膜抗原
- ヘモフィルス・インフルエンザ b 型抗原
- クラミジア・トラコマティス抗原

A 症状と採取時期

- 排尿痛・頻尿などの膀胱炎症状，側腹部痛・発熱などの腎盂腎炎症状をみた場合は尿路感染症を疑い，正しい採尿法で尿を採取する。

B 採取上の注意およびコメント

- 正常尿は無菌であるが，初尿採取では尿道口や外性器などの常在菌が混入する可能性が高いため，培養は新鮮中間尿が原則である。
- 培養は定量培養（colony forming unit：CFU/mL）が行われる。
- 培養以外に尿定性・定量，尿沈渣が施行されるべきである。
- 嫌気培養は行わない。
- 尿路カテーテル先端の培養は行わない。
- 全尿および蓄尿は採取時の微生物汚染や増殖のため，微生物検査には不適である。
- 尿は採取後直ちに検査するべきである。
- 検査が行えない場合は直ちに 4℃に保存して 24 時間以内に検査（室温に 3 時間以上放置は不可）する。

C 採取方法

中間尿

①患者の手指をよく洗ってもらい，外尿道口部を滅菌生理食塩水でぬらしたガーゼで清拭してもらう（女性は上から下へ）。
②出始めの尿を捨てて，中間部分の尿のみを滅菌採尿コップに採取する。

- 中間尿は放尿の最初と最後を捨てて，時間的に中間の部分を採取した尿であり，尿定性・定量，尿沈渣，微生物検査，細胞診が対象となる。
- 初尿は最初の放尿部分を採取した尿であり，男子 *C. trachomatis* クラミジア・トラコマティス抗原遺伝子検査に用いられる。
- カテーテル尿は膀胱に無菌的に挿入したカテーテル（ネラトンカテーテルなど）から採取した尿で，自排尿が困難な場合あるいは上記の採尿法では汚染が除外できない場合に用いられる。
- 膀胱穿刺尿は，恥骨上部から超音波モニターで確認しながら膀胱を穿刺して無菌的に採取した尿で，侵襲的な方法である。
- 本法で検出された微生物は菌数が 10^3/mL 程度と少なくても尿路感染症の原因菌とみなし得る。
- 尿道バルーンカテーテル（フォーリーカテーテル）留置中の場合は，カテーテルの遠位端を消毒して注射針で穿刺採尿する。
- 新生児，乳幼児では外陰部を消毒あるいは滅菌生理食塩水綿棒で清拭後，医療従事者または家族が採尿バッグを装着して採取する。
- 排尿があれば直ちに，汚染しないようにスピッツにうつす。

● 尿検査に用いられる尿検体の採取方法

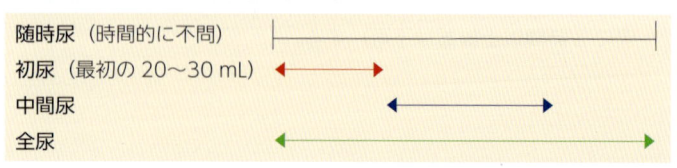

随時尿（時間的に不問）	
初尿（最初の 20～30 mL）	
中間尿	
全尿	

前立腺液（前立腺炎の診断）

- 前立腺圧出液を採取し，その培養をするのが基本であるが，前立腺マッサージ後の初尿でもよい。
- 以前は，慢性症では Meares & Stamey 法により下表の 4 検体を採取していたが，最近ではより臨床現場に適合する方法として，前立腺マッサージ前後の分杯尿（下表の❷❹）の定量培養のみで十分とされている。
- 慢性症では，細菌が検出されるとは限らない。
- 米国 NIH の分類は，カテゴリーⅠ〜Ⅳとするものであるが，詳細は成書に譲る。
- 急性症では前立腺マッサージは菌血症誘発の危険性から禁忌であり，下表❶❷で診断される。

●採取検体と菌数の関係（前立腺炎）

Meares & Stamey 原法	急性	慢性
❶出始めの尿（初尿）約 10 mL を清潔に採取	膿尿・細菌尿	
❷中間尿	膿尿・細菌尿	清澄
❸前立腺マッサージ後，前立腺圧出液		膿球（細菌）
❹マッサージ後，出始めの尿（初尿）10 mL を採取		膿尿（細菌尿）

尿道分泌物（または初尿）

- 男子尿道分泌物は外尿道口から排出している分泌物をスワブで採取，あるいは直接スワブを尿道口から挿入し採取する。
- 淋菌性尿道炎の尿道分泌物はスワブ採取でよいが，尿道口から痛みを伴うような挿入は避ける。
- クラミジア感染では初尿が検査に適する。

D 尿定性・定量検査（いずれもテステープによる）および尿沈渣

尿中白血球エステラーゼ検査
- 尿中の白血球陽性は尿中白血球エステラーゼ検査により示されるが，<10/μL 以下，高度な糖尿，テトラサイクリンやセフェムなどの抗菌薬投与の影響を受けるので注意が必要である。

亜硝酸塩試験
- 尿中にある食物由来の硝酸塩を *E. coli*，*Proteus* などの細菌が亜硝酸塩に還元する反応を呈色でみる試験紙法である。
- 亜硝酸塩≧0.05〜0.1 mg/dL で検出が可能で，細菌数≧10^5 CFU/mL を示す。
- 検出には早朝尿など，膀胱内に 4 時間以上貯留している尿が適している。
- *Enterococcus* は陰性（亜硝酸を還元しない）。

尿沈渣法
- 新鮮尿を先の尖った試験管に 10 mL 採取し，1,500 rpm で 10 分間遠心分離する。
- 沈渣を 0.2 mL 残すように上清を除去する。
- 混和した沈渣を 1 滴スライドグラスに載せ，カバーグラスをかけて顕微鏡で観察する。
- 最初は 100 倍の弱拡大で全視野を観察し，細胞成分の概要，円柱などの存在の有無を確認する。
- ついで，400 倍の強拡大にして，最低 10 視野以上を観察し，白血球，赤血球，細菌，結晶などの平均概数を求める。
- 尿路感染症では細菌の他に白血球や白血球円柱などを認め，白血球数≧5/視野（強拡大・HPF）を有意とする。
- 尿路感染（Urinary Tract Infection；UTI）薬効評価基準第 4 版暫定案では好中球数≧10/mm^3（≧8/mm^3：American Society for Microbiology；ASM，米国微生物学会）を診断基準としている。

7. 尿，前立腺液

E グラム染色塗抹標本の作成と鏡検のポイント

- 尿を遠心しないで，1 滴（約 10 μL）をスライドグラスに滴下し，拡げないでそのまま乾燥させてグラム染色を行う。
- 1,000 倍の油浸レンズで鏡検し，1 CFU/毎視野以上の細菌および白血球（膿尿）が観察された場合は尿路感染が推測できる。
- 尿性状は透明，混濁，膿尿，血尿などを観察する。
- 汚染の評価は扁平上皮細胞数，*Lactobacillus* spp. ラクトバチルス，*Corynebacterium* spp. コリネバクテリウムの存在，Clue cell（クルーセル），種々の形態を示す多数の菌，菌塊，白血球の破壊，菌のフィラメントなどから識別する。

F グラム染色以外の染色法

- メチレンブルー単染色：*N. gonorrhoeae*（淋菌）

G 推定可能な菌種・菌属

- **腸内細菌**：*E. coli*（大腸菌），*Klebsiella* クレブシエラ，*Citrobacter* シトロバクター，*Proteus* プロテウスなど
- **ブドウ糖非発酵菌**：*P. aeruginosa*（緑膿菌），*Acinetobacter* アシネトバクター，*Enterococcus*（腸球菌），*Streptococcus*（レンサ球菌），*Staphylococcus*（ブドウ球菌）
- **Yeast 酵母**：*Candida* カンジダ，*Trichosporon* トリコスポロン

8 生殖器
(腟分泌物, 頸管粘液, 尿道分泌物, 精液)

> **迅速検査**
> - クラミジア・トラコマティス抗原
> - 淋菌同定精密検査

A 検体の採取時期

- 性感染症 (Sexually Transmitted Infection；STI), 細菌性腟症 (bacterial vaginosis) を臨床診断した場合や妊婦健診などで採取される。

B 採取上の注意およびコメント

- 成人女性の腟内はエストロゲンの作用によって, 腟扁平上皮細胞からグリコーゲンが産生される。
- *Lactobacillus* spp. ラクトバチルス, *Bifidobacterium* spp. ビフィドバクテリウムはグリコーゲンを乳酸に分解し, 腟内を酸性 (pH 3.5～4.8) に保つ。
- 性交は精液が弱アルカリ性であることから腟内酸性度を低下させる。月経時は腟の自浄作用が機能しない。
- *N. gonorrhoeae* (淋菌) を疑う場合は尿道分泌物, 腟分泌物を第一に採取する。中間尿は偽陰性になりやすいので注意が必要である。
- 腟分泌物, 精液は嫌気性培養を行わない。
- 帯下の性状・色調がチーズ様で白色～黄白色ではカンジダ腟炎, 黄色い泡沫状ではトリコモナス腟炎が疑われる。

C 採取法

- **羊水**：羊膜穿刺による方法, 帝王切開時の採取, または子宮内カ

8. 生殖器（腟分泌物，頸管粘液，尿道分泌物，精液）

テーテルを用いた吸引により採取し，嫌気性菌容器に入れる。
- **子宮頸管粘液**：潤滑剤を用いず，腟鏡により子宮頸部を見ながら，滅菌綿棒で粘液または分泌液を子宮頸管から採取する。
- **腟分泌物**：腟表面の分泌物を拭い取る。滅菌綿棒で腟円蓋部の粘膜から分泌物を採取し，輸送培地に入れて提出する。
Streptococcus agalactiae（B群溶血性レンサ球菌：Group B Streptococci；GBS）のスクリーニングは腟の入口部付近，一般細菌は腟円蓋部付近を擦過する。
- **尿道分泌物**：淋菌性尿道炎において，尿道分泌物をスメアにしてスライドグラス上でグラム染色し，多核白血球に貪食されたグラム陰性双球菌を同定する。
- **精液**：3日以上7日以内の禁欲期間をおく。
採取する部屋を準備し，排尿後，手を洗浄してもらいマスターベーションで自己採取させる。

D グラム染色塗抹標本の作成と鏡検のポイント

- 腟分泌物スワブを直接もしくは 0.5〜1 mL の滅菌生理食塩水に溶出し，その1滴をスライドグラスに塗布する。
- 腟分泌物中の白血球の有無は性周期に左右され感染症を反映しない。
- 幼少女時期や閉経後はエストロゲンの分泌量が少ないため，細菌性腟症は8歳頃から閉経期（50歳頃）までを対象に診断される。
- なかでも妊娠，ストレス，ホルモンバランス，生活様式（ピル服用，タンポン使用）の変化によることが多く，*Gardnerella vaginalis* ガードネレラ・バギナリス，*Mobiluncus* spp. モビルンカスなどが有力な原因菌とされる。
- これらの判定にはグラム染色が有効でBV (Bacterial vaginosis) スコアを表の加点による判定を行う。
- 腟上皮細胞に無数の細菌が付着したClue cellの存在を確認する。

● BV (nugent) score の採点表　　　　　　　　　　　　　　　(a+b+c)=BV 0〜10

BV (nugent) score	Score 個数/視野 (Gram Stain：1,000倍)				
	0	<1	1〜4	5〜30	>30
Lactobacillus form (a)	4	3	2	1	0
Gardnerella form (b)	0	1	2	3	4
Mobiluncus form (c)	0	1	1	2	2

E グラム染色以外の染色法

- **生鮮湿潤標本**：粘膜疹，尖圭コンジローマなどの湿潤な病巣をスライドグラスに塗布し，カバーグラスを載せ，暗視野 100 倍で *Treponema pallidum*（梅毒トレポネーマ），*Trichomonas vaginalis*（腟トリコモナス）を確認する。
- **ギムザ染色**：*T. vaginalis* は好中球よりやや大きく，栄養体のみで，赤く染まる。黄色い帯下が多い。

F 推定可能な菌種

- *T. vaginalis*（腟トリコモナス），*N. gonorrhoeae*（淋菌），*C. trachomatis* クラミジア・トラコマティス，*Candida* spp.

9 消化器 (胃液，胃粘膜組織，胆汁)

迅速検査
- 迅速ウレアーゼ試験
- 尿素呼気試験

A 検体の採取時期

- 胃液中および胃粘膜から検出される細菌は後述するものに限定される。
- 胆のう炎や化膿性胆管炎などの胆道感染症においては，胆汁中から種々の腸内細菌が検出される。

B 採取上の注意およびコメント

- 肺結核を疑うも，喀痰の採取が困難な場合には，胃液（飲み込んだ喀痰を含む）を採取する。
- 胃液は一般細菌の検査には不適である。対象菌種は *M. tuberculosis*（結核菌），*Candida* カンジダである。
- *Helicobacter pylori* ヘリコバクター・ピロリを疑う場合，内視鏡下採取された胃粘膜組織は TSB（トリプチケース・ソイ・ブロス）または *H. pylori* 専用容器などに浮遊させて冷蔵保存する。
- 十二指腸液は *Giardia intestinal*（*lamblia*）（ランブル鞭毛虫）の検出に用いる（冷蔵保存不可）。
- 胆汁からは，一般の腸内細菌以外に，*Salmonella* Typhi（チフス菌），*Salmonella* Paratyphi A（パラチフス菌）が検出される場合があるので注意する。

C 採取法

胃液
① 早朝,患者の摂食前に採取する。
② 経口または経鼻的にチューブを胃に導入する。
③ 胃カテーテルから,胃液をすべて吸引して捨てる。
④ 滅菌生理食塩水 25～50 mL を流し灌流させたのち,洗浄液を回収する。

胃管チューブ
- 経鼻・経口的に胃内に挿入して採取する。

胃粘膜組織(*H. pylori* の検査)
- 内視鏡を用いて,胃粘膜生検として胃体部や胃前庭部より組織 1～2 mm 塊を採取し,TSB または *H. pylori* 専用容器などに浮遊させる。
- 保存する場合は 5℃で行う。組織内の *H. pylori* は 5℃保存で 12 時間は安定である。
- 標本は直接胃粘膜組織をスライドグラスに塗抹する。

胆汁
- 肝で生成された胆汁は胆管を経て十二指腸から腸管へ排泄される。本来無菌材料であるが,経鼻的採取により汚染される可能性がある。
- 感染は腸管からの腸内細菌,嫌気性菌,*Enterococcus* spp.(腸球菌),*P. aeruginosa*(緑膿菌),*G. intestinal*(ランブル鞭毛虫)がある。

胆道閉塞機転を生じたときに鬱滞した胆汁の流失路の確保
- 内視鏡的胆管膵管造影により胆管狭窄部位を観察し,経鼻的にチューブを胆管に挿入して採取する。
① カテーテルを十二指腸まで挿入し,最初に吸引される液が十二指腸液,膵液,胆管胆汁の混じったもので淡黄色を呈している(A 胆汁)。
② 25%硫酸マグネシウム溶液をカテーテルから注入すると,胆囊内の濃縮した褐色の胆汁が排出される(B 胆汁)。
③ B 胆汁が出尽くすと肝臓から直接胆汁が排出される(C 胆汁:黄色)。

経皮経肝胆道ドレナージ (percutaneous transhepatic cholangio-drainage；PTCD)

①ポピドンヨードで穿刺部位の皮膚を消毒する。
②右前腹壁または右側腹部から経皮的穿刺し検体を採取する。嫌気性菌容器に入れて提出する。

総胆管切開を実施後の胆道ドレナージ

- Tチューブを用いた胆管外瘻から胆汁を採取する。

D グラム染色塗抹標本の作成と鏡検のポイント

- 胃粘膜は粘液部分を直接スライドグラスに塗布して広げる。
- 胆汁は粘性があることが多いため、できる限り薄く塗布する。

E 推定可能な菌種

- **腸内細菌**：*E. coli*, *Enterococcus*（腸球菌）, *H. pylori*
- **嫌気性菌**：*C. perfringens*（ウエルシュ菌）, *Bacteroides* バクテロイデス
- **Yeast 酵母**：*Candida* カンジダ
- **原虫**：*G. intestinal*（ランブル鞭毛虫）

10 糞便

迅速検査
- クロストリジウム・ディフィシル・トキシン A/B
- アデノウイルス抗原
- ロタウイルス抗原
- ノロウイルス抗原
- 大腸菌 O157 LPS 抗原
- 大腸菌ベロトキシン（VT1，VT2）
- 便中アメーバ抗原
- 糞便中ヘリコバクター・ピロリ抗原

A 検体の採取時期

- 腹痛，下痢，血便症状のある時期に採取する。
- 飲食物，海外渡航歴，ペットなどの背景がある場合に採取する。
- 抗菌薬投与により下痢を起こしている場合に採取する。

B 採取上の注意およびコメント

- 乾燥を防ぎ，密封の容器（清浄な容器であれば滅菌容器でなくてもよい）に採取する。
- 綿棒による検査は下痢便が採取できない場合のみ実施，一般的には不適である。
- 赤痢アメーバ（栄養体）を疑った場合は採取後，直ちに鏡検または35℃に保存する。
- 和式トイレでは採便シート（トイレットペーパー）を敷き，その上に便を採取する。洋式トイレでは水のないところに採便シートを敷き，通常と逆向きに座り便を採取する。
- 新鮮便の輸送は郵便法第12条第3項により禁止されている。

10. 糞便

C 採取法

- 下痢便を清浄な容器に母指頭大（約1g）を採取し，直ちに検査部に提出する。便に血液，粘液，膿性部分があれば，その部分を採取する。
- *Clostridium difficile* クロストリジウム・ディフィシルによる偽膜性腸炎を疑う場合は，嫌気ポータに採取して提出する（トキシン検出の場合は嫌気性菌容器でなくてもよい）。
- 紙オムツ（小児など）でしか採取できない場合は，糞便の乾燥していない部分を採取する。
- 自然排便による採取が困難な場合は，綿棒を肛門括約筋から約3cm程度挿入し，綿棒を静かに回して肛門陰窩で採取する。
- 直腸からの採取は推奨されない。

D グラム染色塗抹標本の作成と鏡検のポイント

- 下痢，血便の部分を1白金耳スライドグラスに薄く塗抹・乾燥・固定する。
- 多核白血球の有無を確認する。
- らせん菌を確認できた場合は *Campylobacter* spp. キャンピロバクターとして主治医に報告する。

E グラム染色以外の染色法

- 生鮮湿潤標本（100〜400倍）：糞便の粘液部分などの一部を1白金耳とり，スライドグラスの上に置きカバーグラスをかけて直ちに鏡検する。
- 顕微鏡を暗視野にし，はじめは弱拡大（100倍），ついで強拡大（400倍）で観察する。
- *Entamoeba histolytica*（赤痢アメーバ：栄養体，シスト），*Giardia intestinal*（ランブル鞭毛虫：栄養体，シスト）などを探索する。
- *E. histolytica* 栄養体は温度が低くなると死滅しやすくなるので，

保存が必要な場合は，35℃ふ卵器などで糞便を温めておく。
- ヨード染色など染色液で染めるとアメーバ栄養体は死滅するので注意する。
- **キニヨン染色**：*Cryptosporidium* クリプトスポリジウム
- **コーン染色**：*E. histolytica*，*G. intestinal*
- **トリクロム染色**：*E. histolytica*，*G. intestinal*

F 推定可能な菌種・菌属

- グラム染色では *Campylobacter* spp. キャンピロバクター，*C. difficile*（クロストリジウム・ディフィシル），*Staphylococcus* spp.（ブドウ球菌，病原性は不明）。

●主な感染性下痢症

型別	菌種名	潜伏期間
細菌性食中毒	*Vibrio cholerae* O1, O139（コレラ菌）	1～3日
	Salmonella Typhi チフス菌 *S.* Paratyphi A パラチフス	7～14日間
	Shigella spp.（赤痢菌）	24～48時間
	STEC（腸管出血性大腸菌）	3～4日間
	Salmonella spp. サルモネラ	12～24時間
	Campylobacter spp. キャンピロバクター	2～11日間
	V. parahaemolyticus（腸炎ビブリオ）	8～20時間
	腸管病原性大腸菌（EIEC, EPEC, ETEC）	4～24時間
	Yersinia spp. エルシニア	16～48時間
	Aeromonas spp. アエロモナス	8～20時間
	Plesiomonas shigelloides プレジオモナス	
食中毒・毒素型	*S. aureus*（黄色ブドウ球菌）	1～5時間
	Clostridium botulinum（ボツリヌス菌）	12～36時間
	C. perfringens（ウエルシュ菌）	6～20時間
	Bacillus cereus（セレウス菌）	1～24時間
抗菌薬関連腸炎	*C. difficile*（クロストリジウム・ディフィシル）	
	MRSA（メチシリン耐性黄色ブドウ球菌）	
抗菌薬・出血性	*K. oxytoca* クレブシエラ・オキシトカ	
ウイルス性腸炎	Rotavirus ロタウイルス	1～3日間
	Norovirus ノロウイルス	24～48時間
原虫性腸炎	*Entamoeba histolytica*（赤痢アメーバ）	不定
	Giardia intestinalis（ジアルジア症）	
	Cryptosporidium クリプトスポリジウム	
寄生虫性腸炎	*Strongyloides stercoralis*（糞線虫）	

STEC : Shiga toxin-producing *Escherichia coli*, EIEC : enterohemorrhagic *E. coli*, EPEC : enteropathogenic *E. coli*, ETEC : enterotoxigenic *E. coli*

11 開放膿,非開放膿
(pus, wound, abscess)

A 症状と検体の採取時期

- 化膿性疾患を起こす原因菌の多くは患者自身のもつ正常細菌叢による。
- 感染巣の発赤,腫脹が症状の典型で排膿を検体とする。

B 採取上の注意およびコメント

- 採取前に患部が開放性か閉鎖性か,悪臭の有無,色調を確認する。
- 膿が悪臭を伴い茶褐色であれば,嫌気ポータに採取する。
- 綿棒は遊離酸素を含むため,嫌気性菌の検査には適さない(菌の発育を阻害する)。
- 治療に消毒薬を使う前に採取する。

C 採取法

開放膿
- 膿表面部分を滅菌生理食塩水または70%アルコールで拭い,浸出液などを取り除く。
- 開放膿は,深部または辺縁部を綿棒で擦過して採取する。

非開放膿
- 注射器と注射針とを用い,膿瘍壁に沿って(中央部は菌が死滅していることが多い)穿刺,吸引して,嫌気性菌専用容器に採取する。
- 複数の独立した創部は別々に採取する。
- 皮下膿,皮下深部膿,壊死膿,組織,皮膚表面の膿は滅菌ガーゼでなく滅菌スワブで採取する。

蜂巣炎症部の膿
- 滅菌生理食塩水または70%アルコールで皮膚を清拭する。

11. 開放膿，非開放膿（pus, wound, abscess）

- 炎症の最も激しい部分を注射器と注射針で吸引する。
- 注射器の中に少量の滅菌生理食塩水を吸引し，滅菌スピッツに移す。

褥瘡

- 生検材料を採取または病変深部を滅菌綿棒で強く擦過して輸送培地で提出する。
- 表面の滲出物は不可である。

D 嫌気性菌用輸送培地の取り扱い上の注意

- 注射器で採取した場合は「4. 穿刺液，p24」を参照する。
- 綿棒で検体を採取した場合は，嫌気性菌用専用容器を真っ直ぐ立てた状態でゴムキャップをとり，綿棒を入れ，ゴムキャップをする。
- 炭酸ガスは空気より重たいので，横にせず立てたまま行う。

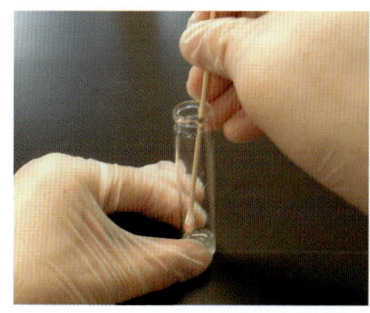

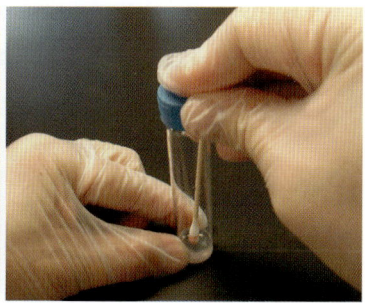

E グラム染色塗抹標本の作成と鏡検のポイント

- スライドグラスに滅菌綿棒で採取した検体を軽く押しつけて回転させる。
- 膿性が強い検体は 1〜2 mL の滅菌生理食塩水または TSB に溶出させて，その 1 滴を塗布する。

12 眼（結膜，角膜，涙器，硝子体）

> **迅速検査**
> - アデノウイルス抗原
> - 角膜単純ヘルペスウイルス抗原

A 検体の採取部位

- 結膜分泌物，角膜滲出液，涙器，硝子体などを無菌的に採取する。

B 採取上の注意およびコメント

- 睫毛や眼瞼皮膚に触れないように採取する。
- 消毒液による眼洗浄や眼科用薬剤を点眼した場合は4時間以上経過した後に採取する。

C 採取法

結膜
- 滅菌生理食塩水で洗浄後，湿らせた2本の滅菌綿棒で両眼の結膜の炎症部を擦過し検体を採取する。

結膜分泌物（眼脂）
- 眼からの分泌物（めやに）を綿棒で拭う。

角膜
①眼に局所麻酔薬を2滴滴下する。
②潰瘍部の滲出物を湿った綿棒で除去する。
③スリットランプ，または手術顕微鏡下で滅菌ヘラや綿棒を用いて，潰瘍や病変部を擦過し，直接培地およびスライドグラスに塗布する。

涙器
- 眼瞼結膜の内側部分に炎症病変がある場合，同部を擦過し，検体と

12. 眼（結膜，角膜，涙器，硝子体）

する。

■ 硝子体
- 眼に局所麻酔薬を 2 滴滴下する。25〜27 G 注射針付き注射器で，角膜輪部から 4〜5 mm 離れた強膜を結膜上から刺入し採取する。

■ 房水
- 25〜27 G 注射針をつけた 1 mL ディスポーザブル注射器を角膜輪部から前房内に刺入し，前房水を 0.1〜0.2 mL 吸引する。

D グラム染色塗抹標本の作成と鏡検のポイント

- 眼からの検体では原因菌が少ないことが多いため，あまり塗り拡げない。
- 多核白血球の有無を確認する。

E グラム染色以外の染色法

- **生鮮湿潤標本**：角膜真菌，*Acanthamoeba* アカントアメーバ
- **蛍光染色**：ウイルス，*Acanthamoeba*
- **ギムザ染色**：*C. trachomatis* クラミジア・トラコマティス

F 推定可能な菌種・菌属

- *S. aureus*（黄色ブドウ球菌），*S. pneumoniae*（肺炎球菌），*N. gonorrhoeae*（淋菌），*P. aeruginosa*（緑膿菌），*Moraxella catarrhalis* モラクセラ・カタラリス，*H. influenzae*（インフルエンザ菌），*Acanthamoeba*

13 耳鼻咽喉 (内耳，中耳，外耳)

> **迅速検査**
> • 肺炎球菌抗原検出

A 検体の採取時期

- 中耳炎の急性期と慢性期，浸出液または膿の貯留時に採取する。

B 採取法

- **内耳**：複雑性，再発性は内耳穿刺が適応となる。
  鼓膜を傷つけないように石けん水で耳道を清拭して乾燥させる。
  耳検鏡を用いて自由屈折綿棒で採取する。
- **中耳，鼓膜切開，鼓膜穿刺**：中耳腔から分泌物を採取する。
- **外耳**：滅菌生理食塩水にて湿らせた綿棒で耳道を清拭して捨てる。
  外耳深部の鼓膜近くの創部分を，採取用アルギン酸綿棒で擦過して，検体を採取する。

C グラム塗抹標本の作成と鏡検のポイント

- 内耳，中耳検体は多核白血球の有無が重要である。
- 外耳は多核白血球を認めないことが多い。

D 推定可能な菌種・菌属

- *S. pneumoniae*（肺炎球菌），*S. aureus*（黄色ブドウ球菌），*H. influenzae*（インフルエンザ菌），*M. catarrhalis* モラクセラ・カタラリス，*Aspergillus* アスペルギルス

14 血管内留置カテーテル，持続的腹膜透析ドレーン（チューブ）

A 症状と検体の採取時期

- 血管内留置カテーテル関連感染は，血管内留置カテーテル挿入部位や，輸液ルート接合部からの侵入の感染が考えられる。
- 発熱時や穿刺部位の発赤がある場合にカテーテルを抜去して，その先端部分と皮膚面滲出液とを採取する。

B 採取上の注意およびコメント

- 血管内留置カテーテルの入替・抜去に際しては手洗いを行った上で，マキシマムバリアプレコーションが求められる。
- 皮膚常在菌の汚染に十分な注意が必要になる。

C 採取法

▍血管内留置カテーテル（Central venous catheter；CVC, Intravenous hyperalimentation；IVH：中心静脈栄養，Total parenteral nutrition；TPN）

① アルコールでカテーテル挿入部周囲の皮膚を清拭する。
② 無菌的にカテーテルを抜去し，先端部分と皮膚表面を通っているカテーテル部分を滅菌スピッツに入れ，5 cm を切り取り採取する。
③ 乾燥を防ぎ検査部に提出する。直ちに提出できない場合は滅菌生理食塩水を滴下し濡らしておく。

▍持続的腹膜透析（Continuous ambulatory peritoneal dialysis；CAPD）

- 正中線上で臍から約 5 cm 下方までは，臍と上前腸骨棘を結ぶ線上の左右内側 1/3 の部位から挿入し，腹腔の透析排液を採取する。

▍ドレーン

- 挿入目的は腹腔内などの病態情報，術後感染の予防，膿汁などの排

出による治療効果などである。
- 術後の合併症防止に重要であるが，ときに病原微生物による逆行性感染を起こすことがある。
- **腹腔ドレーン**：腹腔内に貯留する膿，血液，浸出液などの排出物を採取する。
- **脳室・硬膜外ドレーン**：非優位半球の右側脳室前角・硬膜外腔。脳出血の血腫除去や髄液コントロール・開頭術後の硬膜表面などからの出血による貯留液を誘導する。
- **胸腔ドレーン**：胸腔内に貯留した空気や胸水などを排出し，肺の再膨張を促す（気胸，膿胸，胸水貯留，術後など）。中腋窩線上の第5，または第6肋間にカテーテルを挿入して排液を採取する。

D グラム染色塗抹標本の作成と鏡検のポイント

- カテーテル先端部は火炎で焼いたスライドグラスに押しつけて，標本を作成する方法もあるが，一般に推奨されない。
- カテーテル先端部に液体培地を 1 mL 入れて撹はん，または直接カテーテルを血液寒天培地に押しつけて培養する。
- カテーテル血を採取し遠心後の沈渣をグラム染色する手法もある。

15 鱗屑，毛髪，爪

A 採取法

- 表在性真菌症は皮膚角質層のみに，菌が増殖した疾患である。
- 真菌は環境に広く棲息しているため，採取時には汚染しないように注意する。

皮膚鱗屑・水疱

- 皮膚病変部を70％アルコールで清拭する。病変部の皮膚病変をピンセットで静かに掻き取り，滅菌容器に採取する。水疱は疱膜を切り取り，滅菌容器に採取する。綿棒は使用しない。

毛髪

- 病変部を70％アルコールで消毒し，毛髪を抜き，皮膚病変部の角質層を掻き取る。
- 病髪に紫外線灯を当てると *Microsporum canis* ミクロスポルム・カニスは蛍光を発する。

爪

- 爪を70％アルコールで清拭する。感染部をハサミで切り取り，滅菌容器に入れて提出する。

B 標本作成のポイント

- 真菌は発育が遅いため，直接鏡検による確認は迅速性および病原的意義に有用である。
- 診断は検査材料を10～20％ KOH液による直接鏡検を行い，菌要素を証明することである。

C 表在性真菌症の原因菌

- 白癬：*Trichophyton* トリコフィートン，*Microsporum* ミクロスポルム，*Epidermophyton* エピデルモフィートン
- 皮膚カンジダ症：*Candida albicans* カンジタ・アルビカンスなど
- 癜風：*Malassezia furfur* マラセチア・フルフル
- 黒癬：*Hortaea werneckii* ホルタエア・ウエルネッキー
- 爪真菌：*Candida* カンジダ，*Aspergillus* アスペルギルス，*Scopulariopsis* スコプラリオプシス，*Trichophyton*，*Microsporum*，*Epidermophyton*
- 毛髪：*Microsporum*，*Trichophyton*，*Trichosporon* トリコスポロン

D 深部皮膚真菌症の原因菌

- スポロトリコーシス：*Sporothrix schenckii* スポロトリックス・シェンキー
- クロモミコーシス（黒色真菌）：*Fonsecaea pedrosoi* フォンセカエア・ペドロゾイ，*Phialophora verrucosa* フィアロホラ・ベルコーサ，*Exophiala dermatitidis/jeanselmei* エクソフィアラ・デルマチティディス/ジャンセルメイ，*Cladosporium* クラドスポリウム，*Alternaria alternata* アルテルナリア・アルテルナータ

E その他，まれな原因菌

- *Fusarium* フザリウム，*Paecilomyces* ペシロミセス，*Madurella* マズレラ，*Pseudallescheria boydii* シュードアレシェリア・ボイディ

Gram Stain Atlas

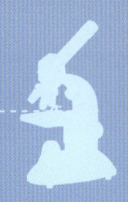

第2章

塗抹検査の実際と染色法

POINT
- 顕微鏡は標本観察に必須の機器である。メンテナンスも含め，身体の一部として使いこなす。
- 塗抹標本は，検地と培地集落などで形態が変わることを理解する。
- グラム染色検鏡では，菌形態や菌数以外に炎症の有無・細胞の状態（鮮明・萎縮・破壊）を把握するとともに，他の染色法の必要性を考える。
- 抗酸菌染色はわが国特有のガフキー号数による菌数表示を世界標準に合わせること，各種集菌法を理解する。

1 顕微鏡の見方

A さまざまな顕微鏡

- 細菌は単細胞生物で0.5〜5 μmと非常に小さいので，細菌の形状や形態観察には光学顕微鏡や電子顕微鏡を用いる。
- ルチン（日常）検査には，主に光学顕微鏡が用いられるが，使用目的や標本に応じて明視野，暗視野，位相差，微分干渉，蛍光顕微鏡を選択する。
- 光学顕微鏡は2枚のレンズ（対物と接眼）で構成され，倍率と2点を識別する分解能が重要であり，1,000倍率で約0.2 μmまで解像できる。

明視野顕微鏡
- 最も一般的な顕微鏡である。
- 明視野で細菌細胞を観察する場合，色素をもたない細菌は，周りの媒体とコントラストがないため，染色液を用いて染色し，コントラストをよくして観察する。
- 細胞表面は一般的に陰荷電を帯びており，陽荷電を帯びた染料であるクリスタル紫，サフラニン，メチレンブルー，フクシンなどが用いられる。

暗視野顕微鏡
- 暗視野は光が側面からだけ届くように照明装置を改良しており，暗い視野の中に像だけが明るく見える。
- 染色が困難な微生物や運動性の確認など，無染色標本を観察するのに適する。

位相差顕微鏡
- 位相差は細胞の屈折率がまわりの媒体と異なるため，細胞を通過する光が多少屈折するのを利用している。
- 対物レンズに赤いラインが入っており無染色標本などの生きている

標本の観察に適する。

■ 蛍光顕微鏡
- 蛍光顕微鏡は蛍光を発する試料と別の色を発する試料を可視化したものであり，検出能力が高く，検出したい部分を特異的に選択できる。

B レンズと照明装置

■ 倍率レンズの種類と倍率
- 接眼レンズは中間像を目で見るときの倍率であり，一般的に10倍が用いられる。
- 対物レンズは分解能を決める重要な部分であり，乾燥系と液浸系とがある。対物レンズには，カラーリングコードが表示されており，乾燥系は表示がなく，10倍，20倍，40倍が用いられる。
- 液浸系は表示された液を載せる表示があり，oilの黒色ラインは油浸オイル（イマージョンオイル），Wの白色ラインは水をのせて使用する。
- 一般に油浸レンズは100倍が用いられ，オイルに気泡が入ると像が見えにくくなるので注意する。
- 油浸レンズを使用した後は必ずオイルを石油ベンジンできれいに拭き取る（キシレンは油浸レンズを傷めるので不可）。

■ 照明装置
- 光源からコンデンサまでの光学系をいう。照明は十分に明るいこと，明るさが均一であることが必要であり，最適な状態に調整できることが求められる。
- 光源の像はコンデンサを通った光が光路の中心で結像するように，コンデンサの上下ハンドルで視野絞り像を合わせ，接眼レンズの中心にくるように調節する。
- コンデンサの開口絞りは対物レンズ視野の70〜80%に調節するなど，対物レンズの種類，観察方法などに応じて選択する。
- 光源はハロゲンランプやタングステンランプがあるが，ハロゲンランプのほうが明るく，寿命も長い。

- 染色標本を自然の色で観察するために青色フィルターや色温度変換フィルターを目的に応じて使用する。

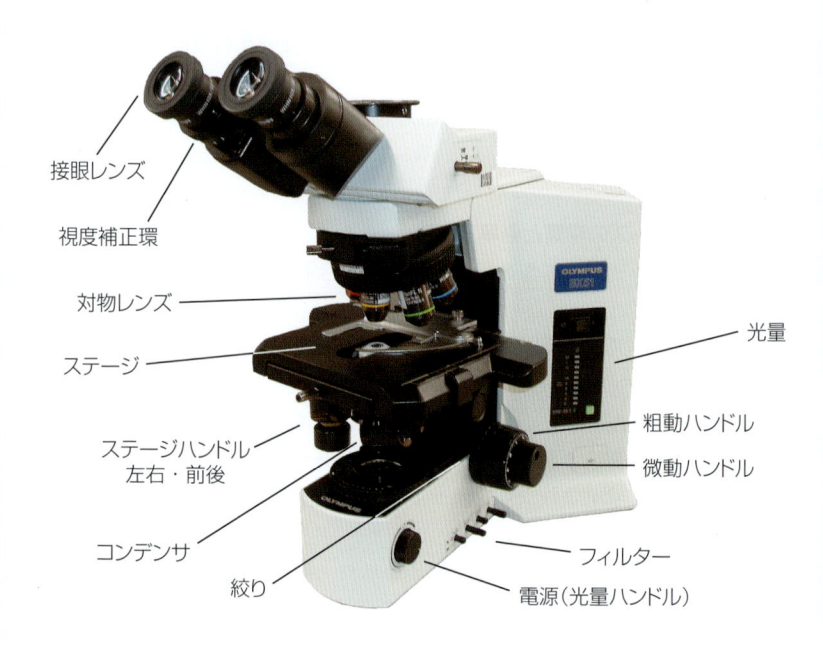

接眼レンズ
視度補正環
対物レンズ
ステージ
ステージハンドル 左右・前後
コンデンサ
絞り
光量
粗動ハンドル
微動ハンドル
フィルター
電源（光量ハンドル）

C 一般的な使い方

① 電源を入れる。
② カバーグラスを上にして標本をセットする。
③ コンデンサを上限まで上げる。
④ 視野絞り，コンデンサ開口絞りを全開にする。
⑤ 最初は粗動ハンドル，続いて微動ハンドルを回して標本にフォーカスを合わせる。
⑥ 接眼レンズの視度補正環を回して左の接眼レンズは左目，右のそれは右目でのぞきながら両眼の視度調節をする。
⑦ 眼幅を調節して，視野が一つに見える位置に合わせる。
⑧ 適合する対物レンズに切り替えて標本を観察する。

2 標本の作り方

A 一般的な注意

- **バイオハザード対策**：被験者の感染の危険性を最小限に抑えるためにディスポ手袋，サージカルマスクを使用する。
- 標本は検体，液体培地，集落から作成する。
- 標本に使用するスライドグラスは脱脂した清潔なものを準備する。
- 検体を塗抹する前にガスバーナーでスライドグラス塗抹面を加熱し，冷却してから使用する。
- 1枚のスライドグラスに複数検体の塗抹が可能であるが，他の検体からの汚染を考える場合は行わない。

B 染色標本の作成

検体からの標本作成
- 検体をスライドグラス上に厚くならないように均等に薄く塗抹し，自然に乾燥させる。

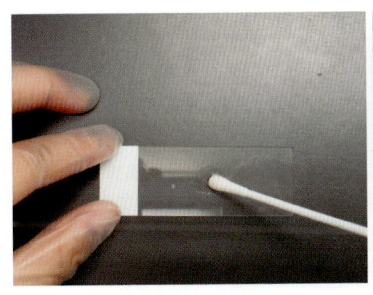

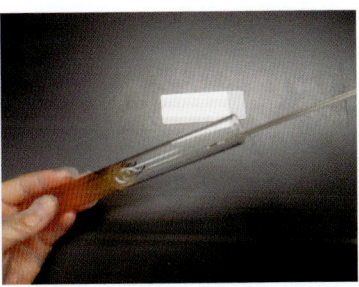

検体からの作成　　　　　培養液からの作成

■ 培養液または半流動培地からの標本作成

- 1白金耳をスライドグラス上に厚くならないように均等に薄く塗抹し，自然に乾燥させる。

■ 分離培地上の集落からの標本作成

- 分離培地の独立集落を塗抹するときは，スライドグラスに少量の精製水をとり，その中心部に白金線で集落から釣菌した菌苔を塗布し，軽く円を描き拡散させ自然乾燥させる。中央部が濃く，辺縁部が薄い標本ができる。

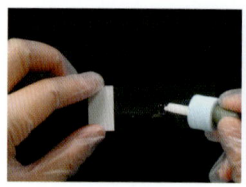

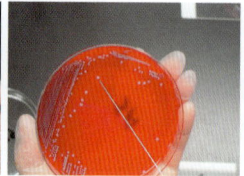

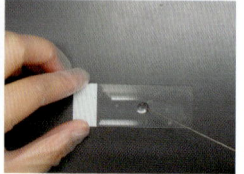

分離培地からの作成

- 固定は，①微生物を死滅させる，②スライドグラスに固着させる，③材料の性状を変化させ，染色液に染まりやすくさせるために重要である。
- 2分間のメタノール固定（エタノールは不適）または火炎固定（火焔中心部をゆっくり3回通過）をする。細胞変性を起こさないためにメタノール固定が推奨される。

● 各染色標本の特徴

	形状	形態	注意点
臨床材料	＋	＋	
分離培地の集落	＋	－	古い集落はグラム染色の誤りによる誤同定を起こすため，新鮮分離集落を用いる
培養液 or 半流動培地	＋	＋	

C 塗抹染色の目的と注意点

- 感染症の原因微生物を推定し，早期診断と治療薬の選択に寄与する。
- 各種細胞成分の種類，量，質などから炎症状態が把握できる。
- 無駄な検査を行わなくてすむ。
- 次の検査や治療の方針に結びつける。
- 診療科と日頃から連絡をとり，検査限界を了承してもらいつつ，結果を報告する。コミュニケーションがない場合の誤った成績報告は，誤診につながるリスクが大きい。
- 検体の染色標本は検査が終了するまで保管する。
- 培養成績と不一致が認められた場合はその原因を調べなければならない。
- 生鮮浸潤標本を保存する場合は，鏡検終了後，消毒薬に浸漬するなどの処理を行い，決してそのまま実験台の上に放置しない。

D 染色法

- 染色法一覧を次頁に示す。

第2章 塗抹検査の実際と染色法

● 染色法一覧

染色法	顕微鏡	倍率	対象微生物
グラム染色	明視野	×100, ×1,000	細菌, 真菌
チールネルセン染色 キニヨン染色	明視野	×1,000	抗酸菌, *Nocardia*, *Cryptosporidium*
生鮮浸潤標本	暗視野	×100〜1,000	細菌, 真菌, 虫卵, 原虫, 検体・培地集落からの菌の運動性
墨汁染色	暗〜明視野	×100, ×400	*Cryptococcus*
10% KOH	暗視野	×100〜400	真菌（皮膚, 毛髪）
ルゴール染色	明視野	×100〜400	原虫
ヒメネス染色	明視野	×1,000	*Legionella*
トルイジンブルーO	明視野	×400〜1,000	*P. jiroveci*
ギムザ染色	明視野	×400〜1,000	原虫, *P. jiroveci*
メチレンブルー単染色	明視野	×1,000	*N. gonorrhoeae*
アクリジン・オレンジ染色	蛍光	×400	DNAを持つ微生物（細菌, 真菌, 原虫）
オーラミンO染色	蛍光	×400	抗酸菌
ファンギフローラY染色	蛍光	×200, ×400	真菌, *Acanthamoeba*

3 グラム染色

A グラム染色とは

- グラム染色は細菌検査塗抹鏡検で最も一般的に用いられる方法で,安価な上,手技が簡単であり,塗抹,染色,乾燥,鏡検が5分間程度で行え,迅速性に優れている。
- 広範囲な菌種への対応が可能で,菌の形態,培養・同定検査の方向づけなどに用いられるほか,炎症細胞や細胞成分などから,診断的価値の高い情報が得られ,微生物検査として必要不可欠である。
- 短所としては,検体中に微生物が10^4CFU/mL以上存在しないと検出が困難なことと,菌種の判別に熟練が必要な点が挙げられる。また,新鮮な検体でないと判別が困難なことがある。
- 1884年にChristian Gramにより開発され,細菌細胞の細胞壁成分と構造の違いを染め分けるのが特徴である。
- 従来ハッカー変法が用いられていたが,手技に熟練を要することやサフラニン液による*Haemophilus* spp.(ヘモフィルス属)などの見落としが認められることがあることから,ルチン検査としてグラム染色はBartholomew & Mittwer(B & M:バーミー)法,またはフェイバーG(西岡)法が推奨される。

- **グラム陽性**:濃青〜暗紫
- **グラム陰性**:ピンク〜赤
- 球状のものを球菌 coccus(cocci;複数形),棒状のものを桿菌 rod(rods;複数形)とする。

B グラム染色の原理

- グラム陽性菌は,細胞壁に厚いペプチドグリカン層をもつが,グラ

ム陰性菌のペプチドグリカン層は薄く，その外側に外膜を有している。
- メタノールや火炎固定をするとグラム陰性菌の外膜は障害を受けペリプラズム層は一部露出する。
- 細菌を弱アルカリ性のクリスタルバイオレットなどの塩基性色素で染色し，ルゴール液で媒染処理を行うと，クリスタルバイオレットはヨードと結合して不溶性クリスタルバイオレット-ヨウ素複合体を形成する。
- この複合体は細胞の内外で形成されるが，細胞壁内で形成された複合体は分子量が大きくなるため，細胞壁外へ出にくい状態となる。
- ついで，エタノールなどの中性有機溶媒で脱色すると，細胞表面の障害や細胞タンパク・リン脂質の細胞外への漏出が始まる。
- 陽性菌は細胞壁が厚く密なため複合体が漏出しにくいのに対して，陰性菌は細胞壁のペプチドグリカン層が薄いため複合体が溶出する。
- 対比染色としてサフラニンやパイフェル液で染色すると，グラム陽性菌は赤色が複合体にマスクされてしまい暗青色（濃青色）のままであるが，グラム陰性菌は淡紅色に染まる。
- なお，古くなった菌では陽性菌であっても細胞壁の透過性が上がるため，色素複合体が溶出しやすくなり陰性化する傾向がある。

C グラム染色の注意点

- 菌数が少ないと考えられる検体（髄液，胸水，穿刺液）は遠心して行う。
- *Legionella* spp. レジオネラ，*Mycobacterium* spp.（抗酸菌）など難染性の菌を疑う場合は他の染色法を併用する。
- 菌種推定に熟練を要するため，日頃から種々の標本を見るように心がける。
- 染色手技により成績のバラツキを起こしやすいため，標準株での精度管理および技師間差をなくすように眼合わせを行う。

3. グラム染色

作業の流れ	ハッカー変法	B&M法	フェイバーG法
①固定	メタノール2分間（または火炎）固定		
②染色	シュウ酸アンモニウム・クリスタルバイオレット混合液で30～60秒間染色	1%クリスタルバイオレット水溶液と5%炭酸水素ナトリウム混液を満載し、30秒間染色	ビクトリアブルーを十分に滴下し、約1分間染色
③水洗	流水で軽く水洗		
④媒染	ルゴール液を繰り返しかけ、30～60秒間媒染	2%ヨウ素液を満載し、30秒間媒染後、水洗	媒染と分別を同時に行う。脱色液（エタノール＋ピクリン酸）をビクトリアブルーの青色が溶け出さなくなるまで数回繰り返す。
⑤分別	純アルコールにて5～10秒間脱色	アセトン・エタノール（1:1）液にて数秒間脱色、水洗	
⑥後染色	サフラニン液で30～60秒間、後染色	パイフェル液（石炭酸フクシン液の5～7倍希釈液）を満載し、数秒間、後染色	酸フクシン液を十分量滴下し、約1分間、後染色
⑦水洗	流水で軽く水洗		
⑧乾燥・鏡検	鏡検は最初弱拡大（100倍）で、ついで強拡大（1,000倍）、油浸レンズで見る		

D 染色作業の流れ

- 前表にグラム染色の流れをまとめたので,参照すること。
- 鏡検で得られる情報は,感染症の迅速診断価値の大半を占め,重要である。また菌体だけでなく,白血球の有無や好中球,マクロファージなどの細胞内貪食像は炎症の重要な所見である。
- 品質管理には,標準菌株の *S. aureus*,*E. coli* もしくはグラム染色性が確認された菌株を使用してチェックする。

E 標本の見方および評価事項

① 検査材料名,性別,年齢,入院・外来,疑いの感染症疾患名をチェックする。最初 100 倍の弱拡大で染色性の状態および全体像を把握する。たとえば,血液混入,膿汁などでは塗抹標本が厚いと判定が困難になるので,染色性のよいところを選択する。

検体が微生物検査に適するか否かの品質管理細胞の評価を行う(Geckler の分類,Q score など)。

② ついで染色標本にイマージョンオイルをのせて 1,000 倍の油浸レンズで 20〜30 視野を鏡検する。

検体からの標本は GPC (gram positive cocci;グラム陽性球菌),GNR (gram negative rods;グラム陰性桿菌) などの鑑別だけでは不十分であり,正円形,楕円形,ブドウ状,連鎖状(双球状,連鎖の長さが 4〜6 連または 10 連以上),大きさ,短径と長径,菌数,増殖形態,白血球貪食像の有無,炎症細胞の状態などを観察する。

なお,染色性に乏しいグラム不応性菌や不均一に染まるグラム不定菌にも注意する。

3. グラム染色

● 細菌数の成績記載法（1,000倍率）

1+	1 CFU以下/1視野
2+	1 CFU/1視野
3+	2〜10 CFU/1視野
4+	10 CFU以上/1視野

● 細胞数の成績記載法（100倍率）

1+	1 CFU以下/1視野
2+	1 CFU/1視野
3+	2〜10 CFU/1視野
4+	10 CFU以上/1視野

CFU；colony forming unit

グラム染色の具体的な観察内容と評価事項

- ☑ 無菌材料か常在菌を含む材料かの把握
- ☑ 鮮明な多核白血球浸潤とフィブリンの析出（急性炎症像）の有無
- ☑ 変性多核白血球の多数出現（壊死性炎症像）の有無
- ☑ 菌種の推定が可能か
- ☑ 多数の多核白血球と扁平上皮細胞の混在像：誤嚥による常在菌感染
- ☑ 粘液中にマクロファージを認めるが急性炎症でない場合（慢性炎症像）：慢性気管支炎など（通常病原菌を認めない）
- ☑ 異物（食物繊維，デンプン粒など）の存在：食物成分，胃内容物誤嚥
- ☑ 感染要素の発見（貪食像，菌数，炎症細胞）
- ☑ アーティファクト（塩，染色色素，植物繊維，花粉，アスベスト，シャルコライデン結晶）の存在の有無

治療効果の評価

- ☑ 治療過程の炎症巣では新しい多核白血球を認めないか，急性炎症像で微生物を認めなくなっている。
- ☑ 新旧の多核白血球が混在する場合は，菌交代現象または投与中の抗菌薬では対応できないことを想定する。

F 細胞の種類など

- 多核白血球，マクロファージ，扁平上皮細胞，線毛上皮細胞，腫瘍細胞などがある。

第 2 章　塗抹検査の実際と染色法

● 細胞の種類

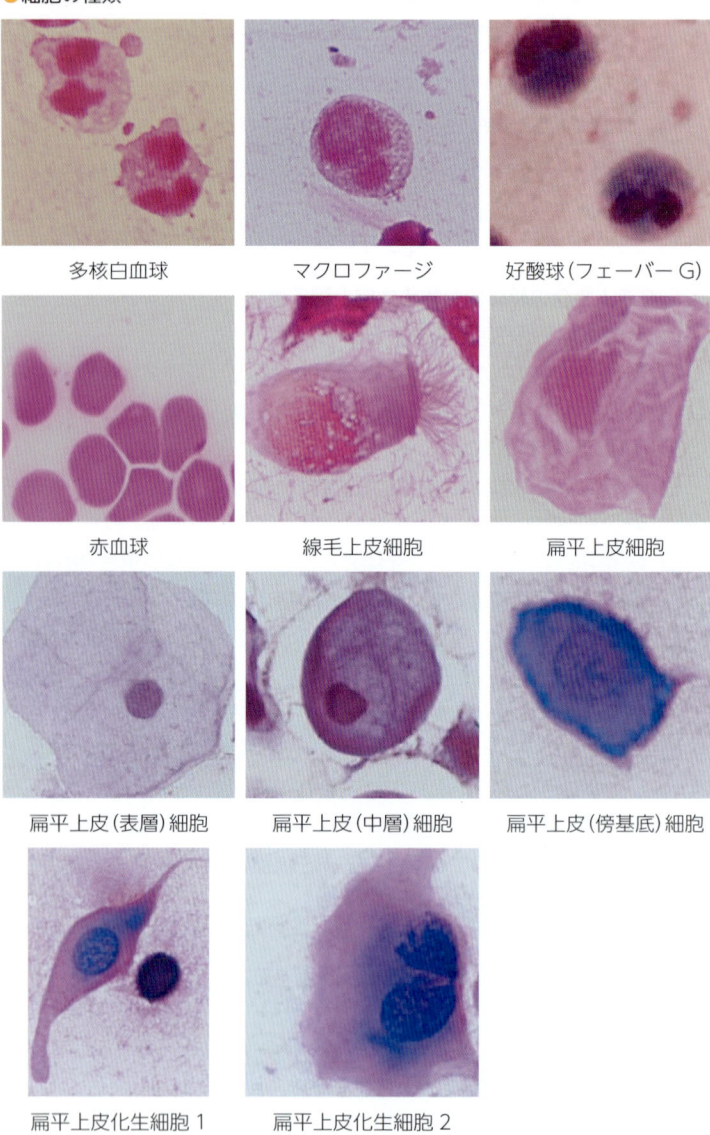

多核白血球　　　　　マクロファージ　　　　好酸球（フェーバー G）

赤血球　　　　　　　線毛上皮細胞　　　　　扁平上皮細胞

扁平上皮(表層)細胞　　扁平上皮(中層)細胞　　扁平上皮(傍基底)細胞

扁平上皮化生細胞 1　　扁平上皮化生細胞 2

G 微生物の染色性と形態

- 微生物は青〜暗紫色のグラム陽性（gram positive；GP）と赤色のグラム陰性（gram negative；GN）およびいくつかの形態により判別される。
- 球状あるいは楕円形の球菌（coccus, 複数形 cocci；C），棍棒状の桿菌（rod, 複数形 rods；R），棍棒状で曲がった螺旋菌（spiral），密な渦巻状の細菌（スピロヘータ），5〜8 μm の球状を示す酵母（yeast），長い菌糸のカビ（mold），などの他に虫卵や原虫がある。

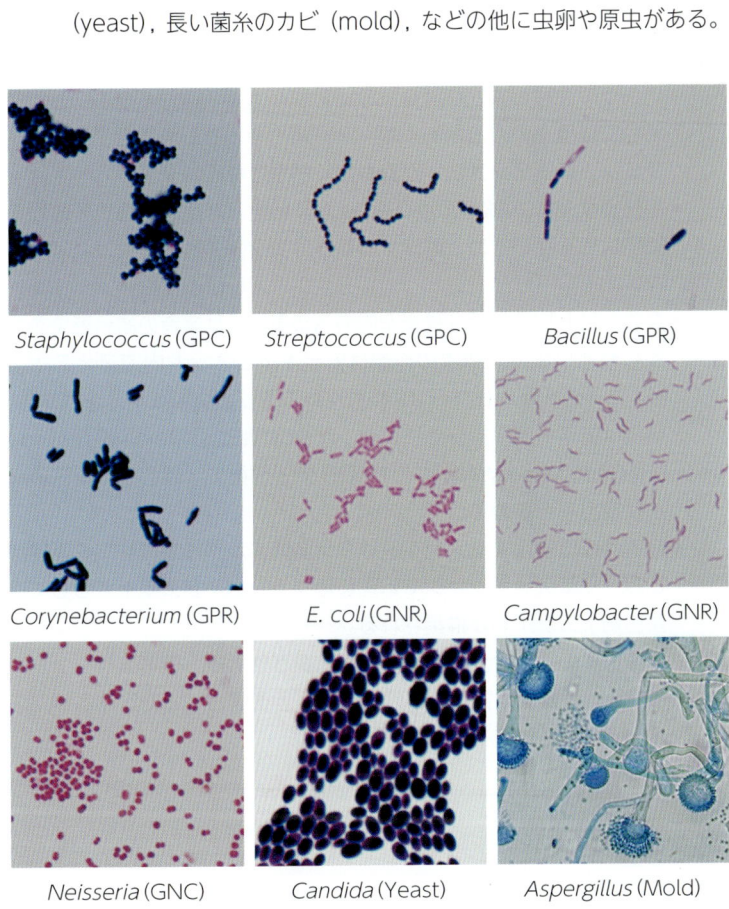

Staphylococcus (GPC)　　*Streptococcus* (GPC)　　*Bacillus* (GPR)

Corynebacterium (GPR)　　*E. coli* (GNR)　　*Campylobacter* (GNR)

Neisseria (GNC)　　*Candida* (Yeast)　　*Aspergillus* (Mold)

4 抗酸菌染色

A 抗酸菌染色とは

- 結核の確定診断は *Mycobacterium tuberculosis*（結核菌）の検出によって下されるので，細菌検査の果たす役割は重要である。
- その中で塗抹鏡検検査は最も早く得られる情報のため，見逃しのないように注意しなければならない。
- 染色には種々の方法があるが，チール・ネルセン法と蛍光法（オーラミン・ローダミン法）が最もよく使用される。
- 塗抹鏡検では，*M. tuberculosis* か非結核（非定型）性抗酸菌かの識別はできないため，臨床への報告は抗酸菌陽性としなければならない。
- なお，ヒト型結核菌は検査室内の汚染事故，就業者の業務感染を起こしやすいので，標本の作製は安全キャビネット内でディスポ手袋，マスクを着用して行う。検査材料の取り扱いには十分注意する。
- 喀痰は従来の直接塗抹法に比べ，N-acetyl-L-cysteine 処理あるいは N-acetyl-L-cysteine と NaOH で処理後に，遠心した集菌塗抹法が検出率を高める。
- 標本作成に使用するスライドはウシ血清アルブミン，3-アミノプロピルトリエストキシランで処理したシランコートスライドもしくは蛋白滴下スライドが推奨される。
- 塗抹標本の固定は，塗抹面を自然乾燥させた後，標本をピンセットで挟み，塗抹面を上にして，火炎を 3 回通過させる方法がよい（アルコール固定は推奨されない）。

B さまざまな抗酸菌染色法

チール・ネルセン法（300視野を観察する）

- 抗酸菌の細胞壁にはミコール酸を含有するため，塩基性色素で染色され難く，また一旦染色されると，酸性アルコールなどで脱色されにくい。記載法にも注意する。

① 固定標本にチール石炭酸フクシンを十分量滴下する。バーナーなどでスライドグラスの下から，湯気がでる程度に加熱する（沸騰させない）。
② 標本が冷却するまで（約5分間）静置する。
③ 水洗。
④ 3％塩酸アルコールで標本が薄いピンクまたは無色になるまで十分脱色する。
⑤ 水洗。
⑥ メチレンブルーで約10～20秒間染色する。
⑦ 水洗，乾燥，鏡検。

● 抗酸菌染色の鏡検における検出菌記載法

記載法	チール・ネルセン法 （1,000倍）	蛍光法（200倍）	相当するガフキー号数[*]
−	0/300視野	0/30視野	G0
±	1-2/300視野	1-2/30視野	G1
1+	1-9/100視野	2-20/10視野	G2
2+	≧10/100視野	≧20/10視野	G5
3+	≧10/1視野	≧100/1視野	G9

[*]ガフキー号数：日本特有の表示法，国際的には用いられていない

オーラミンO・ローダミンB蛍光法（30視野を観察する）

- 抗酸菌は緑青色～橙色～黄色の蛍光を発する。

① 固定標本にローダミンB液で1分間染色する。
② 染色液を捨てて，水洗しないでオーラミンO液で10分間染色する。

③水洗，脱色後の操作はチール・ネルセン法の③〜⑦と同じ。
④蛍光顕微鏡 200〜400 倍で鏡検。

■ アクリステイン AO-MB 蛍光法（30 視野を観察する）

- アクリジン・オレンジ色素がフェノールの作用により抗酸菌の菌体内に取り込まれ，菌体の核 DNA を染色する。
- 抗酸菌は黄色〜橙色の桿菌，背景は暗緑色〜緑色に染まる。

①固定標本にアクリステイン AO 液を満載し，室温で 10 分間染色する。
②塗抹面の橙色が出なくなるまで，十分に水洗。
③アクリステイン MB 液で脱色および後染色を 2 分間する。
④青色が消えるまで十分に水洗，乾燥。
⑤蛍光顕微鏡 200〜400 倍（490 nm）で鏡検。

■ Kinyoun（キニヨン）染色（*Nocardia*，*Cryptosporidium* など）

- 弱抗酸性を証明する時に使用される。

①Kinyoun 石炭酸フクシンを十分に滴下し，5 分間染色（加温しない）。
②水洗。
③酸性アルコールで 3 分間脱色（赤色がなくなるまで）。
④水洗。
⑤メチレンブルーで 1 分間，対比染色。
⑥水洗，乾燥，鏡検。

5 その他の染色法と一般的事項

A さまざまな染色法

ヒメネス染色
- *Legionella* を疑う場合に染色し，グラム染色と対比して判別する。
① 塗抹乾燥後，メタノール（火炎）固定する。
② 石炭酸フクシン液（用時調整；硫酸フクシン原液：0.1 M リン酸緩衝液＝2：5）で 1～2 分染色する。
③ 水洗。
④ マラカイトグリーン液で 6～9 秒染色を 2～3 回繰り返す。
⑤ 水洗，乾燥，鏡検（菌は赤く染まり，バックグラウンドは青緑色に染まる）。

トルイジンブルー O 染色
- *Pneumocystis jiroveci* ニューモシスチス・イロベジー（旧 *P. carinii*）を疑う BAL（喀痰）などを遠心後，染色する。
- *P. jiroveci* シストは紫紅色に染まる。
① 塗抹乾燥後，メタノール固定する。
② Ⅰ液[*1]（エーテル硫酸水）に振りながら 5 分間染色し，十分に水洗する。
③ Ⅱ液[*2]（0.15％トルイジンブルー O）で 3 分間染色し，イソプロパノールで 2 回脱水する。
④ キシレンで透徹，封入，鏡検。
   [*1] Ⅰ液：エーテル 100 mL，精製水 30 mL，濃硫酸 80 mL
   [*2] Ⅱ液：トルイジンブルー O 300 mg，精製水 2 mL，エタノール 140 mL

アクリジン・オレンジ染色（蛍光染色）
- 細胞中の DNA と結合し，蛍光顕微鏡で赤く染まる。
① 塗抹後，乾燥させ，メタノール固定する。

② アクリジン・オレンジ液（1％アクリジン・オレンジ液＋酢酸緩衝液 pH4.0）を滴下し 1～2 分間染色する。
③ 水洗。
④ 乾燥後に蛍光顕微鏡で鏡検する。

ファンギフローラ染色（蛍光染色）

- β-構造をもつ多糖類と結合する。

① 塗抹後，乾燥させ，メタノール固定する。
② A 液（変性ヘマトキシリン）を滴下し，1～2 分間染色する（対比）。
③ 流水で 2 分間水洗する。
④ B 液（蛍光染料：ジアミノスチルベンジスルホン酸トリアゾール系＋共染防止剤）を滴下し 2～5 分染色する。
⑤ 流水で 1 分間水洗する。
⑥ 無蛍光カバーグラスをかけて B 励起波長（450～500 nm）で蛍光顕微鏡の 400 倍視野で鏡検する。

B 鏡検のトレーニング

- ☑ 感染症に関する基礎知識をもつ
- ☑ 染色試薬および細菌細胞染色性の精度管理
- ☑ 典型症例などの標本の観察練習
- ☑ 細菌菌数および炎症細胞内の菌数の把握
- ☑ 炎症細胞の種類および細胞の鮮明さ，萎縮，破壊などの状態の把握
- ☑ 技師間差の調整およびダブルチェック

C 市販されている主な染色キット一覧

グラム染色

- グラム染色液 B & M ワコー（和光純薬工業）
- グラム染色液 neo-B & M ワコー（和光純薬工業）
- グラムカラー（変法）グラム染色キット（メルク・ジャパン）
- グラムバーミー M 染色液，グラムカラー染色液（武藤化学）
- フェイバー G ニッスイ（日水製薬）

5. その他の染色法と一般的事項

●検査材料と主に用いられる染色法

材料	グラム染色	抗酸菌染色	湿潤標本	その他染色法，対象
血液	×*1	×	×	ギムザ染色：マラリア原虫など
髄液	◎	○	△	墨汁染色：C. neoformans（△）
胸水	◎	○	△	
腹水	◎	△	△	
関節液	◎	○	○	ピロリン酸カルシウム結晶
その他の穿刺液	◎	○	×	
喀痰	◎	○	△	ヒメネス，TB-O，FY など
咽頭粘液	○	△	×	
鼻腔粘液	×	×	×	
副鼻腔	◎	△	△	
尿	◎	○	△	
膣分泌物	◎	○	△	T. vaginalis（△）
胃液	○	○	×	
胃粘膜	○	×	×	H. pylori, Candida
胆汁	○	×	△	
糞便	◎*2	△*3	△	E. histolytica, G. intestinal
創部，膿汁	◎	○	○	
耳	○	○	×	
眼	○	△	△	FY，ギムザ染色：Acanthamoeba

◎：必ず実施，○：依頼があれば実施，△：条件により実施（医師からの要請），×：不可
*1：培養陽性時はボトルから実施
*2：下痢便のみ
*3：Cryposporidium など
TB-O：トルイシンブルー O
FY：ファンギフローラ Y

- グラムカラー F キット/S キット（武藤化学）
- グラム染色試薬（日本ベクトン・ディッキンソン）
- グラムカラーグラム染色液キット（メルク・ジャパン）
- カラーグラム（シスメックス：自動グラム染色装置）
- ポリステイナー（関東化学：自動グラム染色装置）

抗酸菌染色

- チール・ネルセン染色試薬（武藤化学）
- アクリステイン AO/MB 液（極東製薬工業）
- Tb カラー（メルク・ジャパン）
- 迅速抗酸染色試薬キット（日本ベクトン・ディッキンソン）
- アクリフロー染色液（スギヤマゲン）
- トラント染色液（武藤化学）

その他

- Easy Stainer ヒメネス（日研生物）
- ヒメネス染色セット/ミニキット（武藤化学）
- ギムザ染色液（武藤化学，シスメックス，和光純薬）
- ディフ・クイック染色キット（シスメックス）
- ファンギフローラ Y 染色キット（トラストメディカル）
- カルコフロル・ホワイト（日本ベクトン・ディッキンソン）
- トリクローム染色セット（スギヤマゲン）
- サムソン液（林純薬，武藤化学）
- ジアルジア及びクリプトスポリジウム検出用標識試薬（ベリタス）
- インディアンインク（日本ベクトン・ディッキンソン）

6 主治医への報告

A 主治医への報告方法と対応

- 微生物検査担当者は，塗沫鏡検，培養・同定，薬剤感受性検査の結果報告を行っている。最終報告書ではグラム染色結果などは実際の鏡検結果が判明してから1～2日遅れることになるため，いち早く入手した感染情報を活かせていないことが臨床の現場では多々ある。
- これらの情報を直ちに報告できる体制を構築し，患者の治療に役立たせることが大切である。
- 迅速な報告が求められる場合は，
  ①急性感染症
  ②伝播の強い病原菌，無菌材料から菌が検出された場合
  ③感染症法上届出が必要な感染症や菌が検出された場合
  などがある。

B パニック値の設定

- 微生物検査室は微生物・感染症検査の迅速な結果報告を進める上で，病院内で感染防止対策チーム（ICT）や診療科と協議して，直ちに報告すべき項目「パニック値」を決める。
- 報告者は誰に報告するのか，報告方法（電話，FAX，電子カルテなど）および内容を整理して対応する。
- 報告内容は多岐にわたるため優先順位を決めて，専門用語を理解できるようにわかりやすい内容で報告する。

● **微生物検査のパニック値**

① 感染症法上報告義務のある病原微生物の分離時
② 血液，髄液，体腔液などの無菌材料からの菌陽性時
③ 劇症型感染症を疑うとき
　　Streptococcus pyogenes A群溶血性レンサ球菌，*Vibrio vulnificus* ビブリオ・ブルニフィカス，*Neisseria meningitidis* 髄膜炎菌など
④ *Mycobacterium* 抗酸菌の塗抹検査および培養の陽性時
⑤ 耐性菌検出時（MRSA，VRSA，VRE，ESBL，MDRP，MDRA，MBLなど）
⑥ 食中毒の菌分離・抗原陽性時
　　サルモネラ，赤痢菌，病原性大腸菌（特に腸管出血性大腸菌），*Clostridium difficile* 関連下痢（CDAD），ノロウイルス，ロタウイルス，赤痢アメーバなど
⑦ 施設内アウトブレイク疑いの基準を越えたとき
　　例：同じ病棟内でMRSAの検出が1週間に2例以上
⑧ 侵襲性真菌症を疑う真菌（アスペルギルスなど）の分離時
⑨ エンドトキシン値の高値

C 迅速報告

- 「パニック値」検出したときや疑いがあるときに第一報として主治医へ電話で連絡する。
- 「パニック値」以外に主治医からの要請時はもちろんであるが，髄液・胸水・喀痰などのグラム染色からの病原菌の推定，アウトブレイクの発見など，最初に遭遇したときは必ず連絡する。

D 報告する対象者

- 主治医もしくは担当医（夜間・休日）に連絡する。看護師への連絡は伝わらないことがあるため避ける。
- 結核菌，伝播の強い病原菌，アウトブレイク疑い，VREやMDRPなどの耐性菌情報は主治医以外にナース・ステーション，感染防止対策上必要となる部署，ICTのメンバーへも連絡する。

6. 主治医への報告

E 主治医への報告内容

血液培養陽性の場合

- 主治医と検査情報（材料，採取日，検出時間，ボトルの種類，結果報告予定日時），患者の臨床症状，投与抗菌薬などを話し合い，今後の追加検査などを聞く。

① 患者の発熱，症状，感染兆候
② 採取部位，採取方法（CV カテーテル）
③ 陽性ボトルの種類と陽性時間，溶血性，ガス産生状況
④ グラム染色形態からの推定菌種
⑤ 抗菌薬の使用状況および感受性検査の追加抗菌薬，抗菌薬情報の提供など
⑥ 主治医との話し合いの中での問い合わせ・意見交換〔感染か汚染か，疑いがあるときは再検査依頼，侵入門戸は？（尿路，創部，CVC などからの検出菌）〕

グラム染色結果で推定菌種が抗菌薬の選択に繋がる情報

① グラム陽性球菌（*Staphylococcus* ブドウ球菌，*Streptococcus* レンサ球菌，*S. pneumoniae* 肺炎球菌など）
② グラム陽性桿菌（*Clostridium* クロストリジウム，*Bacillus* バチラス，*Actinomyces* アクチノマイセス，*Nocardia* ノカルジアなど）
③ グラム陰性球菌（*Moraxella catarrhalis* モラクセラ・カタラリス，*Neisseria gonorrhoeae* 淋菌など）
④ グラム陰性桿菌（*E. coli* などの腸内細菌，*P. aeruginosa* などのブドウ糖非発酵菌，*H. influenzae* インフルエンザ菌など），嫌気性菌（*Bacteroides* バクテロイデス，*Fusobacterium* フゾバクテリウムなど），らせん菌（*Campylobacter* など）
⑤ 真菌（*Candida* カンジダ，*C. neoformans* クリプトコッカス・ネオフォルマンス，*Trichosporon* トリコスポロン，*Aspergillus* アスペルギルスなど）

- 抗菌薬・抗真菌薬情報は主治医から問い合わせがあることを想定して，サンフォード感染症治療ガイドや感染症治療の参考書，ジャーナル，文献などを準備しておくことも必要である。

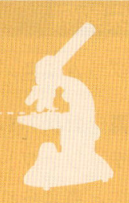

第3章

各種検体の微生物染色標本

凡例
- 見開き2ページに染色写真と解説文を並列した。
- 各項目のタイトルの色は以下のように分類した。
  - ■▶ グラム陽性菌
  - ■▶ グラム陰性菌
  - ■▶ グラム不定やグラム染色以外の染色
- 解説文はそれぞれ染色方法,写真の所見,菌をみる上でのポイント,染色後の対応,推奨薬,報告事項を示した。
- 写真右下のバー（——）は,スケールを示している。菌や細胞の大きさを目安とする。100倍は$100\mu m$,200倍は$50\mu m$,1,000倍は$10\mu m$である。

POINT
- 答えを求めるのが目的ではない。
  次に何が必要かを考えて対処する。
- 普段から染色写真をみながら,所見,菌種の推定,感染の有無,感染経路,抗菌薬の選択を考える。
- グラム染色以外による補助診断染色の必要性を理解する。

1 失敗例　　脱色不良，染色液の沈着

染 グラム染色／B & M 法（1,000 倍）

所見 青い針状のものがみえる。クリスタル紫とヨードの複合体によるアーティファクト，もしくは検査材料中の結晶成分に染色液が沈着したものと考えられる。
染色操作の不備が考えられ必要であれば再度染色する。

ポイント グラム陽性桿菌とクリスタル紫の結晶の鑑別は，スライドグラス全体に拡がるものかどうか数視野確認する。
針状の構造物はアーティファクトの可能性が高く，視野を調整すると標本面の上部に付着していることが分かる（グラム陽性桿菌との鑑別 9～12 16）。

対応 標本から作成して染色し直すか，染色性がよい部分を選んで鏡検する。室温が下がる冬季は結晶が出やすいので，染色容器を軽く振ってから再度染色する。

2 失敗例　　顆粒状の色素沈着

染 グラム染色／フェイバー G 法（1,000 倍）

所見 赤い顆粒状の色素が多数認められる。膿性が強い部分や厚い標本上に色素が沈着したと考えられる。
菌体と間違わないように注意する必要がある。膿や喀痰などの厚い標本に認めることが多い。

ポイント 100 個以上の巨大な菌塊は避けて鏡検を行う。

対応 標本から再作成して染色し直すか，染色性がよい部分を探して鏡検する。再検はできる限り薄い標本を作製する。
脱色の際は，数回標本を揺すりながら十分に行うことで防げる場合が多い。

染色の失敗例

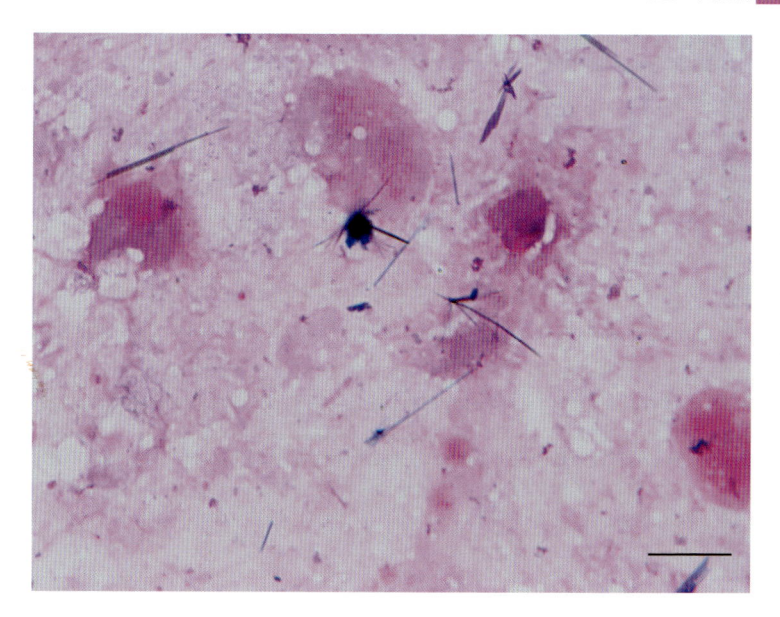

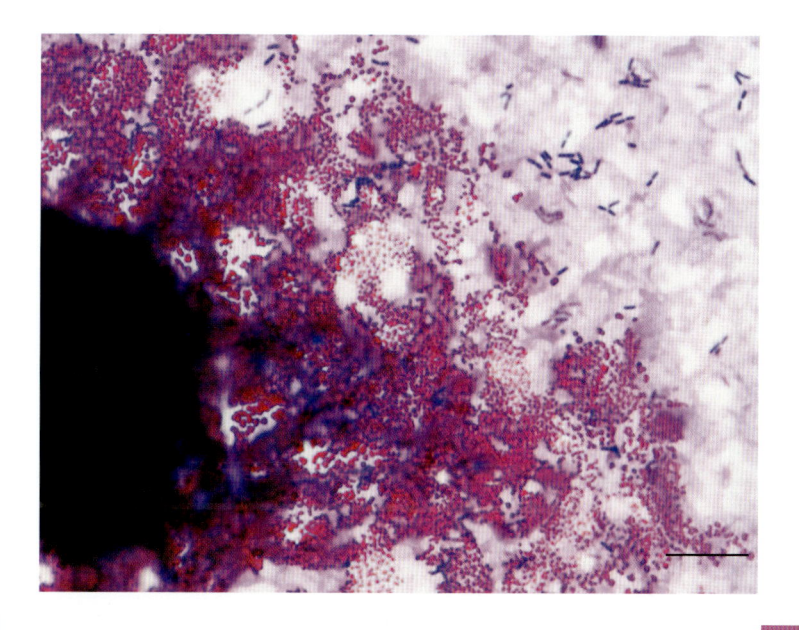

3 血液培養　　　*Staphylococcus* 推定

染　グラム染色・遠心後の塗抹／B＆M法（1,000倍）

所見　血液培養ボトルから分離剤の入った滅菌真空採血管で培養液を採取し、3,000 rpm、10分間遠心後、沈渣をスライドグラスに塗抹した標本を染色した。抗菌薬投与患者であったため、抗菌薬吸着用ボトルを使用している。黒く不規則な顆粒状に染まったものは活性炭で、赤血球を認める。クラスター状のグラム陽性球菌で *Staphylococcus* を推定する。

ポイント　血液ボトルの性状（好気・嫌気ボトル）、陽性ボトルの本数、濁り（活性炭混入の場合は困難）を確認する。*S. aureus*（黄色ブドウ球菌）か CNS（コアグラーゼ陰性ブドウ球菌）かの鑑別を問われるが基本的に困難である。

対応　MRSA の疑いも否定できない。血液寒天培地と MRSA スクリーニング培地に分離・培養する。同定・感受性は直接法でもしくは 2〜4 時間前培養をして実施する。
推奨薬：CEZ、抗 MRSA 薬

4 血液培養　　　*Streptococcus pneumoniae* 推定

染　グラム染色・遠心後の塗抹／フェイバーG法（1,000倍）

所見　グラム陽性球菌でやや楕円形を示しており、2〜4 個が連鎖している。菌の周囲に淡く染まった莢膜が認められる。赤い球状の周りに大きく抜けているのは破壊された好中球と考えられる。

ポイント　双球菌で *S. pneumoniae* を強く疑うが、*Enterococcus* も類似の形態を示す。*S. pneumoniae* は自己融解するとグラム陰性球菌にみえる。*Enterococcus* は溶血するものが少ないため、ボトル性状も確認する。

対応　血液寒天培地に分離・培養する。遠心した培養上清を Slidex pneumo-Kit、尿中肺炎球菌莢膜抗原キットなどで *S. pneumoniae* をチェックする。*S. pneumoniae* は C 群に凝集を示す場合もあるので注意を要する。呼吸器感染症をはじめ髄膜炎、中耳炎、関節炎など全身臓器に播種していることがある。呼吸器材料から検出されていない場合は原因病巣を見逃す可能性があるので注意する。
推奨薬：PCG、ABPC、CTX、CTRX、カルバペネム薬

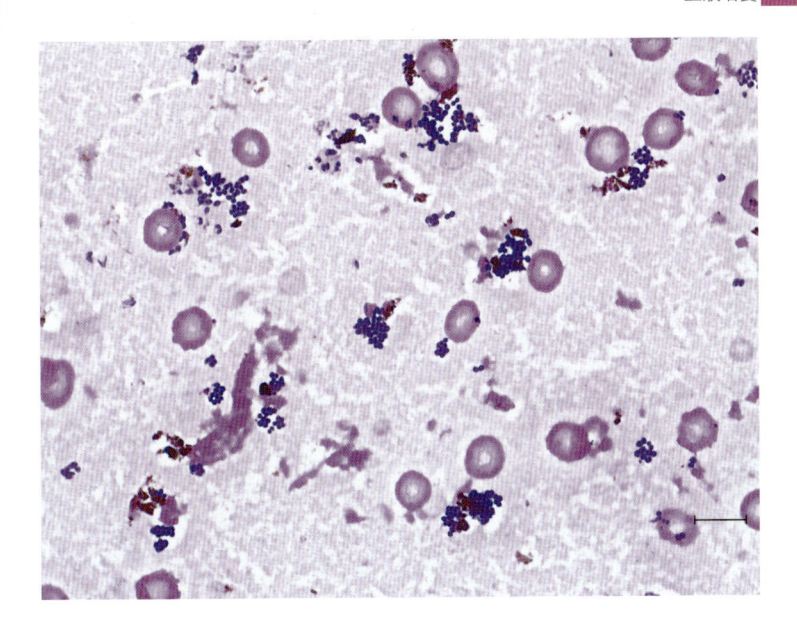

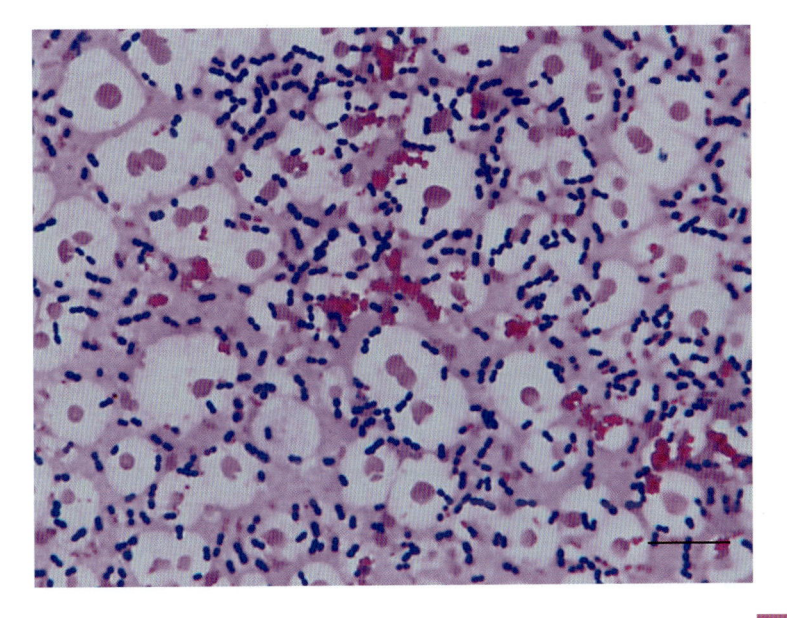

血液培養

5 血液培養　　*Streptococcus* 推定

染　グラム染色・遠心後の塗抹／B＆M法（1,000倍）

所見　グラム陽性球菌で長い連鎖を認める。5～8μmの円形の淡赤色に抜けたものは，赤血球が溶血したものである。*Streptococcus*（連鎖球菌）が推定できる。

ポイント　溶血性連鎖球菌感染症は重症例の場合があり，皮膚軟部組織疾患が原因となる事例もある。血液ボトルの溶血性状確認，およびランスフィールド群別検査を併せて実施する。

対応　血液寒天培地に分離・培養する。遠心した培養上清を用いてランスフィールドの群別（A，B，C，D，F，G）検査を実施する。感受性は血液添加ミューラー・ヒントン培地によりMICを測定する。
推奨薬：ペニシリン薬±CLDM

6 血液培養　　*Enterococcus* 推定

染　グラム染色・遠心後の塗抹／B＆M法（1,000倍）

所見　グラム陽性で2～8個の連鎖した球菌が認められる。淡く赤いものは，溶血した赤血球の残骸である。あまり長くない連鎖を示すことから*Enterococcus*（腸球菌）が疑われる。

ポイント　連鎖が短いものがあり，双球菌として確認されることがあるので，血液ボトル溶血性状など，*S. pneumoniae*（肺炎球菌）と区別を要する。

対応　血液寒天培地に分離・培養する。遠心した培養上清を用いてランスフィールドの群別検査を実施する。D群の場合感受性はミューラー・ヒントン培地によりディスク拡散法やMICを測定する。D群は*Streptococcus bovis*や*Enterococcus*が想定されるが，*E. faecalis*や*E. faecium*の区別はできない。
推奨薬：ABPC＋GM，VCM。*E. faecalis*を疑う場合はPCGまたはABPC，*E. faecium*を疑う場合はVCM。判断できない場合はVCM。感染性心内膜炎を考慮する場合はGMやSMの追加を検討する。

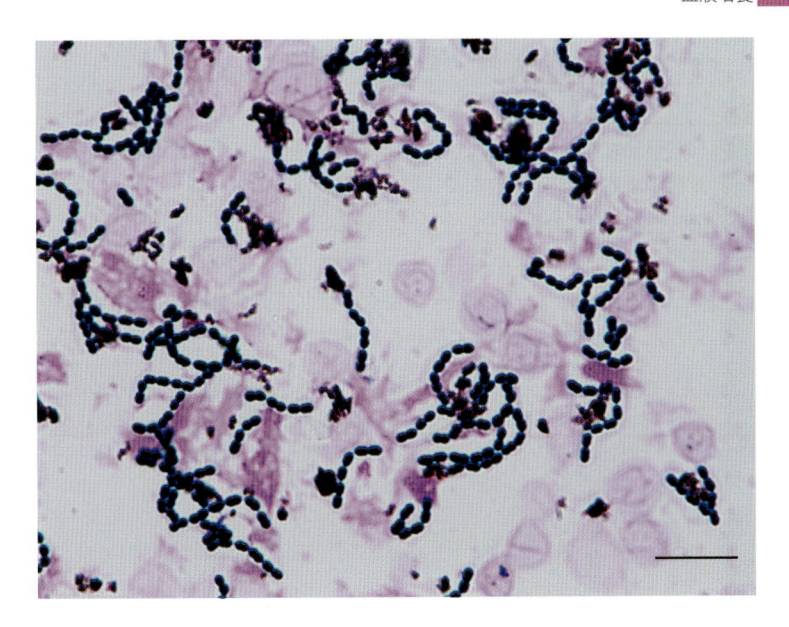

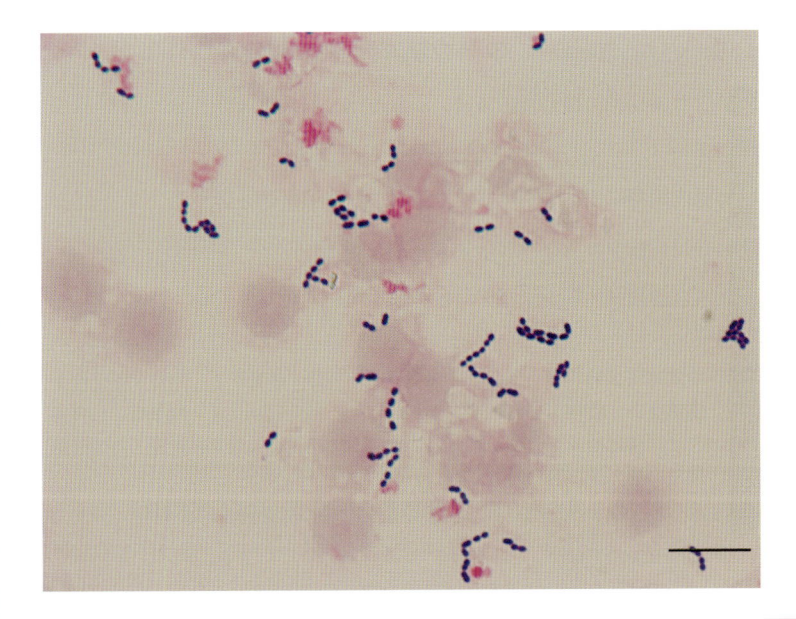

血液培養

7 血液培養　　腸内細菌科 推定

染　グラム染色・遠心後の塗抹／B＆M法（1,000倍）

所見　長さ2μm程度のやや太めのグラム陰性の桿菌を多数認める。大きさから腸内細菌が疑われる。
最終同定は *Escherichia coli*（大腸菌）であった。

ポイント　腸内細菌群の多くは抗菌薬投与前であれば *P. aeruginosa*（緑膿菌）に比べて菌は太く，重なりあうような像が確認されることは少ない。
血液ボトルの性状（陽性本数，好気・嫌気，ガス産生）を確認する。

対応　血液寒天培地・マッコンキー寒天培地に分離・培養する。培養液に抗菌薬吸着の活性炭等が入っていないので，菌液をMcFarland 0.5に調整して感受性検査を行う。同定も併せて菌液から実施する。主治医には使用抗菌薬・追加抗菌薬について問い合わせる。
推奨薬：第1～3世代セフェム薬。ローカルデータを参考にしてニューキノロン薬。ESBL産生菌を疑う場合はオキサセフェム薬やカルバペネム薬も考慮する。

8 血液培養　　ブドウ糖非発酵菌 推定

染　グラム染色・遠心後の塗抹／B＆M法（1,000倍）

所見　長さ1～2μmのグラム陰性の細い桿菌を認める。
腸内細菌に比べやや小さく，ブドウ糖非発酵菌を疑う。

ポイント　ブドウ糖非発酵菌は好気ボトルのみ陽性になることが多い。染色像は腸内細菌群に比べて，小さく辺縁に丸みを帯びているものや，菌が湾曲しているものも見える。

対応　血液寒天培地・マッコンキー寒天培地に分離・培養する。同定・感受性を実施する。鏡検上では確定できないが，*P. aeruginosa*（緑膿菌）も考慮して，抗緑膿菌薬の感受性も追加する。主治医には使用抗菌薬・追加抗菌薬について問い合わせる。
推奨薬：カルバペネム薬，抗緑膿菌セフェム薬（CAZ，CFPM）

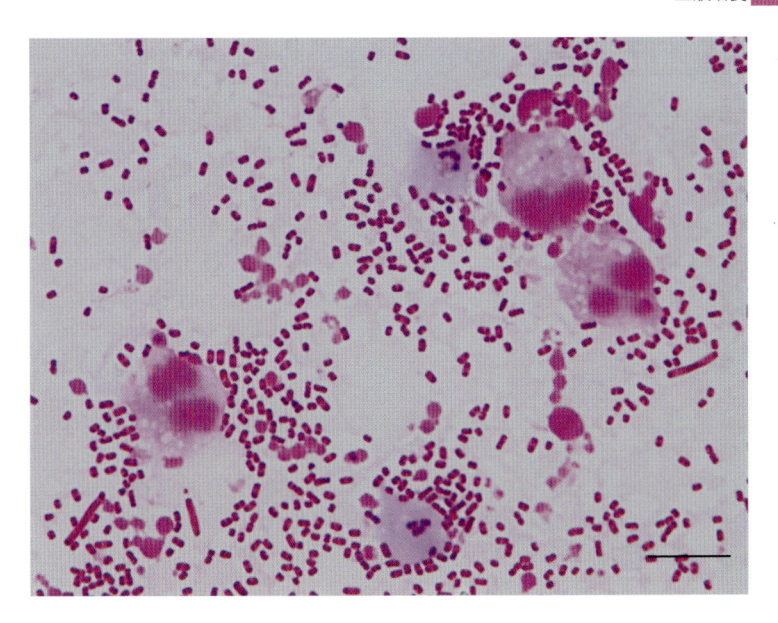

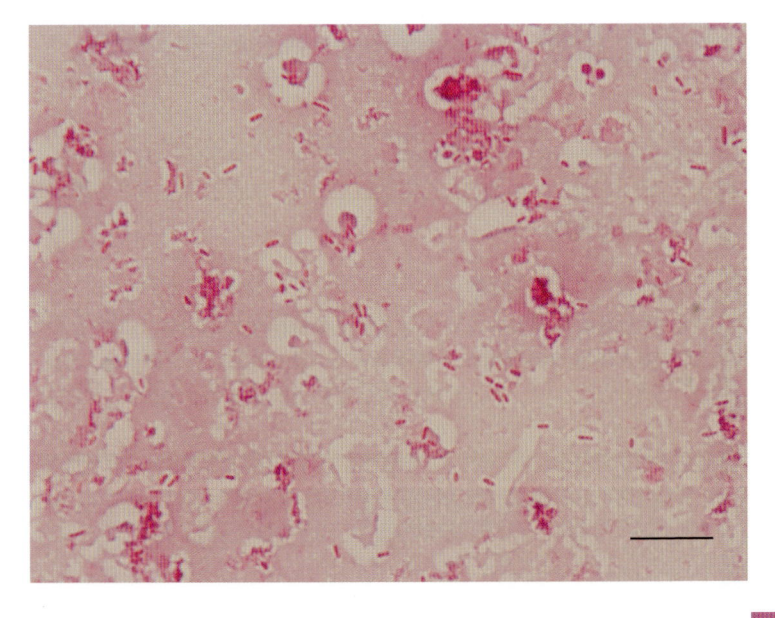

血液培養

9 血液培養　　*Bacillus* 推定

染　グラム染色・遠心後の塗抹／B＆M法（1,000倍）

所見　3〜4 μm の大型のグラム陽性桿菌を認める。
Bacillus バチルス，*Clostridium* クロストリジウムが疑われるが，好気・嫌気培養ボトルに発育していたことから，*Bacillus* が推定できる。

ポイント　*Bacillus* も *Clostridium* も芽胞形成をするが，血液ボトルのグラム染色では芽胞の確認は難しい。また大型のグラム陽性桿菌の場合は染色性が悪くグラム陰性になる場合もあり，菌の大きさや形状をしっかり確認することが必要になる。

対応
血液寒天培地に分離する。感受性をKB法で実施する。同定は培養集落から実施する。
Bacillus は，コンタミネーションの可能性が高い。血液採取時の皮膚，CV等の輸液ライン，培養ボトルのキャップ汚染による混入など，皮膚消毒方法と血液培養採取法の確認を行う。
推奨薬：β-ラクタム薬，CLDM，カルバペネム薬

10 血液培養　　*Clostridium perfringens* 推定

染　グラム染色・遠心後の塗抹／B＆M法（1,000倍）

所見　嫌気培養ボトルのみの発育を示し，大型のグラム陽性桿菌を認める。赤血球は溶血し，全体に赤く染まっている。培養液採取時に多量のガス産生を認めた。

ポイント　血液ボトルのゴム蓋が膨らんでいる場合は，ガス産生が認められるため，培養液の採取には注射針を穿刺する蓋周囲をアルコール綿などで押さえ，環境への曝露に注意する。*C. perfringens* クロストリジウム・パーフリンゲンスは芽胞を認めないのが特徴である。

対応
血液寒天培地を用い，炭酸ガス培養および嫌気培養を実施する。可能であれば，同定・感受性検査も同時に実施する。
下部消化管感染症や皮膚軟部組織疾患の由来が多いことを連絡する。
推奨薬：ペニシリン薬，CLDM，（VCM）

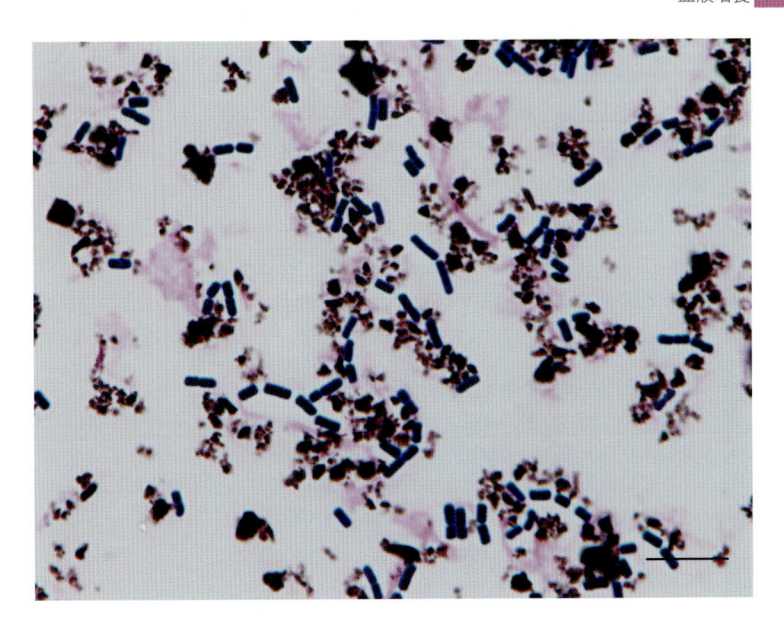

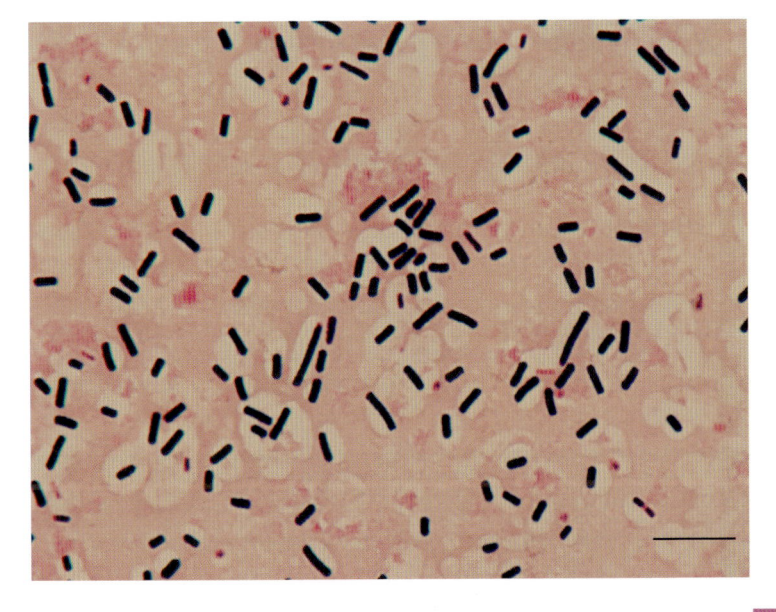

血液培養

11 血液培養 — *Propionibacterium acnes* 推定

染　グラム染色・遠心後の塗抹／B＆M法（1,000倍）

所見　集合した菌塊に分岐したグラム陽性の桿菌が認められる。
嫌気ボトルのみの生育であれば，*Propionibacterium acnes* が疑われる。

ポイント　Y字に分岐した陽性桿菌で集塊状にもなる。短いものは *Corynebacterium* との鑑別は難しいが，血液培養の場合は比較的長い形状になるので迷うことは少ない（*Corynebacterium* との鑑別 12）。コンタミネーションの多い菌のため採取条件の確認が必須である。

対応
血液寒天培地および嫌気培養を実施する。
採取時の皮膚汚染も考えて，感染の有無を検討する。稀に静脈炎や膿瘍形成により起炎菌として検出されることがあるため，全てコンタミネーションとして扱わないように，連絡の際にコメントをすることが重要になる。嫌気性培養・同定を要するほか，発育が遅く結果が遅れる可能性があることも併せて報告する。
推奨薬：ペニシリン薬，(VCM)

12 血液培養 — *Corynebacterium* 推定

染　グラム染色・遠心後の塗抹／B＆M法（1,000倍）

所見　小さなグラム陽性桿菌を認め，松葉状やハの字形の形態を示している。

ポイント　類似像を示すものに *Propionibacterium* プロピオンバクテリウムや *Actinomyces* アクチノマイセスがあるが，好気培養からの発育は少なく鑑別が可能である。*Listeria* と菌の大きさは類似するが，ハの字形成がないことや血液ボトルに溶血が認められないことから鑑別ができる。脱色不良により *P. aeruginosa* と間違えやすいので，全体的に見渡して判断する（リステリア菌との鑑別 16）。

対応
血液寒天培地に分離する。感受性をKB法で実施する。同定は培養集落から実施する。
血液培養で *Bacillus*, *Corynebacterium* の分離率が高い場合は皮膚消毒に問題が多い。消毒薬と放置時間および消毒方法について診療科と協議が必要になる。

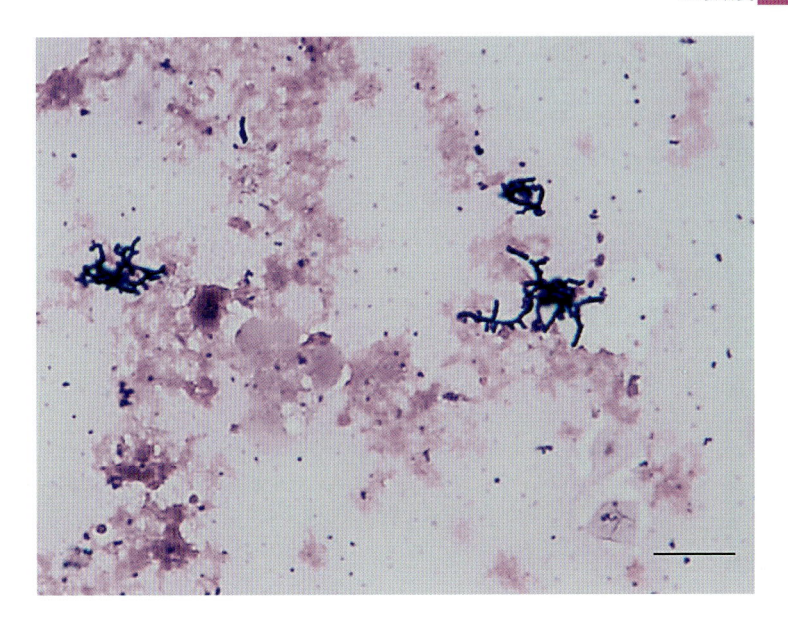

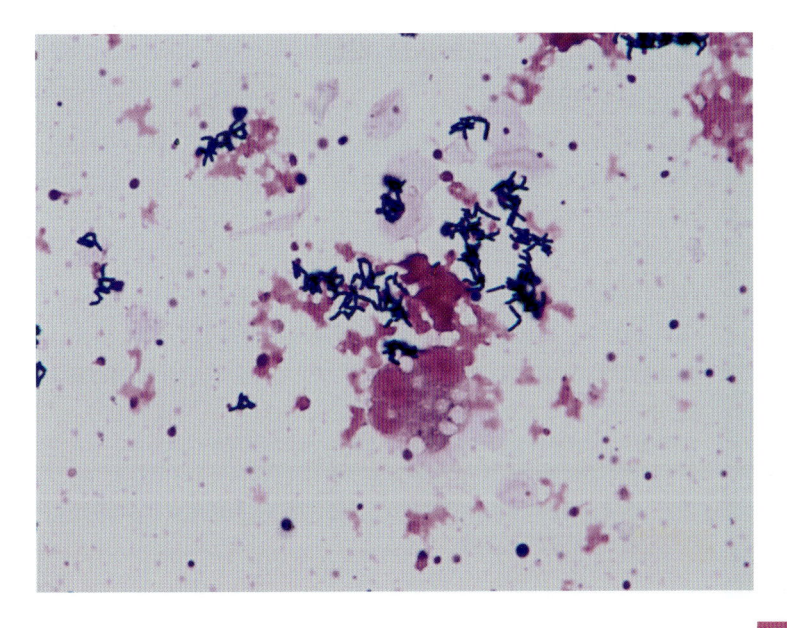

血液培養

13 血液培養　　*Bacteroides* 推定

染 グラム染色・遠心後の塗抹／B＆M法（1,000倍）

所見 嫌気培養ボトルのみの発育を示し，やや小さなグラム陰性桿菌で多形性をした形態を認め，嫌気性菌を疑う。複数菌種の感染も否定できない。

ポイント 嫌気性菌を疑うときは，偏性嫌気性菌を確定するために，必ず好気培養と嫌気培養を併用する。

対応
血液寒天培地，マッコンキー寒天培地および嫌気培養を行う。可能であれば同定・感受性も同時に実施する。
嫌気性菌の場合，同定が遅れる可能性があることも併せて報告する。*Bacteroides fragilis* バクテロイデス・フラジリス group を疑う場合はペニシリン，セフェム薬の感受性率が悪いことを伝える。
推奨薬：SBT/ABPC，TAZ/PIPC，カルバペネム薬，CMZ，CLDM

14 血液培養　　*Candida* 推定

染 グラム染色・培養液直接塗抹／B＆M法（1,000倍）

所見 陽性ボトルから採取した液を，直接スライドグラスに塗布して染色した標本で，赤く染まった赤血球の中央に，暗青色のソーセージ状の仮性菌糸と楕円形の大きなYeast（酵母）が確認できる。

ポイント 一般細菌に比べて菌体が大きいこと（400倍でも十分に確認できる）が酵母真菌の特徴である。仮性菌糸を認めるため *Candida albicans* を中心に疑い，*C. glabrata*，*Cryptococcus* は否定できる。

対応
サブローブドウ糖培地，クロモアガー・カンジダ寒天培地に分離培養する。感受性も必ず実施するが，分離集落から行う。
真菌は同定・感受性試験成績が1日で報告できない可能性があることも併せて報告する。血液中のβ-D-グルカンやカンジダ・マンナン抗原（カンジテックは不適）の測定を依頼する。真菌性眼内炎を併発することが多いため，必ず眼科受診をお願いする。
推奨薬：FLCZ，MCFG，AMPH，L-AMB

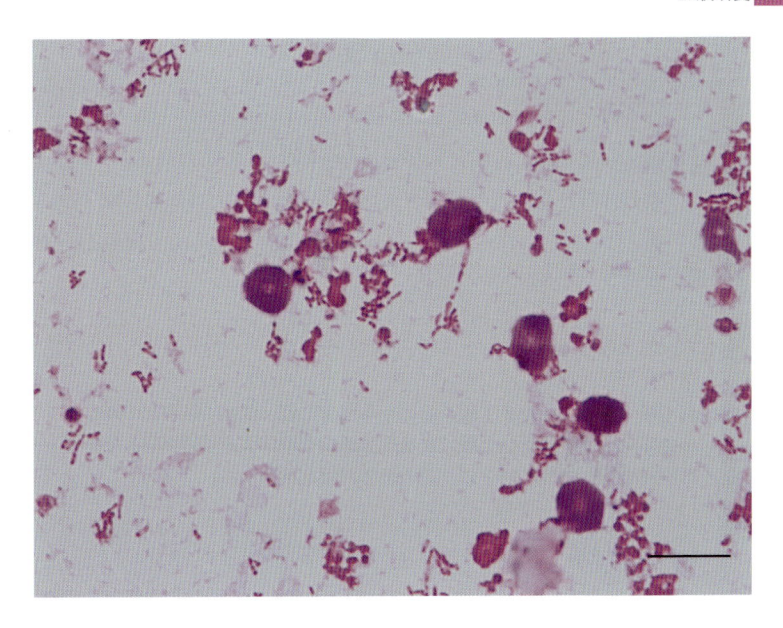

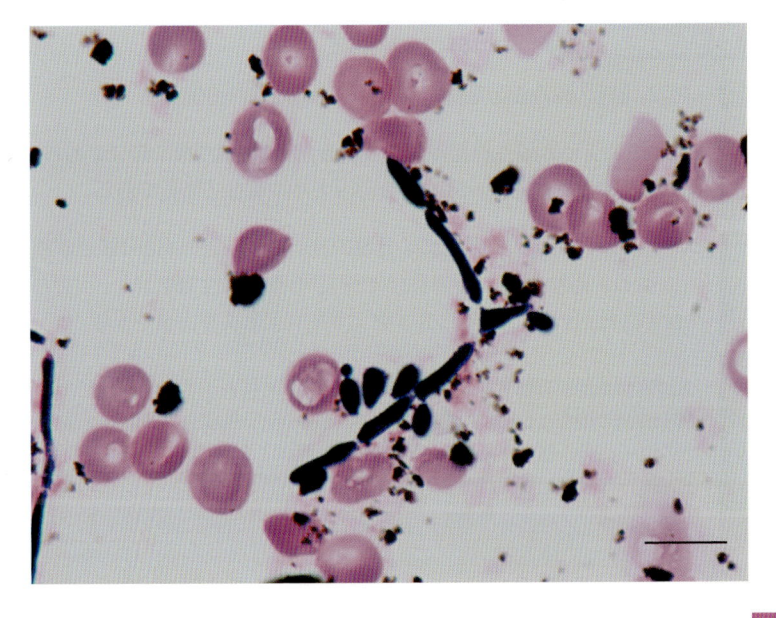

血液培養

15 血液培養 ▶ *Neisseria* 推定

染 グラム染色・培養液直接塗抹／B＆M法（1,000倍）

所見 陽性培養ボトルから採取した液を直接スライドグラスに塗布した標本で、壊れかけた多核白血球内および散在性にグラム陰性双球菌が認められる。*Neisseria meningitidis*（髄膜炎菌）、*N. gonorrhoeae*（淋菌）を疑う（*N. gonorrhoeae* 115）。

対応
血液寒天培地、チョコレート寒天培地に分離する。同定・感受性は分離集落で行う。
主治医に感染状況を必ず聞く。*N. meningitidis* が強く疑われる場合は、患者の鼻咽腔に定着した菌による飛沫感染を予防するため隔離を勧める。医療従事者へのリファンピシンの予防内服を検討する。
推奨薬：PCG, CTRX

16 血液培養 ▶ *Listeria* 推定

染 グラム染色・遠心後の塗抹／フェイバーG法（1,000倍）

所見 約2μmのグラム陽性桿菌が認められる。菌の増殖が縦に伸びており、菌の形態や配列が *Corynebacterium* とやや異なる所見である。

ポイント *Corynebacterium* との鑑別は分岐の性状で、*Listeria* は分岐せず直列になる。陽性ボトルの運動性を確認すると陽性であり、*Listeria monocytogenes* リステリア・モノサイトゲネスを推定できる。

対応
血液寒天培地に分離する。菌液から同定・感受性検査を実施する。血液培養陽性例の場合は髄膜炎を発症することが多いが、髄膜炎の典型的な症状がなかったり、髄液グラム染色の陽性率は低いことが多い。
推奨薬：ABPC, カルバペネム薬
注意：セフェム薬は無効

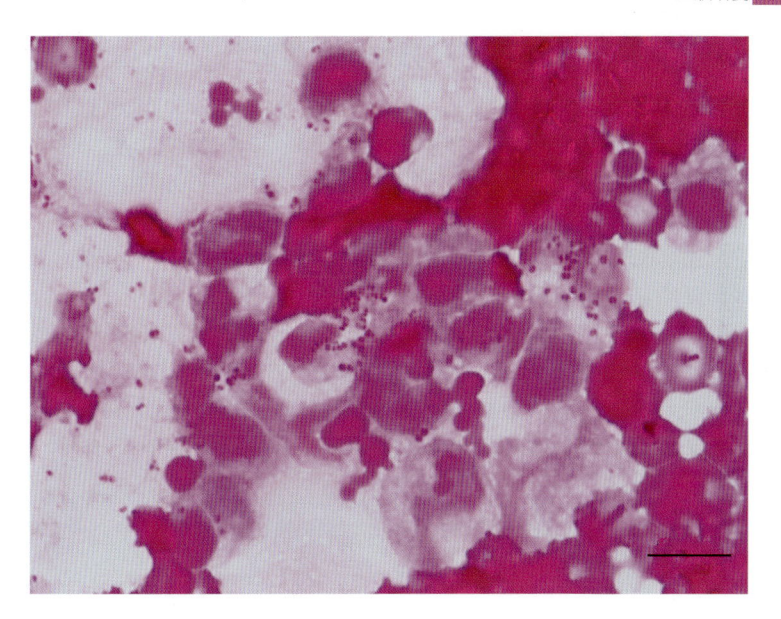

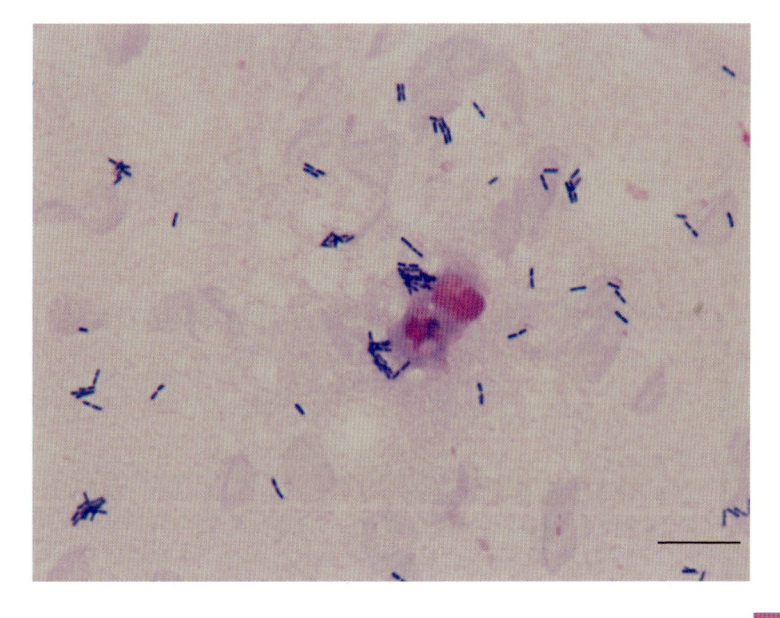

血液培養

17 血液培養 　グラム陰性桿菌 推定

染：グラム染色・培養直接塗抹／B & M 法（1,000 倍）

所見：陽性培養ボトルから採取した液を直接スライドグラスに塗布した標本で，赤血球と散在性および塊状のグラム陰性小桿菌（2 連鎖があり）が認められる。12 時方向の塊状集落から，腸内細菌以外のグラム陰性桿菌の感染を疑う。

培養法：血液寒天培地，チョコレート寒天培地，MCA 培地に分離する。同定・感受性は分離集落で行う。
Neisseria elongata ナイセリア・エロンガータの固定はキットでグラム陰性桿菌として行うと *Eikenella corrodens* エイケネラ・コロデンスとされ，陽性球菌で判定すると *N. elongata* と同定される。確認には 16SrDNA シーケンス解析による。

対応：同定結果は *N. elongata* であった。*Neisseria* はグラム陰性球菌であるが，本菌はグラム陰性桿菌の形態を示す。口腔内の常在菌である。
推奨薬：ABPC，CTRX

18 血液培養 　グラム陰性らせん菌 推定

染：グラム染色・培養液直接塗抹／B & M 法（1,000 倍）

所見：陽性培養ボトルから採取した液を遠沈後，スライドグラスに塗布した標本で，赤血球と，湾曲が多い長いグラム陰性らせん菌を認めた。*Campylobacter* より長く，*Helicobacter cinaedi* ヘリコバクター・シナジーを疑う。

ポイント：発育が遅いため，血液培養期間の最低 7 日までの延長が必要である。BACTEC ボトルでは好気ボトル，BacT/ALERT ボトルでは好気・嫌気ボトルに発育する。正確な同定は遺伝子学的な解析が必要となる。

対応：血液寒天培地，チョコレート寒天培地を微好気培養する。*H. cinaedi* 分離では皮膚表在蜂巣炎や下痢症状を伴うことも多い。院内感染の報告もあるため接触感染予防をする。
推奨薬：ペニシリン系，セフェム系などほとんどの抗菌薬に感受性

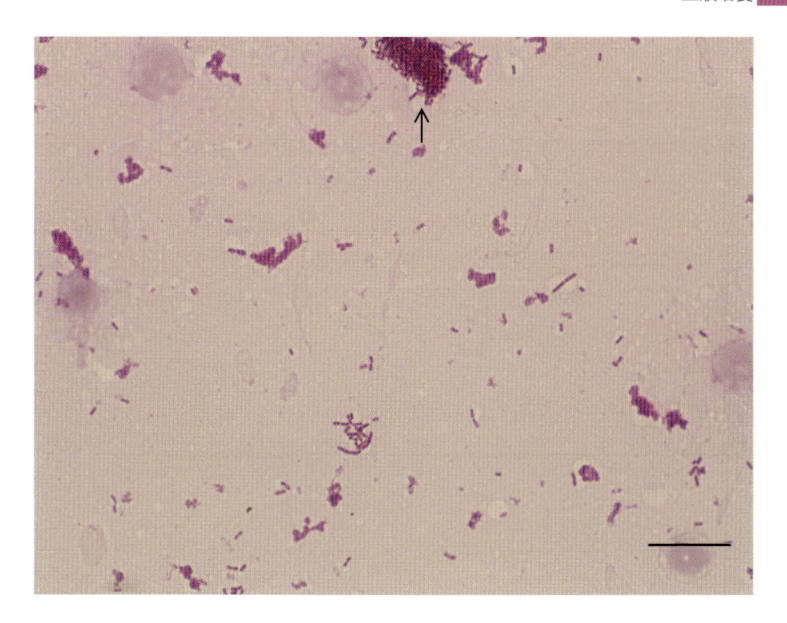

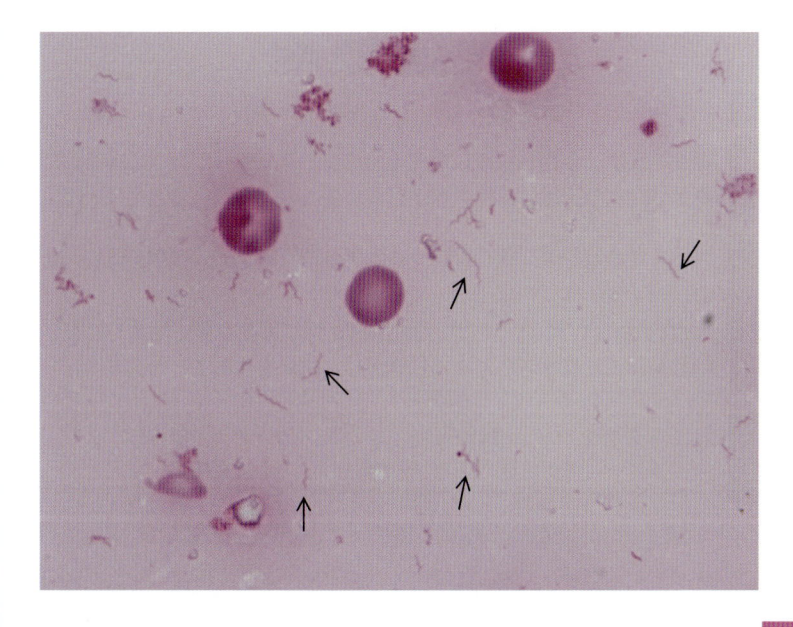

血液培養

19 血液培養 　嫌気性グラム陰性桿菌 推定

染：グラム染色・培養液直接塗抹／B＆M法（1,000倍）

所見：陽性培養液を遠沈後，スライドグラスに塗布した標本で，壊れた赤血球と両側が尖った細長いグラム陰性桿菌が認められる。
嫌気培養ボトルのみ陽性であったので，*Fusobacterium* を疑う。

ポイント：血液寒天培地で培養するとともに，嫌気性菌用培地のブルセラHK寒天培地に分離培養する。同定菌種は16SrRNA解析の結果 *Leptotrichia goodfellowii* レプトトリキア・グッドフェロウィーであった。*Fusobacterium* フゾバクテリウムよりも細い桿菌で，菌名由来の"細い髪毛"を切って撒いたようである。

対応：*Leptotrichia* は口腔内常在菌であるが，腸管腔からも分離されたため日和見感染と考えられる。同定は通常のキットではできないため，日数を要することを連絡する。
推奨薬：ペニシリン薬，セフェム薬，CLDM

20 血液培養 　グラム陰性桿菌 推定

染：グラム染色・培養液直接塗抹／B＆M法（1,000倍）

所見：陽性培養ボトルから採取した液を遠沈後，スライドグラスに塗布した標本で，グラム陰性短桿菌が認められる。

ポイント：イヌにかまれて脚が腫れているとの患者情報から，*Pasteurella multocida* パスツレラ・ムルトシダを疑う。
Pasteurella はイヌ，ネコの口腔や消化管に常在する。噛まれたり，引っかかれたりすることにより発症し，重症化することもある。

対応：血液寒天培地，MCA培地で培養する。同定・感受性は分離集落で行う。
推奨薬：ペニシリンG，ABPC，CXM-AX，キノロン薬

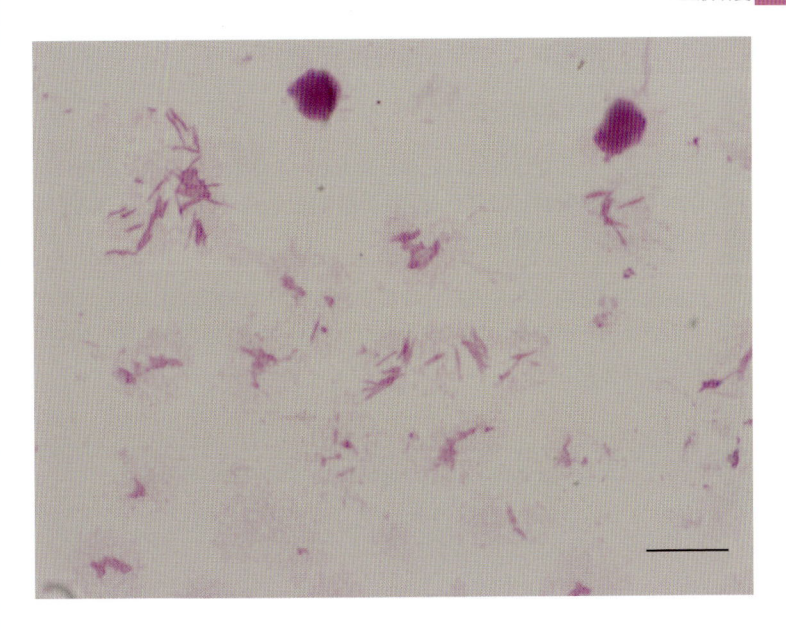

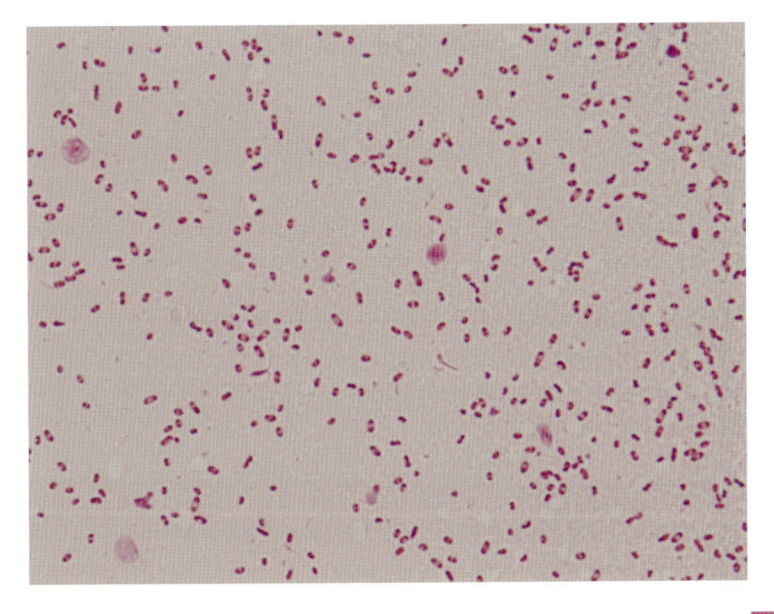

血液培養

21 血液培養　　グラム陽性桿菌 推定

染　グラム染色・培養液直接塗抹／B＆M法（1,000倍）

所見　陽性培養ボトルから採取した液を遠沈後，スライドグラスに塗布した標本で，長い顆粒状のグラム陽性桿菌の集塊が認められる。非結核性抗酸菌を疑う。抗酸菌染色を行う。

ポイント　抗酸菌は好気用ボトルのみ発育する。結核菌は抗酸菌用の血液培養ボトルでないため発育しないが，まずは念のためPCRで結核菌を否定することが必要。

対応
血液寒天培地，小川培地に分離する。同定・感受性は分離集落で行う。
主治医に画像検査などにより，原発巣や侵入門戸を調べてもらう。

23 血液培養　　非結核性抗酸菌 推定

染　チール・ネルセン染色（1,000倍）

所見
陽性培養ボトルでグラム陽性桿菌が認められたため，抗酸菌染色で確認した。
一般細菌用血液培養ボトルでは結核菌の発育は認められないため，迅速発育菌は容易に発育することから迅速発育抗酸菌を疑う。

ポイント　血液寒天培地で培養すると3～5日で集落の形成を認める。
同定結果は *Mycobacterium chelonae* マイコバクテリウム・ケロネーであった。非結核性抗酸菌の迅速発育菌に分類され，3～5日で発育する。

対応
遠沈した沈渣を塗抹して，結核菌群抗原精密検査（MPB64抗原）または結核菌PCRを実施し，陰性であれば非結核性抗酸菌を推定する。
推奨薬：IPM/CS，AMK，CAM，LZD

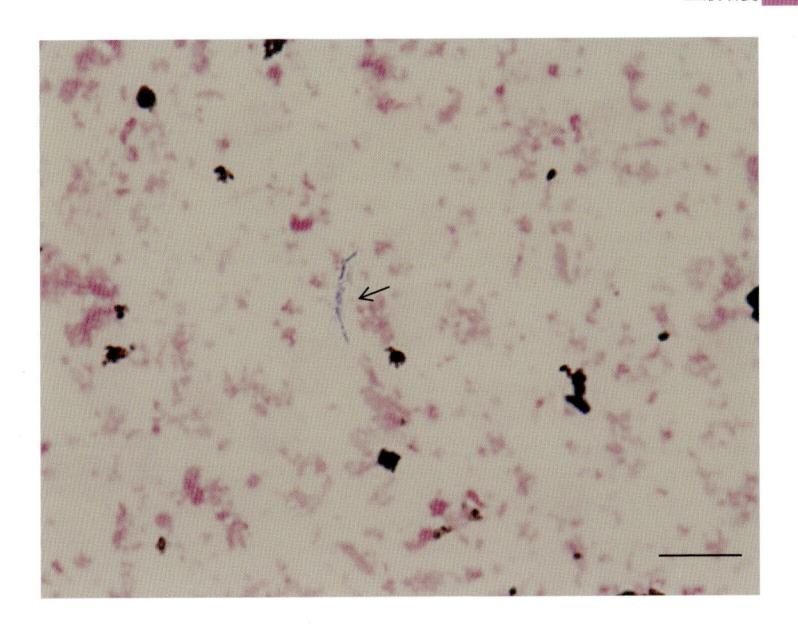

血液培養

23 髄液細胞数　弱拡大による細胞数カウント

染 暗視野鏡検／サムソン液（100倍）

手技 スピッツにサムソン液 20 μL，髄液 180 μL（1：9）を入れて混和する。フックス・ローゼンタール計算盤（全区画面積 16 mm^2，深さ 0.2 mm で容積 3.2 μL に流し込み，3〜5 分静置後，100〜200 倍で鏡検し，全 16 区画を算定する。

細胞数 算定した細胞数を 3 で割り，髄液の細胞数（μL）とする。
- 細胞数（μL）＝X／3.2×10／9＝X／3

対応 基準値は 5/μL 以下である。細胞数（μL）を報告する。算定細胞数/3 μL で報告する場合もあるが，細胞数（μL）で統一するほうがよい。

24 髄液細胞数　強拡大による単核／多核球の鑑別

染 暗視野鏡検／サムソン液（400倍）

所見 計算板上で細胞数が 100/μL 以上の場合は，一般に核の所見により単核球と多核球とに分ける。細菌感染は多核球が有意であり，ウイルス感染は単核球が有意となる。
写真は単核球である。必要に応じて髄液をギムザ染色して，好中球，リンパ球，単球，マクロファージなどを分類する。

対応 細胞数が多い場合は細胞数（μL）と単核球（％），多核球（％）を併せて報告する。

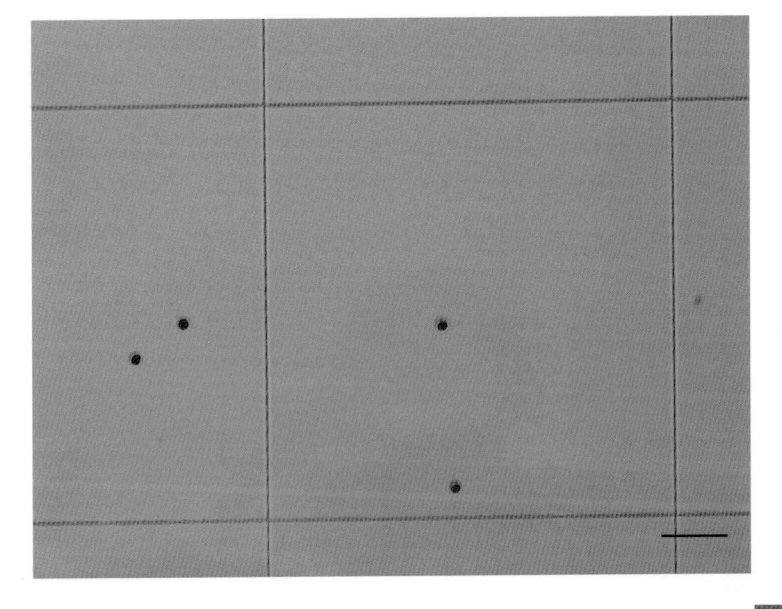

髄液

25 髄液　　*Haemophilus influenzae* 推定

染 グラム染色／B＆M法（1,000倍）

所見 濃染した白血球の間に小さなグラム陰性桿菌が認められる。白血球の内容をよく確認すると，分葉もしくは分節の核が確認でき，好中球と推測される。塗抹標本は髄液を塗り拡げずに作成するため，濃染しやすい。

ポイント グラム陰性短桿菌のため，慎重に鏡検し確認する。ときに菌体が延伸したものも確認される。判断しにくい場合は，ラテックス凝集反応を用いて直接髄液抗原迅速検査を行い，髄液から分離されやすい *H. influenzae* 莢膜血清型 type b の確認を行う。type b 型以外の血清型は陰性になることがあるので注意する。直接法により感受性測定をする。

対応 乳幼児の髄液でグラム陰性短桿菌が確認された場合は，ほぼ *H. influenzae* のため「強く疑う」とコメントをする。ほとんどの症例で血液培養や鼻咽頭培養で陽性になるので採取も検討してもらう。BLNAR が多く分離されていることを付加情報としてコメントするのもよい。
推奨薬：CTRX，CTX，MEPM

26 髄液　　*Streptococcus pneumoniae* 推定

染 グラム染色／B＆M法（1,000倍）

所見 好中球と思われる多核白血球の周囲にグラム陽性の双球菌が確認でき，2～4個のレンサ状の周りの染色が抜けたような莢膜を認める。

ポイント グラム染色で莢膜が確認できた場合は *S. pneumoniae* を強く疑う。髄液検体からラテックス凝集反応を用いた直接髄液抗原迅速検査の検査を行い，*S. pneumoniae* の確認を行う。尿中肺炎球菌莢膜抗原も有用であるが，発病初期，ワクチン接種直後は，小児では陰性の場合もあるので注意する。

対応 ほとんどの症例で血液培養や鼻咽頭培養で陽性になるので，採取していない場合は検討してもらう。PRSP（penicillin resistant *S. pneumoniae*）の可能性も報告する。
推奨薬：ペニシリン感性菌に関してはペニシリン薬。CTX，CTRX，MEPM，PAPM/BP，VCM

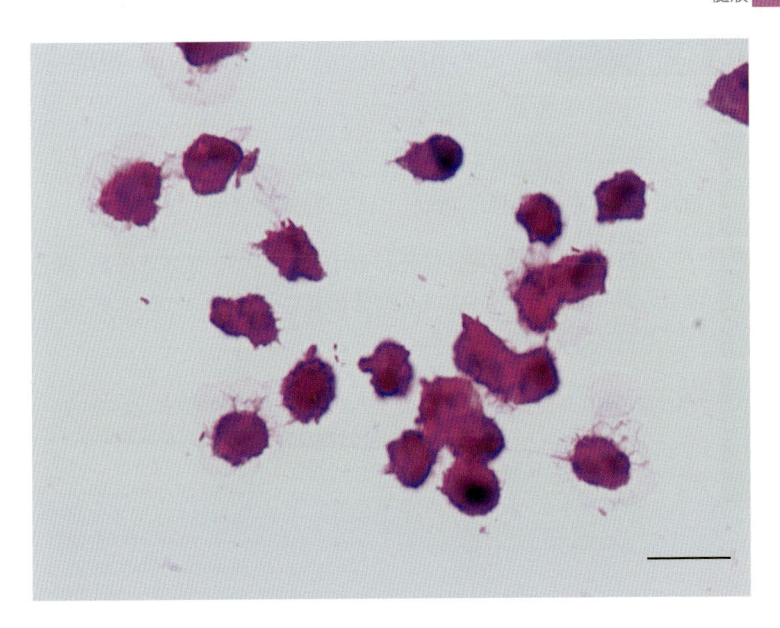

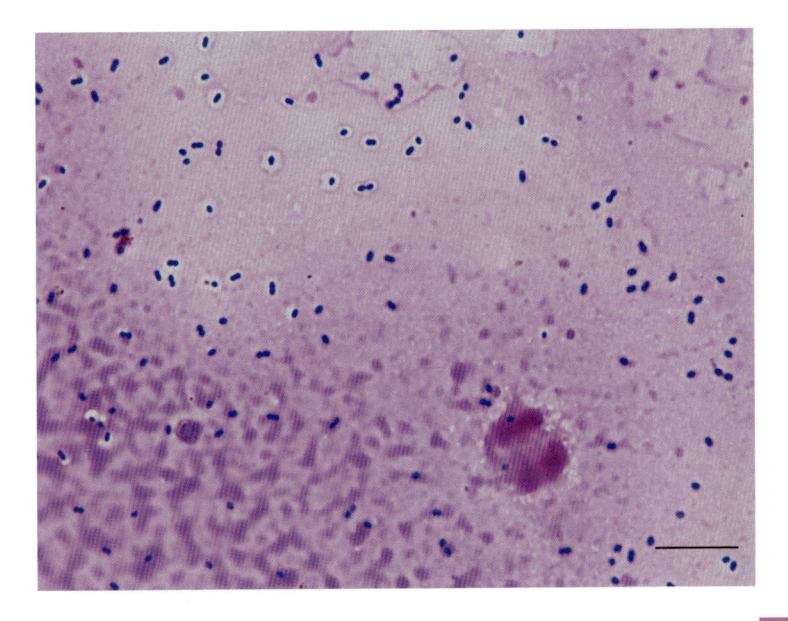

髄液

27 髄液　　*Cryptococcus neoformans* 推定

染 グラム染色／B&M法（1,000倍）

所見 グラム陽性の球状の大小不同を伴った菌体で，均一に染まっている。周囲がやや薄い淡紅色に染まっている莢膜が認められる。

ポイント グラム陽性の大型菌で陽性球菌より明らかに大きい菌体である。菌と菌との間には菌糸のようなものが確認されるのも *Cryptococcus* クリプトコックスの特徴である。

対応 墨汁染色および髄液のクリプトコックス抗原検査を実施する。発育が遅いことが多く，同定・感受性成績通知には数日を要することを連絡する。
推奨薬：AMPH-B＋5-FC，FLCZ

28 髄液　　*Cryptococcus neoformans* 確認

染 墨汁染色（200倍）

所見 楕円形の酵母と思われる菌体の周りに，墨汁をはじいた莢膜が認められ，*C. neoformans* と確認できる。墨汁が濃いと莢膜が確認できない場合があるので注意する。また，大きさが白血球や赤血球と同じくらいなので，間違わないように注意する。

ポイント 莢膜産生性の悪い場合は，莢膜がはっきりと確認が出来ないことがあるので，白血球と見間違えないように慎重に行う。
分離培地は血液寒天培地，サブローブドウ糖培地を用い，48時間培養で白い集落を発育させる。通常，莢膜をもたないため，培養集落での墨汁染色は意義が少ない。5〜10%炭酸ガス培養で莢膜形成が促進される菌株がある。

対応 推奨薬：AMPH-B＋5-FC，FLCZ

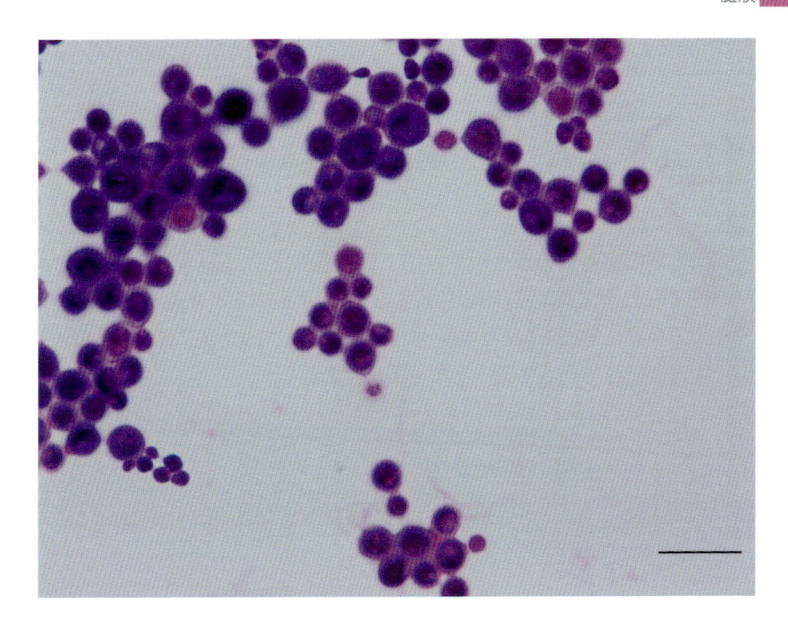

髄液

29 髄液　　*Streptococcus agalactiae* 推定

染 グラム染色／B & M 法（1,000 倍）

所見 生後1週間の乳児の髄液である。グラム陽性球菌の10～20個程度のレンサの形成がみられる。

ポイント 新生児の患者背景から想定して，母子垂直感染による *S. agalactiae*（B群レンサ球菌）の可能性が高く，予後不良のことがある。また，成人で抗癌化学療法などの場合は，α-streptococci のこともあるので，状況に応じて判断することが必要になる。

対応 髄液のラテックス凝集法による直接髄液抗原迅速検査（PASTOREX メニンジャイティス）を実施し，*S. agalactiae* の確認を行う。
推奨薬：ペニシリン薬

30 疣贅　　*Streptococcus* or *Enterococcus* 推定

染 グラム染色／B & M 法（1,000 倍）

所見 感染性心内膜炎患者の手術で採取された弁検体で，グラム陽性球菌がレンサ状に認められる。空胞化した球菌もみられ，培養では発育を認めなかった症例である。PCG 大量投与を行っていたが，CT 画像で疣贅の変化がないために手術により摘出した。*Streptococcus*（レンサ球菌）または *Enterococcus*（腸球菌）を推定するが，菌種は推定できない。

ポイント 弁に付着した菌塊はグラム染色を実施する。

対応 感染性心内膜炎では通常血液培養が陽性になること多いが，採取前に抗菌薬が投与されている事例では，培養が陽性にならないこともある。抗菌薬が前投与されている場合で，α-Streptococci などは培養まで数日かかることも念頭に入れて検査を進める。
推奨薬：ペニシリン薬の大量投与，ABPC＋GM，VCM

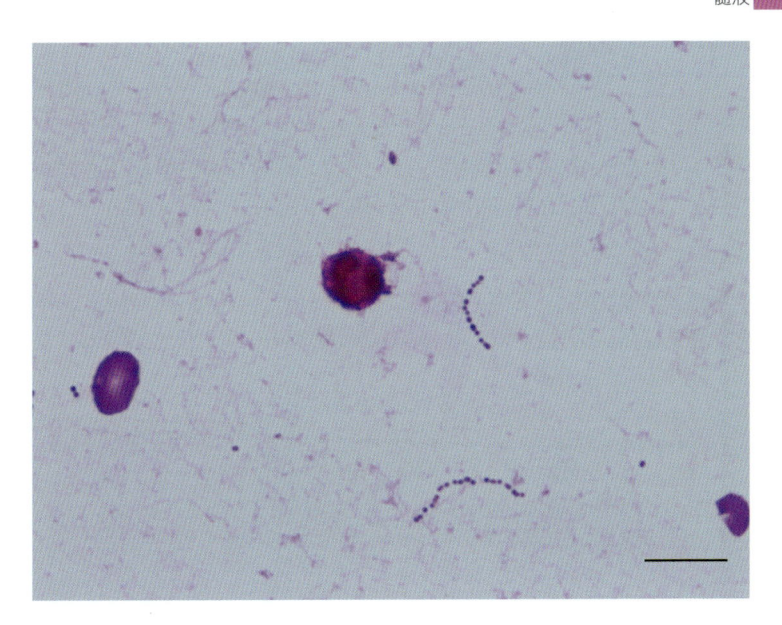

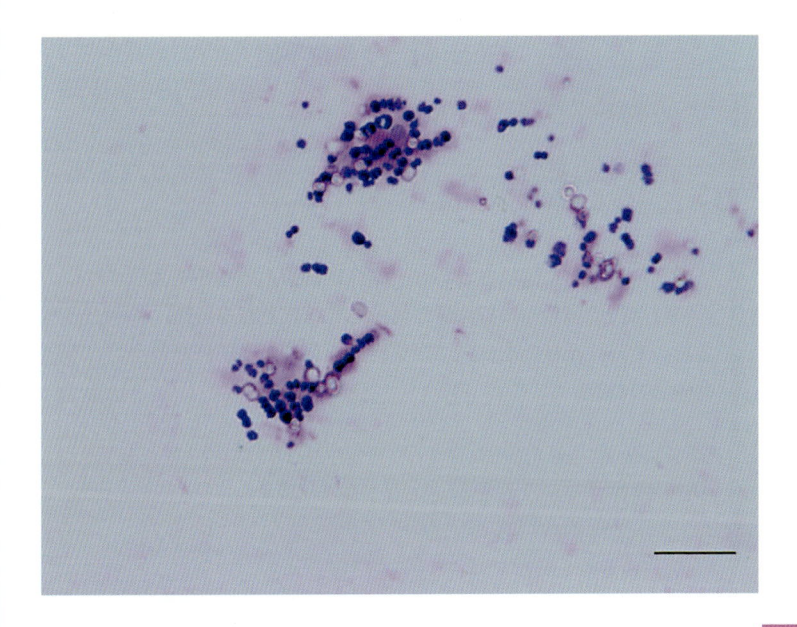

髄液

31 唾液痰　　Geckler 1：不適切検体

染 グラム染色／B&M法（100倍）

所見 均一な染色場所を数視野チェックしてGeckler分類をする。白血球数＜10個/LPF，扁平上皮細胞＞25個/LPFであり，Geckler 1と分類される。

ポイント 喀痰採取に際し，医師・看護師が立ち会っていないことが要因で，不適切検体が提出されたと考えられる。採取後の検体性状を確認して提出することを要請する。

対応 炎症細胞を認めないため，下気道検体として不適である。喀痰性状を確認する。多くは唾液痰であり，主治医に相談して，検体の取り直しを求める。
コメント例：「多核白血球はなく，扁平上皮が多数確認されるため，喀痰の品質は悪いと判断されます。検体の再度採取を検討して下さい」

32 P1：膿性痰　　Geckler 3：炎症不明

染 グラム染色／B&M法（100倍）

所見 白血球数＞25個/LPF，扁平上皮細胞＞25個/LPFであり，Geckler 3と分類される。

ポイント 多核白血球が多く確認されるが，同時に扁平上皮も多く確認される。誤嚥性肺炎の場合も同様の像が確認されることがあるが，扁平上皮が重積したり，多核白血球内に嫌気性菌を含めた多菌種が貪食される像が確認される。

対応 喀痰採取時に唾液が多量に混入した可能性があり，洗浄（生理食塩水）し，膿性部分を採取し再度鏡検する。喀痰洗浄は感染防止のため安全キャビネット内で行う（参考：47 48）。

呼吸器

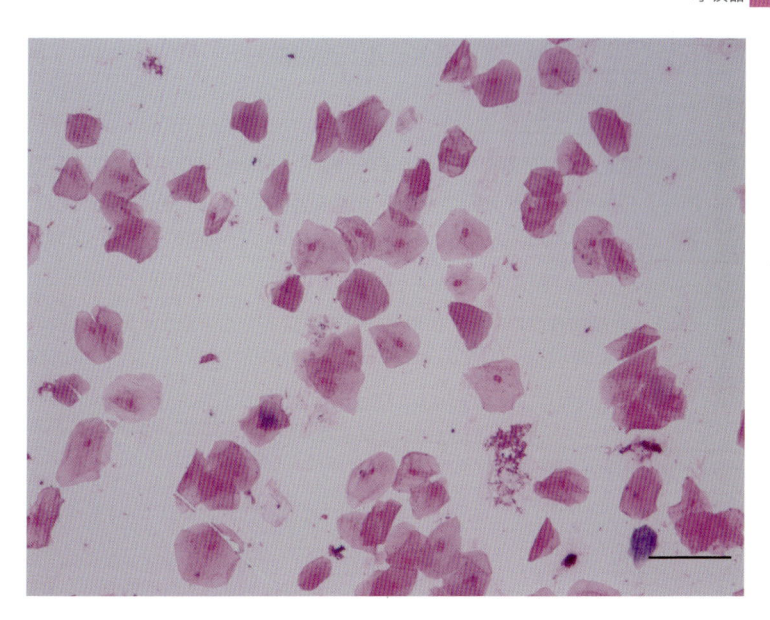

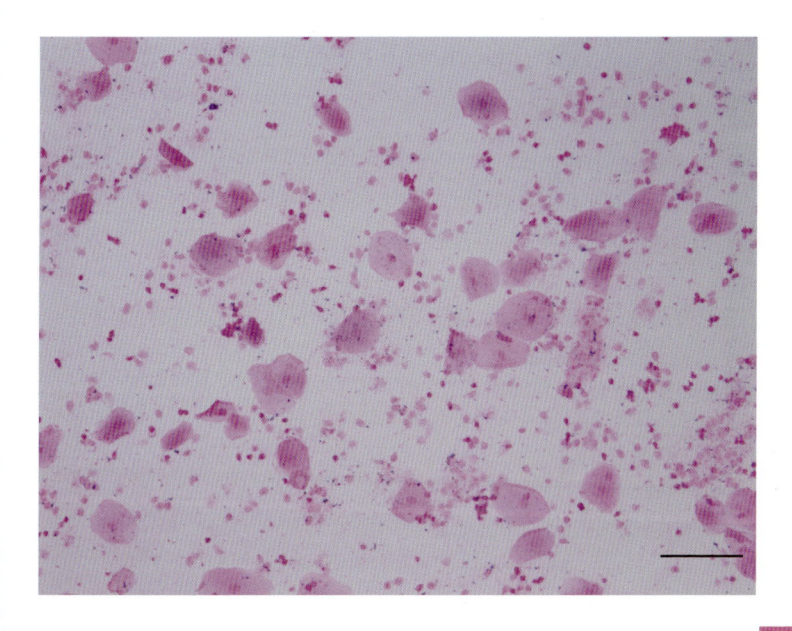

33 P1：膿性痰　　Geckler 4：炎症あり

染 グラム染色／B＆M法（100倍）

所見 1視野あたり白血球数＞25個/LPF，扁平上皮細胞10〜25個/LPFであり，Geckler 4と分類される。炎症細胞を認め，下気道検体として適している。

対応 扁平上皮細胞は少ないが，採取時に唾液が混入した可能性があり，洗浄（生理食塩水）して，膿性部分を採取し，再度鏡検する。

34 P3：膿性痰　　Geckler 5：急性炎症あり

染 グラム染色／B＆M法（100倍）

所見 1視野あたり白血球数＞25個/LPF，扁平上皮細胞＜10個/LPFであり，Geckler 5と分類される。炎症細胞が多数で，扁平上皮細胞が認められない。検体として非常に適している。

ポイント 多核白血球の核も明瞭に確認できることから，急性炎症像と判断できる。（慢性炎症像は 35 ）

呼吸器

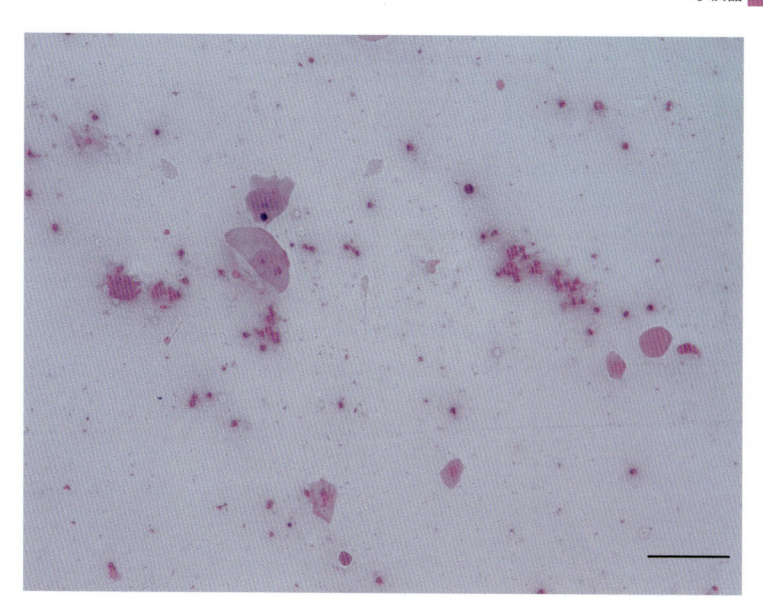

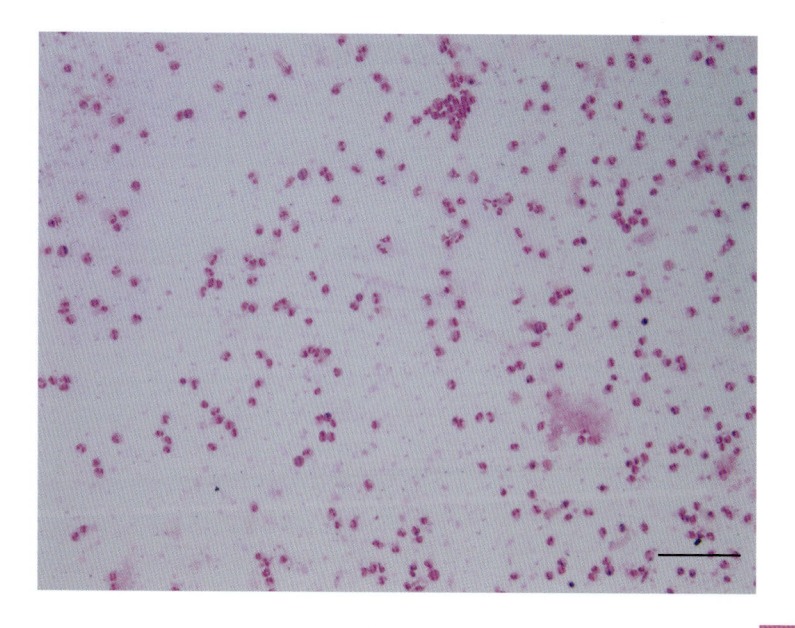

35 P2：膿性痰　　Geckler 5：慢性炎症？

染 グラム染色／B＆M法（100倍）

所見 1視野あたり白血球数＞25個/LPF，扁平上皮細胞＜10個/LPFであり，Geckler 5と分類される。
炎症細胞が多数で扁平上皮細胞が認められず，検体として非常に適しているが，壊れた細胞が認められる。

ポイント 多核白血球は多くみられるが，核は不明瞭なものが多く，喀痰採取後時間が経過していなければ，慢性的な炎症像と判断される（急性炎症像は 34 ）。

36 喀 痰　　多核白血球の破壊

染 Geckler 5・グラム染色／B＆M法（1,000倍）

所見 グラム陰性桿菌を貪食した白血球が認められる。白血球は破壊された形態を示す。

ポイント グラム陰性短桿菌と核が明瞭〜不明瞭な多核白血球が確認されるため，急性期から慢性期への移行が考えられる。
喀痰採取後に長時間経過した場合も細胞の破壊や変性を認める。

呼吸器

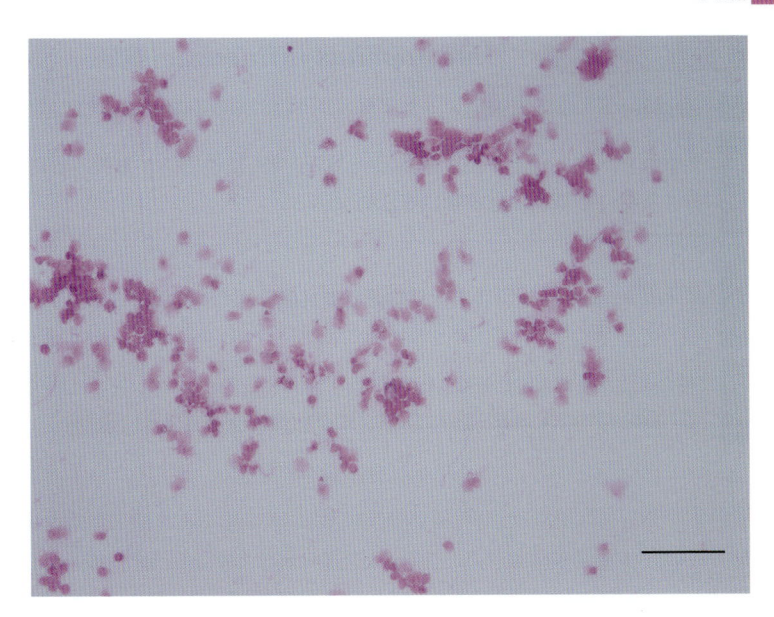

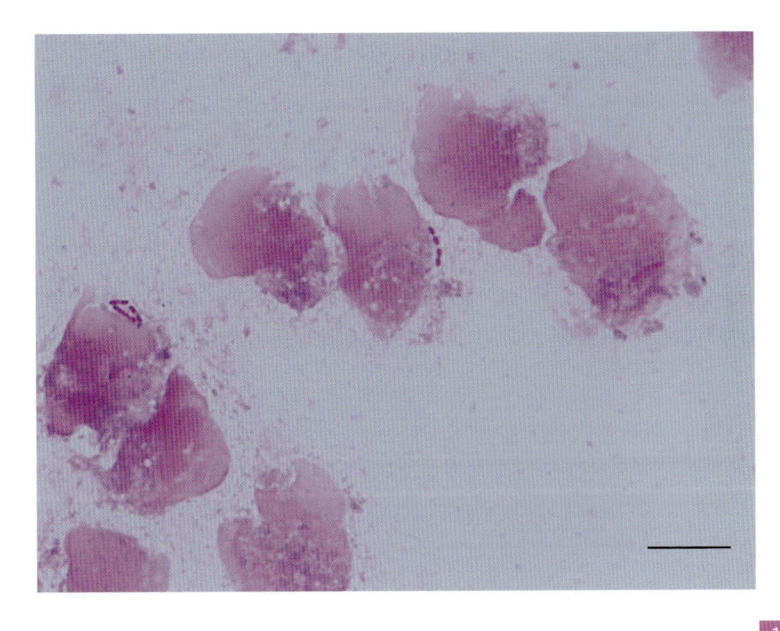

37 喀痰　　▶ *Haemophilus influenzae* 推定

染 Geckler 5・グラム染色／フェイバー G 法（1,000 倍）

所見 新鮮な多核白血球と 1 μm 程度の小さなグラム陰性桿菌が多数みられる。多核白血球内には貪食像を認めない。

ポイント *H. influenzae* インフルエンザ桿菌は貪食像を認めないことが多い。

対応 直ちに主治医への電話連絡を行う。
推奨薬：ペニシリン薬，第 2・3 世代セフェム薬，フルオロキノロン薬

38 喀痰　　▶ *Streptococcus pneumoniae* 推定

染 Geckler 5・グラム染色／B & M 法（1,000 倍）

所見 新鮮な好中球と 2〜4 個の連鎖したランセット型のグラム陽性球菌があり，菌体周囲が抜けてみえる莢膜を有する所見が認められる。

対応 必要に応じて尿中肺炎球菌抗原を検索する。
推奨薬：ペニシリン薬，第 2・3 世代セフェム薬，カルバペネム薬，フルオロキノロン薬

呼吸器

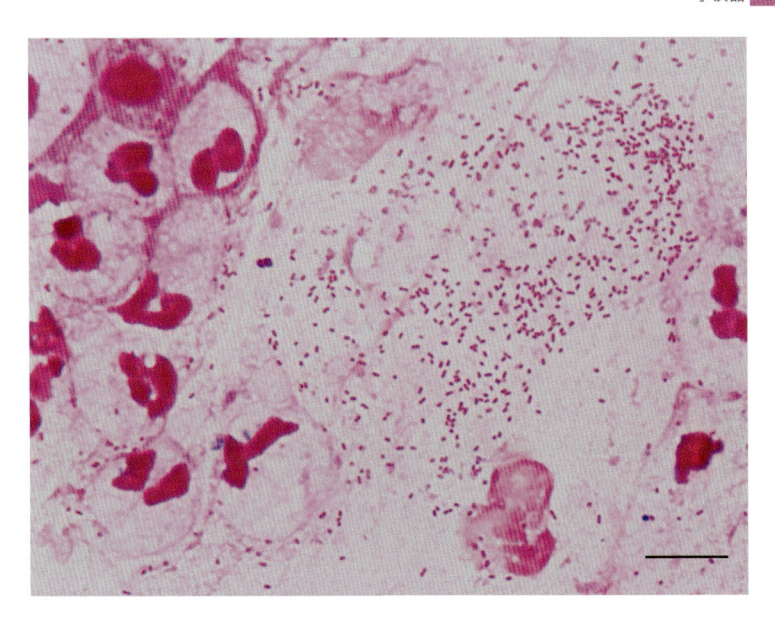

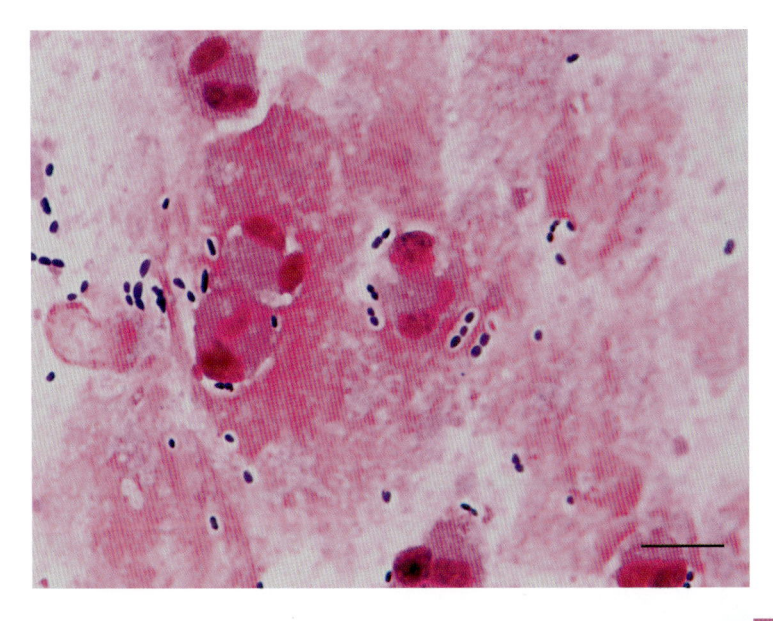

39 喀痰　　　*Staphylococcus aureus* 推定

染　Geckler 5・グラム染色／B & M 法（1,000 倍）

所見　好中球内に丸いグラム陽性球菌の貪食像が確認できる。周囲にもブドウ状の陽性球菌がみられる。

ポイント　急性の呼吸器感染症でブドウ球菌の貪食がみられた場合は，*S. aureus*（黄色ブドウ球菌）の可能性が高いので，CNS との鑑別に役立つ。MSSA か MRSA かの判別はできない。

対応
> MRSA 検出には培養時に MRSA スクリーニング培地を追加する。貪食像を認めるため，MSSA，MRSA のいずれであっても感染と考える。
> 推奨薬：β-ラクタマーゼ阻害薬配合ペニシリン薬，CEZ，抗 MRSA 薬

40 喀痰　　　*Moraxella catarrhalis* 推定

染　Geckler 5・グラム染色／フェイバー G 法（1,000 倍）

所見　新鮮な多核白血球内にグラム陰性双球菌の貪食像がみられる。

ポイント　*M. catarrhalis* モラクセラ・カタラリスを原因菌と決定するには，貪食像の確認が非常に重要である。口腔内常在菌である非病原性 *Neisseria* ナイセリアは集簇性があるが，*M. catarrhalis* は散在性に認められることが特徴である。
M. catarrhalis は，小児や高齢者の上気道に保菌されている場合も多く，純培養に分離された場合でも原因菌かどうかの確認は難しいので，グラム染色所見と併せて判断をする。
M. catarrhalis は急性気管支炎，慢性気道感染症の主要な原因菌で，単独で肺炎の原因となることは少ない。

対応
> 推奨薬：β-ラクタマーゼ阻害薬配合ペニシリン薬，第 2・3 世代セフェム薬，マクロライド薬，キノロン薬

呼吸器

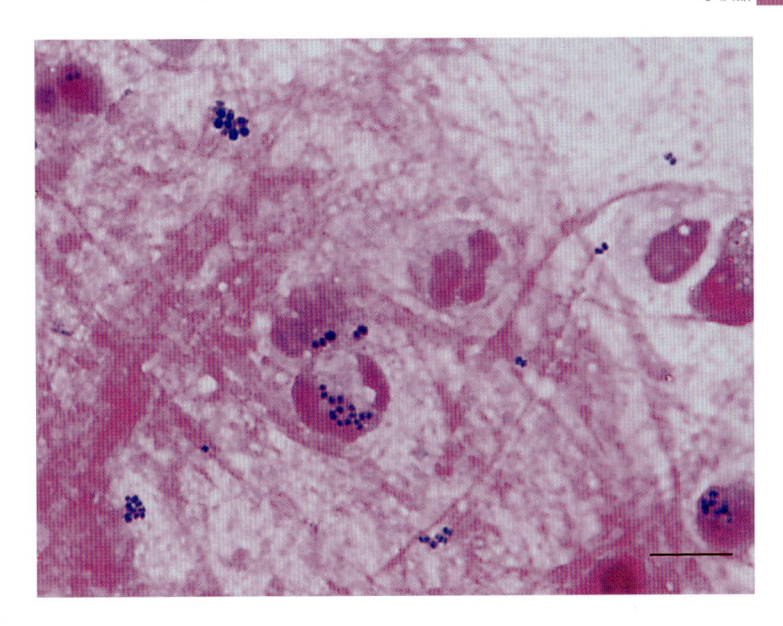

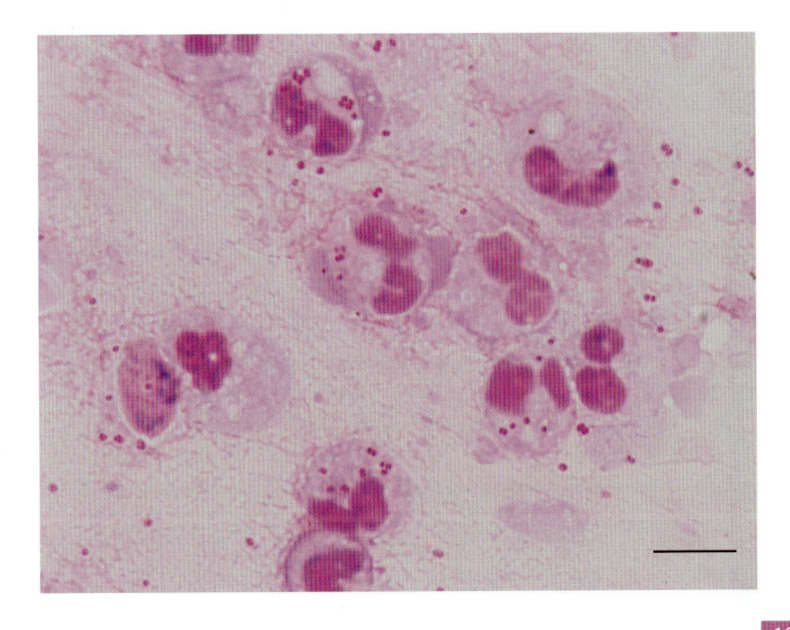

41 喀痰　　　*Klebsiella pneumoniae* 推定

染 Geckler 5・グラム染色／フェイバー G 法（1,000 倍）

所見 多核白血球の周りに多数の長さ 2〜3 μm のやや太いグラム陰性桿菌と，その周囲に莢膜が確認できる（莢膜は薄い場合が多い）。菌体が太く *K. pneumoniae*（肺炎桿菌）を推定する。

ポイント 莢膜があるため，多核白血球に貪食像がみられることは少ない。莢膜の確認は，フィブリンネットのような背景にタンパク成分がある場所でよく確認される（38 *S. pneumoniae* も参照）。

対応 推奨薬：第 2・3 世代セフェム薬，β-ラクタマーゼ阻害薬配合ペニシリン薬，カルバペネム薬（ESBL 産生菌の場合）

42 喀痰　　　*Pseudomonas aeruginosa* 推定

染 Geckler 5・グラム染色／フェイバー G 法（1,000 倍）

所見 集塊状のグラム陰性桿菌があり，菌周囲に紅く染まる粘液が確認される。莢膜産生が大きく，同一標本内でもさまざまな染色像を示す。

ポイント 菌体が細く一部湾曲したものもみられ，菌体周囲に粘液状の莢膜を認めるため，*P. aeruginosa*（緑膿菌）が推定できる。菌周囲に抜けた像が確認されないため，*K. pneumoniae* と鑑別することができる（41）。びまん性汎細気管支炎，気管支拡張症などの慢性気道感染症の患者の喀痰中によくみられる。

対応 血液寒天培地やマッコンキー寒天培地による培養では，集落が mucoid 状になる。莢膜産生のため分離培養に時間がかかることがあり，18 時間で発育しない場合や同定・感受性結果が不良なこともあるので注意する。
推奨薬：抗緑膿菌セフェム薬，フルオロキノロン薬，カルバペネム薬，マクロライド少量長期投与

呼吸器

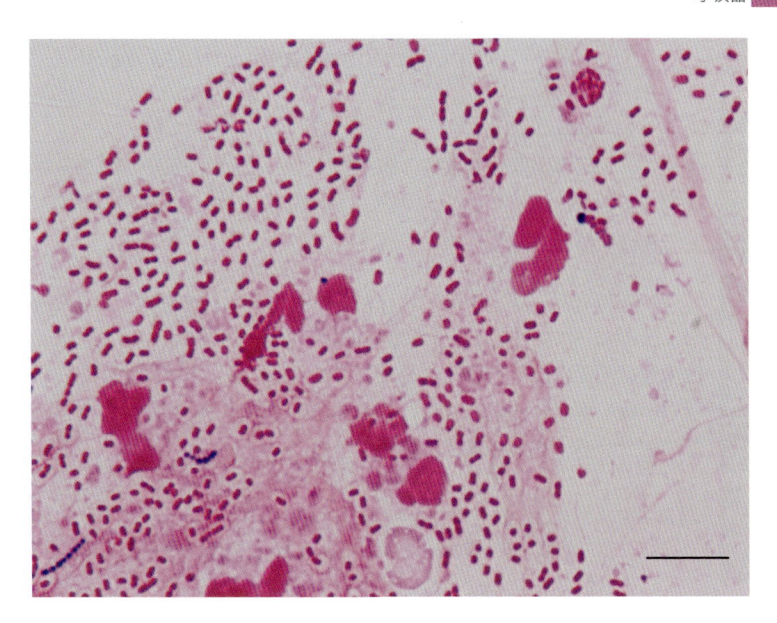

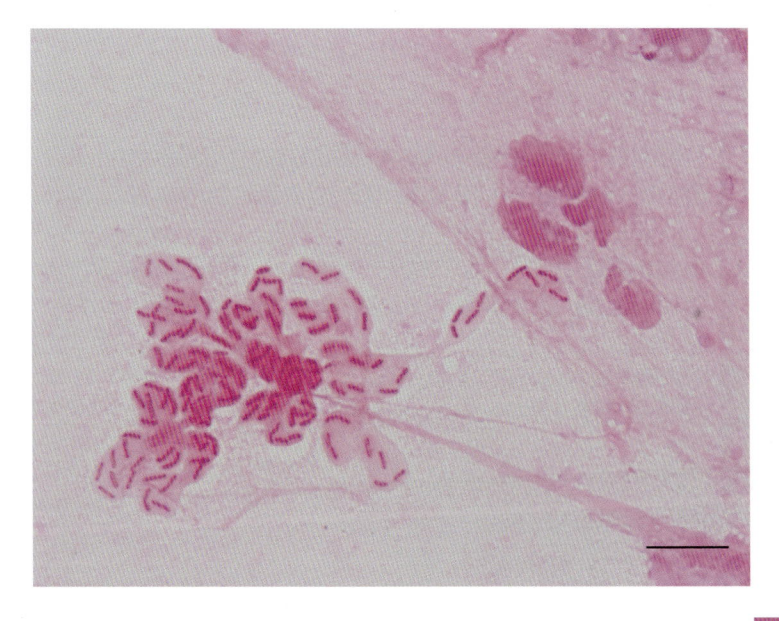

43 気管吸引痰　　*Pseudomonas aeruginosa* 疑い

染 Geckler 5・グラム染色／B＆M法（1,000倍）

所見 手術後の人工呼吸器装着患者の吸引痰で，1～2 μmの細いグラム陰性桿菌を多数認める。*P. aeruginosa*（緑膿菌）が疑われるが，他のブドウ糖非発酵菌も類似するので確定は難しい。

ポイント *P. aeruginosa* の類似菌はブドウ糖非発酵菌や *H. influenzae* であるが，*H. influenzae* は集塊を作らないなどの鑑別点がある（37）。
長期間抗菌薬の投与患者では菌交代が考えられる。抗緑膿菌薬を使用していない場合は結果が急がれるときがあり，MDRP が多く検出される病棟では要注意である。

対応
感染の有無を確認する。
推奨薬：抗緑膿菌セフェム薬，カルバペネム薬，フルオロキノロン薬

---

44 喀痰　　*Corynebacterium* 疑い

染 Geckler 5・グラム染色／B＆M法（1,000倍）

所見 抗菌薬投与中の入院患者の喀痰で，柵状もしくは松葉状のグラム陽性桿菌と，多核白血球内の貪食像を認める。集塊形成があるものが多い。

ポイント 貪食像が認められるため，常在菌とは考えず，菌交代症による *Corynebacterium* コリネバクテリウムの誤嚥性肺炎を疑う。

対応
汚染菌でなければ培養で菌種名を同定し，感受性検査も必ず報告する。薬剤感受性結果は様々で，なかには β-ラクタムに耐性傾向の強いものがある。
推奨薬：ペニシリン薬，第2・3世代セフェム薬，CLDM

呼吸器

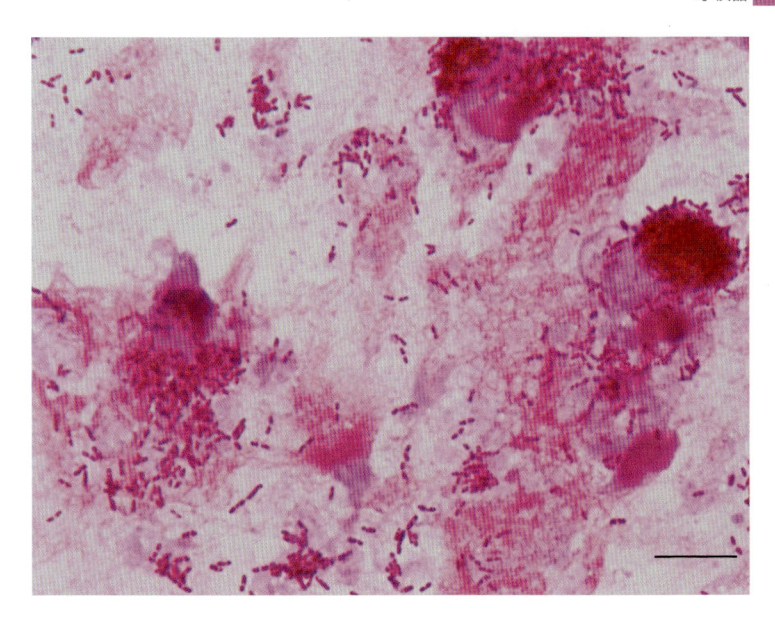

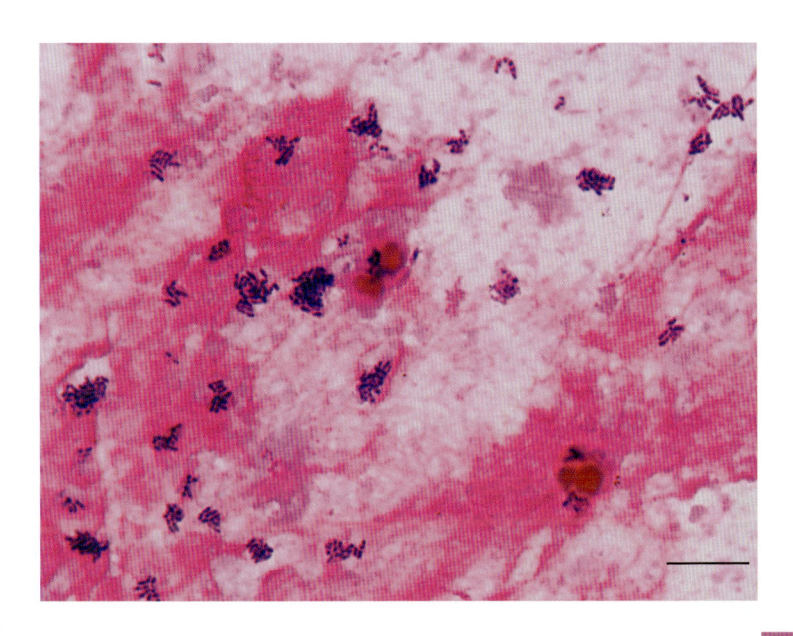

45 喀痰　　*H. influenzae* + *P. aeruginosa* 推定

染　外来患者・Geckler 5・グラム染色／フェイバーＧ法（1,000倍）

所見　多数の小さなグラム陰性桿菌と，薄いピンク色に染まった大きな莢膜をもったグラム陰性桿菌が認められる。
H. influenzae（インフルエンザ菌）と *P. aeruginosa*（緑膿菌）による複数菌感染が考えられる。

ポイント　ムコイド型 *P. aeruginosa* が目立つため，それだけに惑わされるが，よく見るとグラム陰性短桿菌（*H. influenzae*）も確認される。菌体の色調はほぼ同じであるが *P. aeruginosa* の方がやや大きいので区別可能である。慢性気道感染症の場合には重複感染があるので気をつけたい（*P. aeruginosa* は 42，*H. influenzae* は 37）。

対応　推奨薬：抗緑膿菌セフェム薬，カルバペネム薬，フルオロキノロン薬，*P. aeruginosa*（42 参照），*H. influenzae*（37 参照），重複している場合は双方の感受性抗菌薬。

46 喀痰　　*H. influenzae* + *S. pneumoniae* 推定

染　外来患者・Geckler 5・グラム染色／Ｂ＆Ｍ法（1,000倍）

所見　新鮮な多核白血球を認める急性炎症像である。小さなグラム陰性桿菌を多数認め，ランセット型のグラム陽性球菌も確認できる。

ポイント　*H. influenzae*（インフルエンザ菌），*S. pneumoniae*（肺炎球菌）による複数菌感染が考えられる。*H. influenzae* はグラム陰性桿菌であるが，*S. pneumoniae* より少し小さい。また *H. influenzae* はスライド一面に散在する形で確認されることが多い。*S. pneumoniae* は一見 *H. influenzae* の脱色不良のようにみえるが，喀痰が薄めに塗布されている面をよく確認することが大切である。

対応　推奨薬：第３世代セフェム薬，β-ラクタマーゼ阻害薬配合ペニシリン薬，カルバペネム薬，フルオロキノロン薬

呼吸器

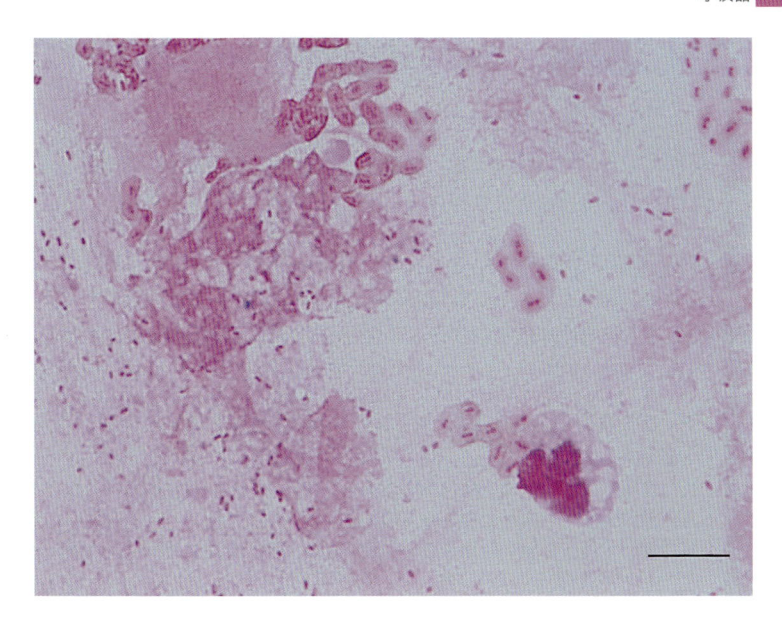

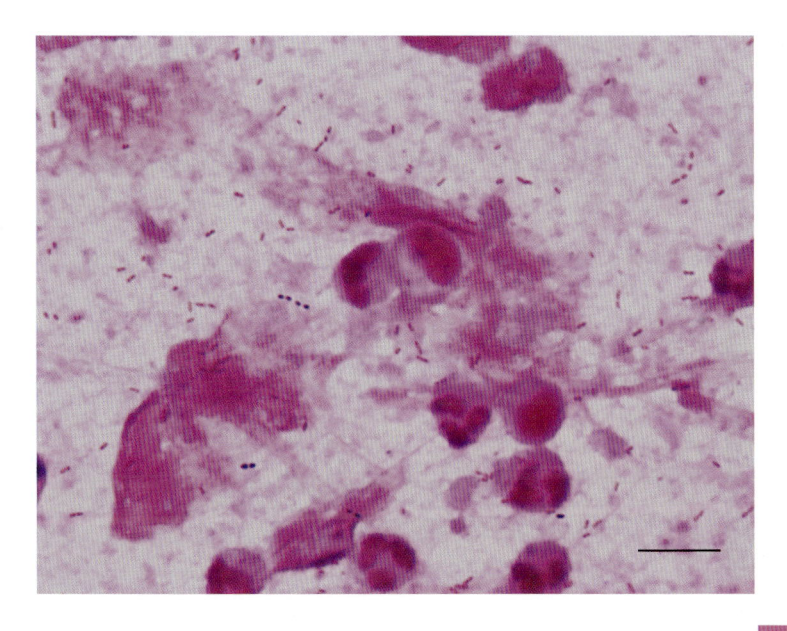

47 喀痰　　　口腔内常在菌の誤嚥 疑い

染 Geckler 5・グラム染色／B & M 法（1,000 倍）

所見 形態の違うグラム陰性桿菌，グラム陽性球菌，グラム陽性桿菌など多核白血球に貪食された像がみえる。

ポイント 多核白血球が多数確認されるため，活発な炎症所見と考え，唾液誤嚥による誤嚥性肺炎，もしくは肺の化膿（肺化膿症）を強く疑う所見である。多核好中球内にはグラム染色形態が多様な細菌の貪食像が確認される。嫌気性菌も含めた口腔内常在菌の唾液誤嚥による肺炎を疑う。

対応
主治医に電話で誤嚥による口腔内常在菌の誤嚥性肺炎像であることを必ず連絡する。
また喀痰培養では嫌気培養は不適であり，常在菌以外は発育しないため，原因菌は検出できないことも伝える。
推奨薬：β-ラクタマーゼ阻害薬配合ペニシリン薬，第 3 世代セフェム薬，CLDM，フルオロキノロン薬

48 喀痰　　　*Fusobacterium* 推定（誤嚥）

染 Geckler 5・グラム染色／フェイバー G 法（1,000 倍）

所見 多核白血球を伴う急性炎症像である。紡錘形のグラム陰性桿菌の貪食像を認める。

ポイント 紡錘形のグラム陰性桿菌から *Fusobacterium nucleatum* フゾバクテリウム・ヌクレアタムまたは *Capnocytophaga* spp. カプノサイトファーガによる誤嚥性肺炎が考えられる。分離頻度は *F. nucleatum* が多い。嫌気性菌を疑い単一菌と考える場合は嫌気培養を追加する。

対応
嫌気培養を追加するか，炭酸ガス培養を延長する必要がある。
主治医に誤嚥性肺炎の可能性を連絡し，肺化膿症の疑いを問い合わせる。
推奨薬：CLDM，ペニシリン薬，β-ラクタマーゼ阻害薬配合ペニシリン薬

呼吸器

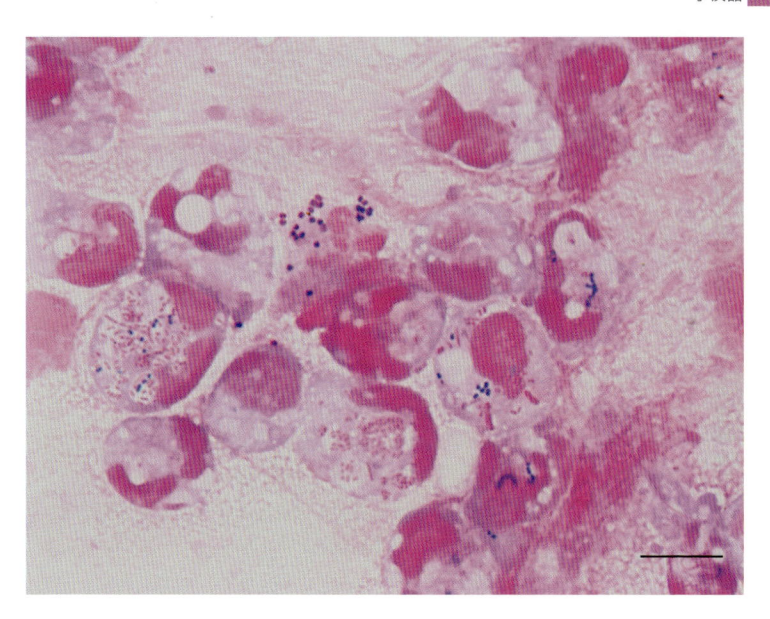

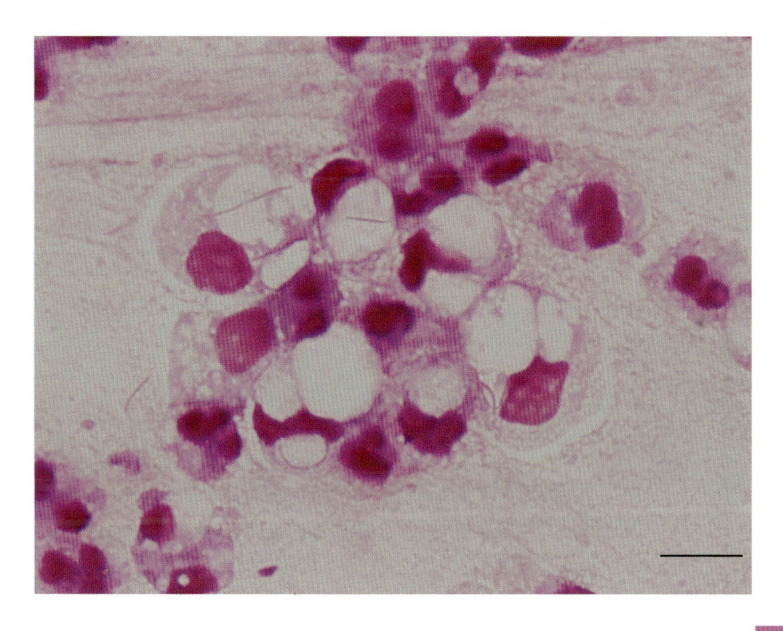

49 喀痰　　　　*Actinomyces* 推定

染 Geckler 5・グラム染色／B & M 法（1,000 倍）

所見 多数の好中球と共にグラム陽性の分岐した網状構造の菌塊（Duruse ドルーゼ）を認める。
長さ 10〜20 μm のフィラメント状の菌体で *Nocardia* ノカルディアと *Actinomyces*（放線菌）を疑い，鑑別のために行った Kinyoun 染色は陰性（青色）であった。

ポイント *Actinomyces* は土壌中などの環境に生息し，好気性菌，嫌気性菌があり，病原放線菌は嫌気性菌が多い。

対応 発育が遅いため炭酸ガスおよび嫌気培養を 7 日間まで行う。
主治医にグラム染色結果を伝え，培養・同定が遅くなることを連絡する。
推奨薬：ABPC，DOXY，CTRX，CLDM

50 喀痰　　　　*Acinetobacter baumannii* 推定

染 Geckler 5・グラム染色／B & M 法（1,000 倍）

所見 グラム陰性の球菌や球桿菌を認め，*Neisseria* や *M. catarrhalis* も疑うが，多核白血球内に貪食されたグラム陰性短桿菌を認める。

ポイント 人工呼吸器を長期装着しているという患者情報から *Acinetobacter* アシネトバクターを疑う所見である。入院患者で複数人検出された場合は，感染症のアウトブレイクがないか確認する。

対応 MDRA が検出された場合は五類感染症として届出を行う。
推奨薬：ABPC/SBT，第 2・3 世代セフェム薬，カルバペネム薬，キノロン薬

呼吸器

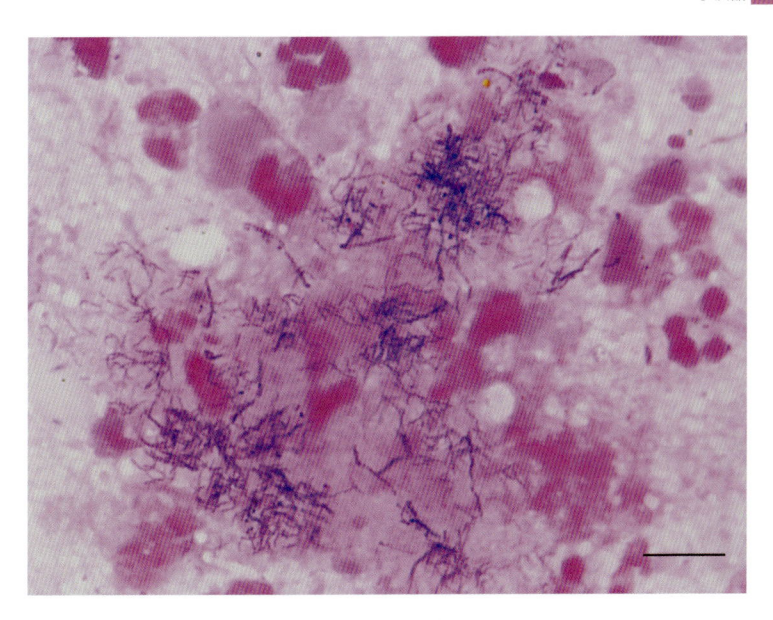

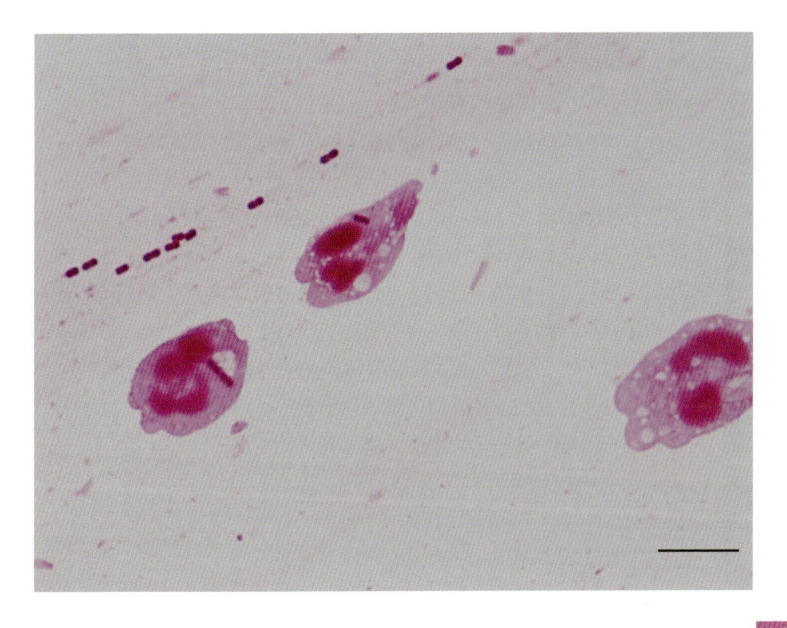

51 喀痰　　*Bacillus* 推定

染 Geckler 5・グラム染色／B & M 法（1,000 倍）

所見 大きなグラム陽性桿菌（一部陰性に染まっている）が多核白血球に貪食された像がみられる。

ポイント 喀痰では大型のグラム陽性桿菌が確認されることは少ないため，血行性播種も視野に入れて，血液培養も実施してもらう。長期入院患者であり *B. anthracis*（炭疽菌）以外の非病原性 *Bacillus* で，多核白血球内に貪食が認められることから，唾液誤嚥による肺炎が疑われる。消化管からの逆流性誤嚥による *Lactobacillus* の可能性も考える。

対応 貪食像を認めるため，主治医に肺炎発症を確認する。分離後の薬剤感受性検査を必ず報告するが，臨床所見と併せて判断してもらう。
推奨薬：β-ラクタマーゼ阻害薬配合ペニシリン薬，第 1・2 世代セフェム薬，カルバペネム薬，CLDM

52 喀痰　　*Streptococcus anginosus* 推定

染 Geckler 5・グラム染色／フェイバー G 法（1,000 倍）

所見 新鮮な多核白血球内にグラム陽性の小さな連鎖球菌の貪食像がみられる。

ポイント 形態より *Streptococcus anginosus* group ストレプトコッカス・アンギノーサスまたは *Micromonas micros* ミクロモナス・ミクロスなどが考えられる。検鏡でこのような小さな連鎖球菌の貪食像が多数みられる場合は，誤嚥の可能性と膿胸の有無などを考慮する。
培養では *M. micros* は嫌気性菌のため炭酸ガス培養では発育しないが，*S. anginosus* group は炭酸ガス培養でα，β，γいずれかの小さな集落を形成し独特のカラメル臭が特徴的である。

対応 *M. micros* は通常，耐性菌ではないため，嫌気培養は行わず，コメントで対応する。
推奨薬：CLDM，ABPC/SBT

呼吸器

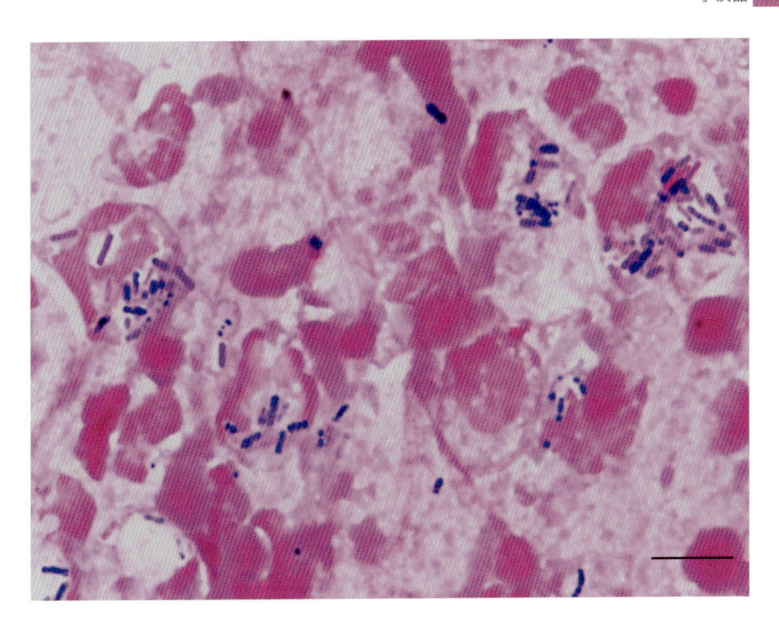

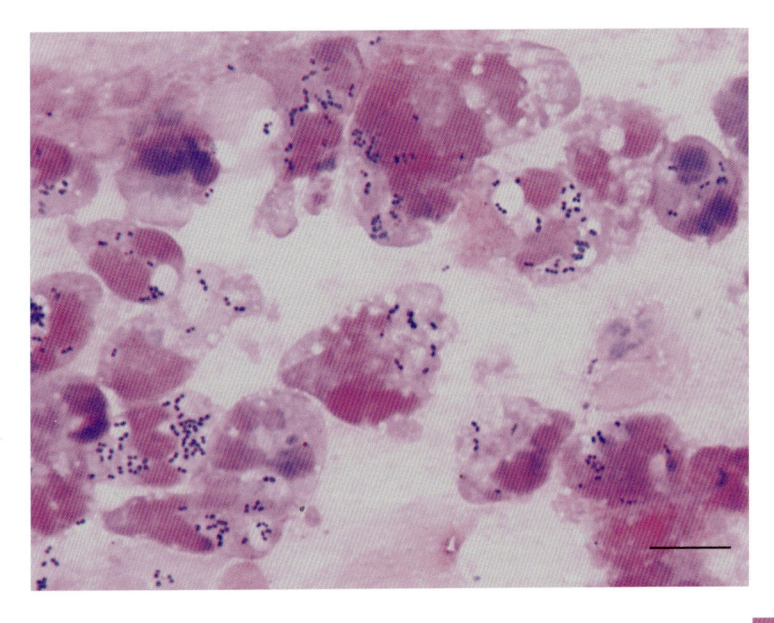

53 喀痰　　腸内細菌　推定

染　Geckler 5・グラム染色／B & M 法（1,000 倍）

所見　やや壊れかけた多核白血球とグラム陰性桿菌がみられる。慢性期の喀痰と推測できる。貪食像は認められない。

ポイント　核が不明瞭なので，採取条件が悪くなければ慢性炎症，または炎症の改善を示唆する。菌の形状からは大型で集塊形成しないグラム陰性桿菌が多くみられ，莢膜を認めないため，*K. pneumoniae* を除く *Escherichia coli* などの腸内細菌群の可能性がある。

対応
> 培養で菌数が 10^7 CFU/mL 以上の発育を認めた場合は病原性を考慮する。
> 推奨薬：第 2・3 世代セフェム薬，アミノグリコシド薬

54 喀痰　　抗菌薬投与中の腸内細菌　推定

染　Geckler 5・グラム染色／B & M 法（1,000 倍）

所見　空胞を伴った多核白血球と，菌の長さが不定形で一部膨化したグラム陰性桿菌を認める。

ポイント　色調や大きさから腸内細菌が疑われる。菌の膨化や伸長は β-ラクタム系抗菌薬投与による作用である。投与後数時間であれば投与中の抗菌薬の継続による菌消失が期待できる。

対応
> 推奨薬：現在投与抗菌薬の継続

呼吸器

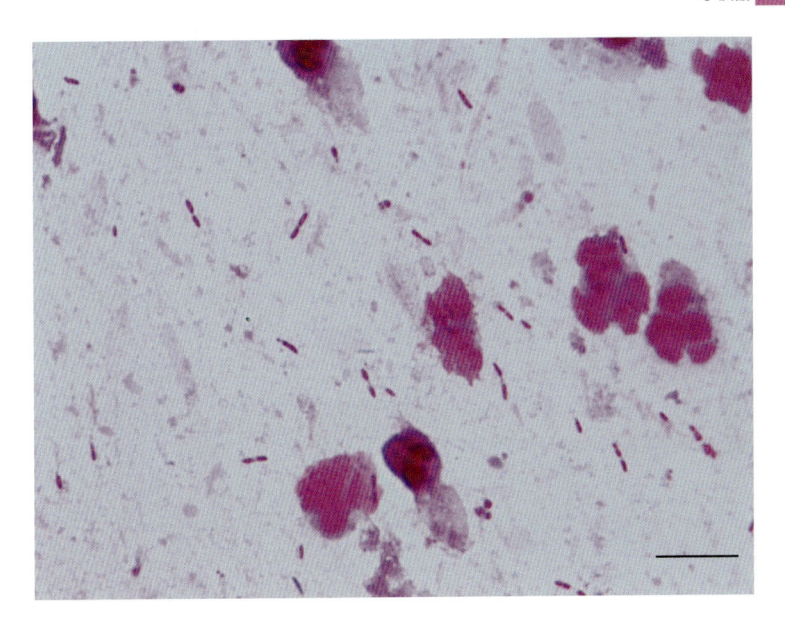

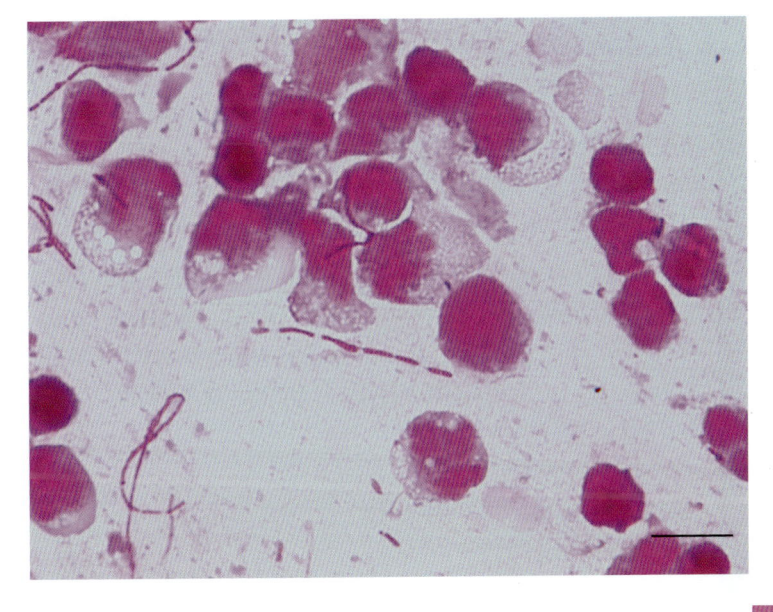

55 BALF　　　線毛上皮細胞のみ

染 気管支肺胞洗浄液・グラム染色／B & M 法（1,000 倍）

所見 線毛上皮細胞を多数認め，肺胞内からの検体である。菌は確認できない。

ポイント 線毛円柱上皮が多数確認されるので気管支炎または気管支肺炎を疑う。マイコプラズマ肺炎の可能性も考慮する。線毛は剥離しやすく，細胞周囲に脱落して細いグラム陰性桿菌（*Fusobacterium* 48 やスピロヘータ）と見間違える可能性もあるので，しっかりと確認する。
BALF の菌量は非常に少ないため，遠沈などで集菌してグラム染色を行い，全体を注意深く観察する。

56 喀痰　　　口腔内常在菌のみ（不適切検体）

染 Geckler 1・グラム染色／B & M 法（1,000 倍）

所見 扁平上皮細胞とグラム陽性球菌の *Streptococcus*（レンサ球菌）や *Staphylococcus* の集塊を認める。少数のグラム陰性桿菌や小型のグラム陽性桿菌が確認される。口腔内の常在菌と考えられる。

ポイント 大きい集塊状の *Staphylococcus* は扁平上皮に付着したものや標本上部（焦点を微調整する）に存在し，周囲にはグラム陰性桿菌や *Corynebacterium* と思われる小型のグラム陽性桿菌が多く確認できる。唾液混入に伴う口腔内常在菌が確認されるため，検査材料としては不適切で検体の再採取を検討する。

対応 炎症細胞を認めないため，下気道検体として不適である。主治医に相談して検体の再提出を求める。

呼吸器

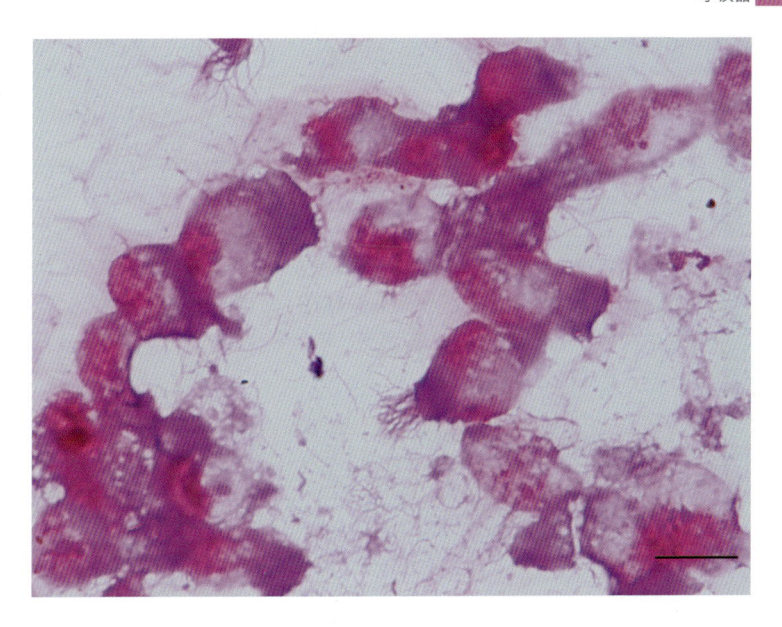

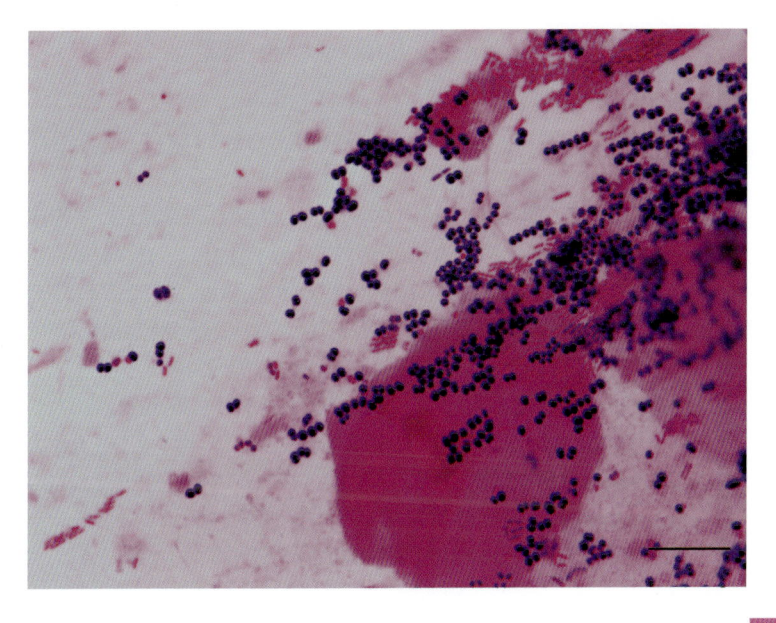

57 喀痰　　保存不適切検体

染　Geckler 1・グラム染色／B＆M法（1,000倍）

所見　扁平上皮細胞と集簇したブドウ状のグラム陽性桿菌とグラム陰性桿菌が認められる。

ポイント　多核白血球がなく扁平上皮細胞の集積があり，ブドウ球菌やグラム陰性桿菌が集塊状で付着しており口腔内常在菌の混入が考えられる。夜間に採取した喀痰を室温に放置後，朝に提出しており，保存によるコンタミネーションと考える。

対応　下気道検体として不適である。主治医に相談して検体の再提出を求める。

58 喀痰　　*Spirochete* その他 推定

染　Geckler 4・グラム染色／B＆M法（1,000倍）

所見　多核白血球を認め，大型のグラム陰性桿菌とらせん状のグラム陰性桿菌が確認される。

ポイント　ホームレス患者の緊急入院時の検体で，*Spirochete*（非病原性），多形態のグラム陰性桿菌などを認める。口腔内には常在菌として *Spirochete* が存在する。*Campylobacter* や *Helicobacter* もらせん桿菌であるが，それらと比べて菌が大きく細長く，らせん回数が多いので容易に鑑別はできる（91 133 134）。
Treponema pallidum もらせん桿菌だが，口腔内から検出されることは稀で形態も異なる。口腔内の不衛生によるものか，ワンサンアンギーナのような咽頭部潰瘍が示唆される。口腔スピロヘータは10菌種以上の報告があり，歯周疾患の原因菌のひとつとされる。喀痰や歯垢の採取直後であれば湿潤標本の暗視野顕微鏡下で特徴的な形態と運動性を確認できる。

呼吸器

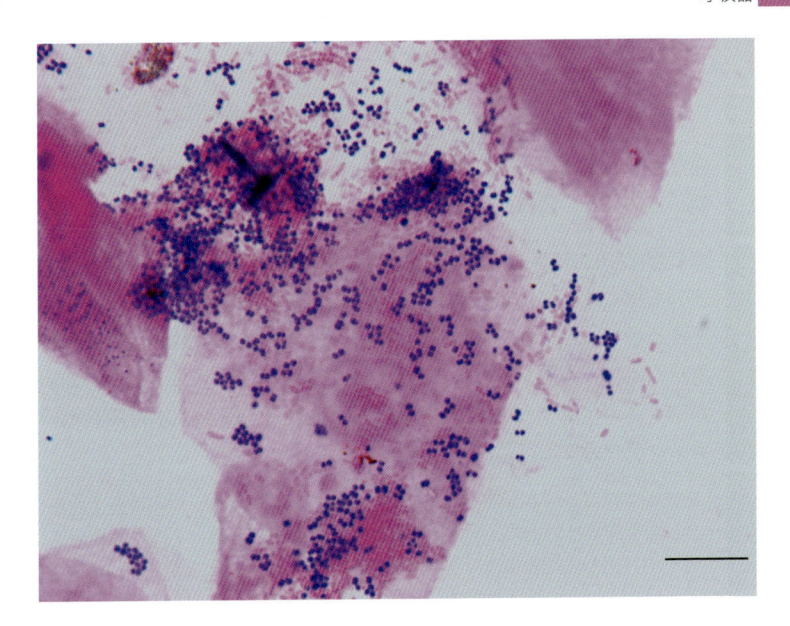

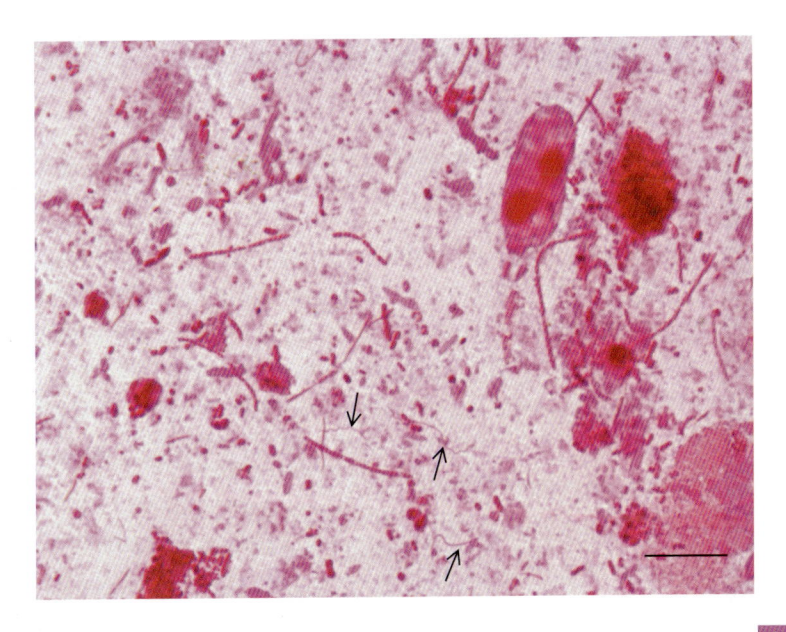

59 血痰　　　不良検体

染 Geckler 不明・グラム染色／B&M法（1,000倍）

所見 血痰を伴った検体で，多核白血球と赤く染まった無構造の赤血球が凝集してみえる。菌は認めない。

ポイント 喀痰提出時に血痰と喀血を区別する。無構造状の赤血球ゴーストは血痰の指標になるが，喀痰スメアを作製する前に外観で確認することができるので，しっかりと外観の性状を残しておくのがよい。血餅は検査材料として不適切であることをコメントするのは重要である。血痰が続くようであれば抗酸菌検査，細胞診検査，胸部X線検査などのチェックが必要となる。

対応 結核やアスペルギルス症などで血痰を伴うことがあるが，血痰は多くの場合，菌を認めないため，下気道検査の検体としては不適である。膿性の部分を取り出し生理食塩水で洗浄するか，主治医に再提出を求める。

60 喀痰　　　胃内容物の誤嚥 疑い

染 Geckler 6・グラム染色／フェイバーG法（1,000倍）

所見 グラム陽性桿菌，グラム陰性桿菌など多形態の菌が確認できる。赤く染まる無構造な物質がみられる。

ポイント 無構造状のものは固いような物質で，消化液が混じった食物残渣のように見える。口腔内細菌のような多菌種も多く認め，胃内容物の逆流性誤嚥の可能性がある。喀出痰ではたんなる食物残渣との鑑別が必要である。胃からの誤嚥かどうかは患者状態からの判断も必要である。食物残渣の場合は検体として不適切になり，培養でも優位な菌は確認できない場合が多く，染色所見は重要になる（47：唾液誤嚥，56 57：唾液混入）。

対応 主治医に連絡をとり，逆流性誤嚥の有無を問い合わせる。誤嚥の疑いがない場合は，喀痰としては不適切であるため，再提出を求める。

呼吸器

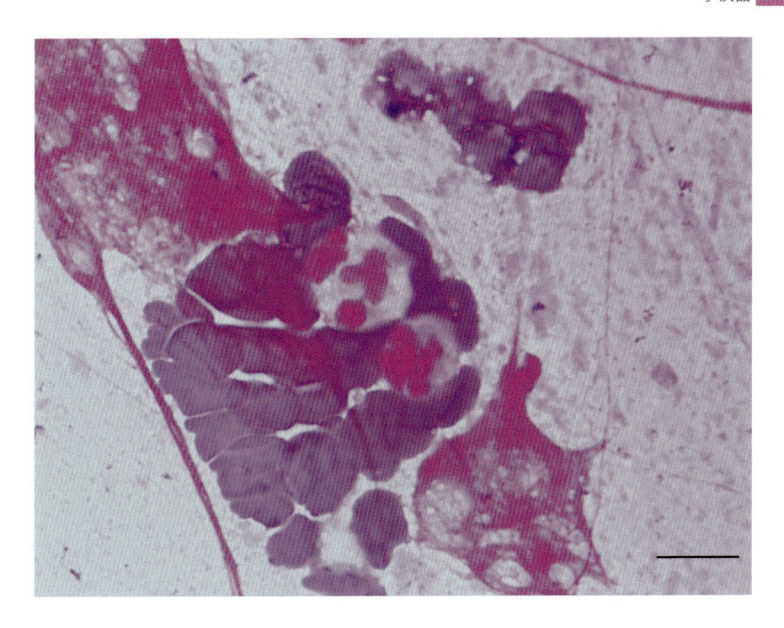

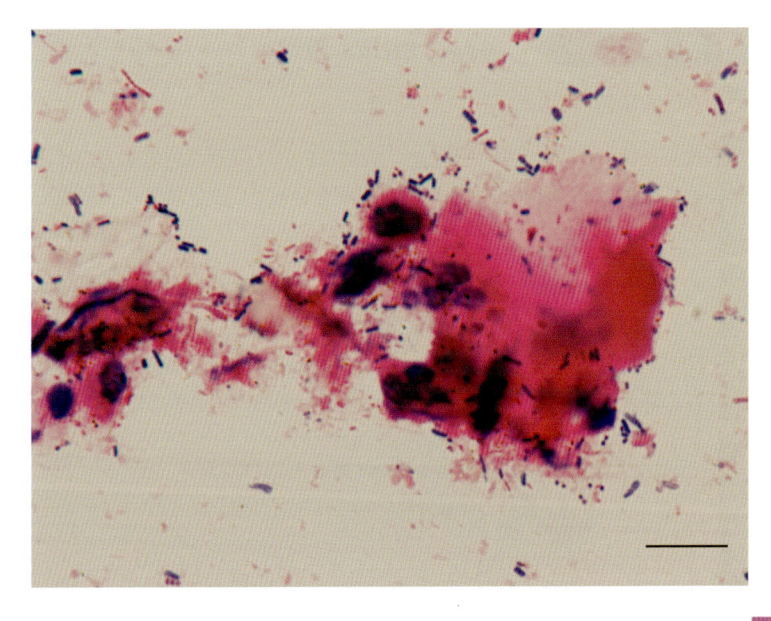

61 喀痰　　　　　*Candida* 推定

染 Geckler 3・グラム染色／B & M 法（1,000 倍）

所見 多核好中球と扁平上皮細胞に，楕円形の酵母とソーセージ状の仮性菌糸がみられる。楕円形の酵母様真菌で仮性菌糸が確認できるため，*Candida albicans* や *C. tropicalis* が考えられる。

ポイント 扁平上皮細胞に付着し，貪食像もなく，仮性菌糸の延伸が認められているので，喀痰の採取条件が悪い可能性がある。
Candida カンジダの増殖が考えられるが，感染の有無については不明である。カンジダ肺炎は稀であるため，舌苔などの表在性感染も考慮する。

対応
> サブロー・デキストロース培地，クロモアガーなどの真菌用分離培地を併用する。感染の有無を確認する。
> 推奨薬：（感染症と判断されれば）FLCZ，MCFG

62 血痰　　　　　*Aspergillus* 推定

染 グラム染色／B & M 法（1,000 倍）

所見 太く糸状に伸びた菌糸がみられ，先端部分が Y 字状に分岐している。赤く染まっているのは赤血球で，血痰を伴っていた。菌糸には隔壁も認め，*Aspergillus* アスペルギルスである。

ポイント *Aspergillus* は本来グラム陽性であるが，菌糸が陰性に染まることが多い。分岐が Y 字，または直角に観察されるのもこの菌の特徴である。菌の隔壁部分は角ばっており，仮性菌糸との鑑別は可能である。侵襲性の場合は重篤で病状の進行が早いため，直ちに主治医に報告する。

対応
> 侵襲性アスペルギルス症などを疑い，血中 β-D-グルカン，血清中のアスペルギルス抗原・抗体の測定を勧める。培養にサブロー・デキストロース培地などの真菌用分離培地を追加する。
> 推奨薬：AMPH-B，VRCZ

呼吸器

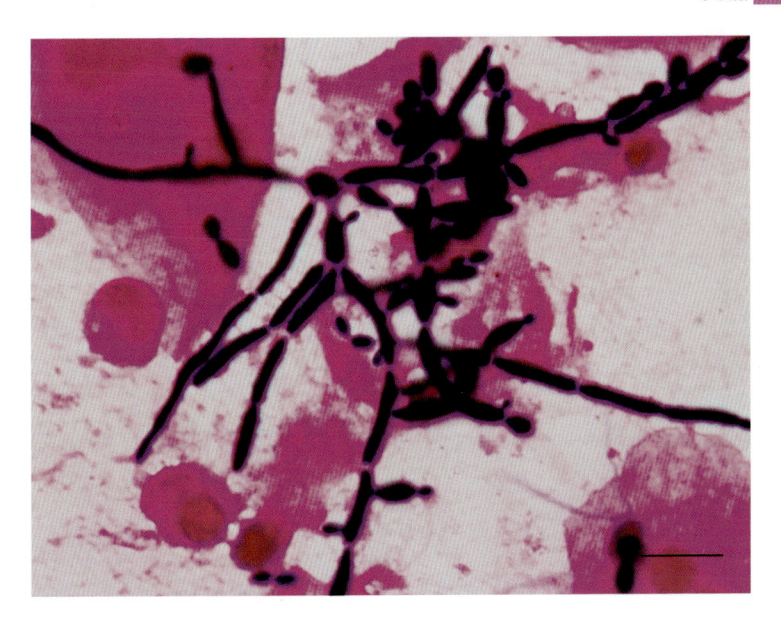

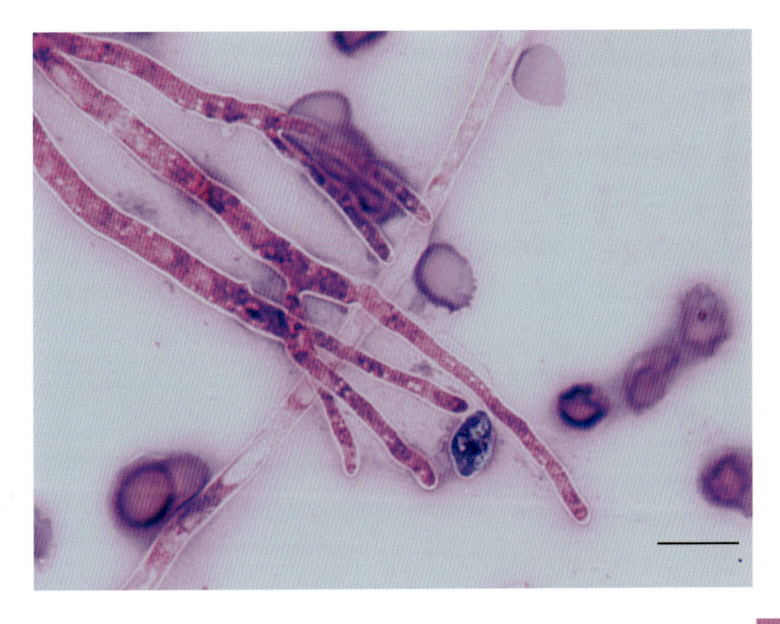

63 喀痰　　シャルコーライデン結晶

染　Geckler 6・グラム染色／フェイバー G 法（1,000 倍）

所見　中央に菱形八面体の結晶がみられる。細菌は認めない。

ポイント　70 歳外来患者の喀痰標本でシャルコーライデン結晶と考えられ，気管支喘息などのアレルギー疾患を疑う。ときに好酸球やリンパ球，クルシュマン螺旋体などとともにみられることがあるので，標本上で探す。この結晶は好酸球崩壊時に顆粒が溶解して結晶化したものと考えられ，大小さまざまなものがみられる。

対応　*Aspergillus* などのアレルギー性肺真菌症，寄生虫感染などの精査を勧める。

64 喀痰　　*Candida glabrata* 推定

染　Geckler 5・グラム染色／B & M 法（1,000 倍）

所見　多核白血球内に酵母を貪食した像がみられる。細菌は認めない。

ポイント　仮性菌糸を形成していないことから，*Candida glabrata* カンジダ・グラブラータが疑われる。カンジダ肺炎は稀であるが，貪食像が認められるため，感染を疑い画像診断および血中 β-D グルカンの測定を勧める。

対応　培養はサブロー・デキストロース培地，クロモアガーなどの真菌用分離培地を併用する。
推奨薬：FLCZ，ITCZ，MCFG，AMPH-B

呼吸器

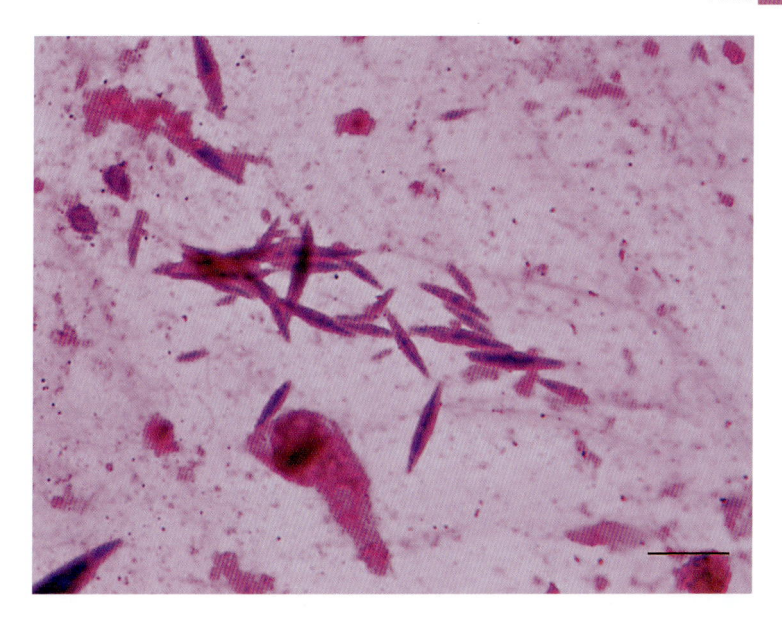

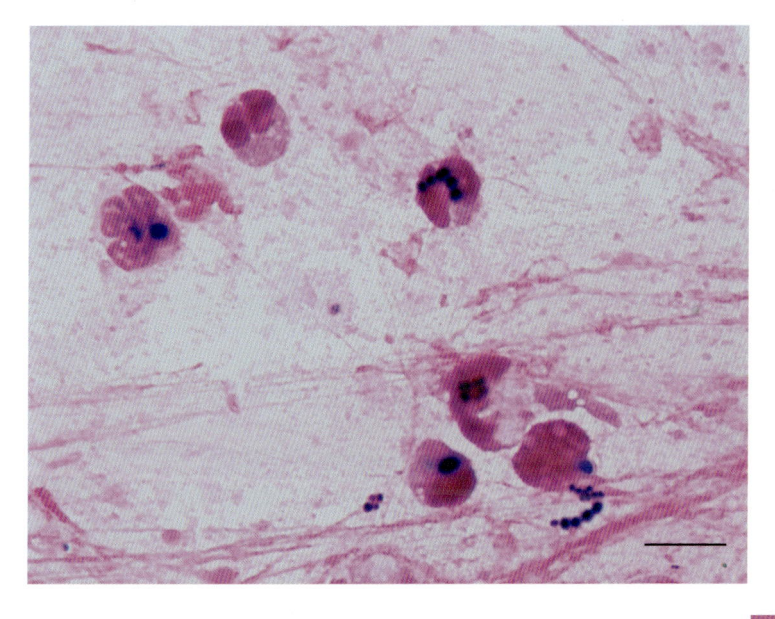

65 喀痰　　　　*Cryptococcus neoformans* 推定

染 Geckler 4・グラム染色／B＆M法（1,000倍）

所見 中央に円～楕円形で 5～8 μm の濃染した酵母と，二重リング状に抜けたものがみえる。ときに菌体が顆粒状に染まることもある。酵母の外側は莢膜であり，仮性菌糸は認められない。

ポイント 不染性の大型球菌で一部グラム陽性に染色されている。一部周囲に莢膜が観察され *Cryptococcus* クリプトコックスと推定できる。呼吸器材料から検出された場合は，髄液や血液と比べて，細胞間の糸引き現象も含め莢膜が明瞭に観察されないものが多い（27 28）。
Candida との鑑別も必要であるが，莢膜の存在が確認されると鑑別可能である（64）。墨汁染色をすると，莢膜が確認できることがある（66）。

対応 墨汁染色により確認する。培養には 2・3 日必要とし，培養集落では莢膜形成を認めないことが多い（炭酸ガス培養では莢膜形成を認めやすい）。
主治医に血清中のクリプトコックス抗原の実施を勧める。
推奨薬：AMPH-B ＋ 5-FC，FLCZ

66 喀痰　　　　*Cryptococcus neoformans* 確認

染 墨汁染色（400倍）

方法 スライドグラスに喀痰を 1 白金耳とり，墨汁を少量加えて混和後，カバーグラスを載せて，100～400 倍で鏡検する。墨汁が多いと真っ黒になるため注意する。

所見 墨汁をはじいた透明に抜けた莢膜のなかに酵母が確認できる。

対応 推奨薬：AMPH-B ＋ 5-FC，FLCZ

呼吸器

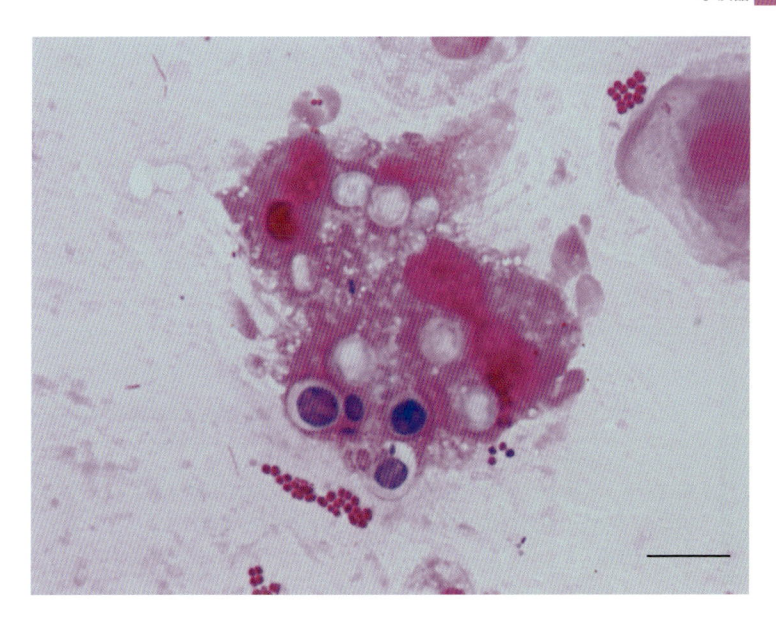

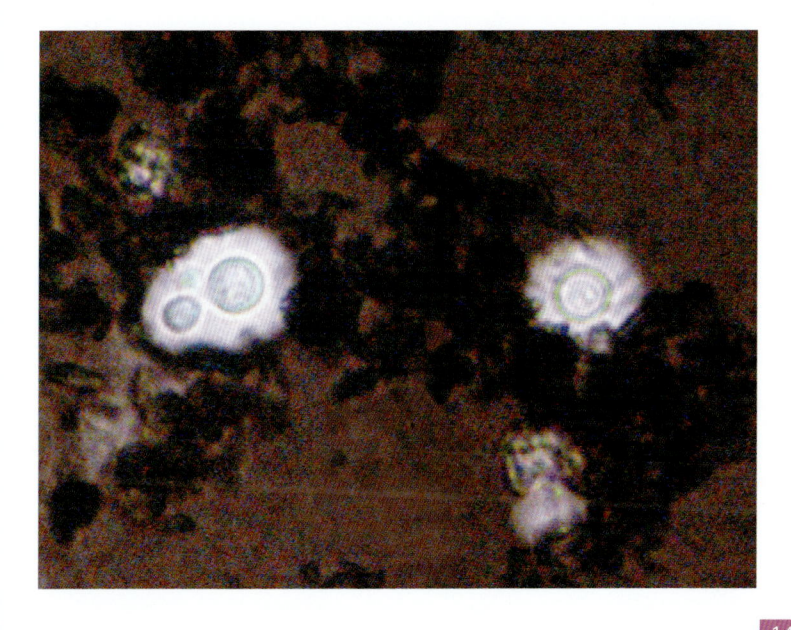

67 喀 痰　　　　*Mycobacterium tuberculosis* 疑い

染 Geckler 5・グラム染色／B＆M法（1,000倍）

所見 中央寄りの3時と8時方向に染色性の悪いグラム陽性桿菌が認められる。抗酸菌，*Mycobacterium tuberculosis*（結核菌）を疑う。

ポイント 抗酸菌はグラム陽性に染まる。染色性はガラス状で染色されなかったり，顆粒状に染まったり不定である。多核白血球がみられるのに他の一般細菌が確認されないことが多いのが，特徴である。*Mycobacterium kansaii*以外の*Mycobacterium*は菌の形状で菌種推定が難しいので，PCRの依頼をして*M. tuberculosis*かどうかを確認してもらう。

対応
チール・ネルセン染色を実施する（70）。
報告例：「不染性のグラム陽性桿菌が確認され抗酸菌を疑う」
推奨薬：結核の場合は抗結核薬，非結核性抗酸菌の場合はCAMを中心とした抗菌薬。

---

68 喀 痰　　　　*Nocardia* or *Actinomyces* 疑い

染 Geckler 5・グラム染色／B＆M法（1,000倍）

所見 多数の好中球集塊とともに，グラム陽性の分岐した糸状の菌を認める。*Nocardia*を疑う。

ポイント 細くて長い枝分かれした陽性桿菌が確認され，*Nocardia*や*Actinomyces*を疑う。類縁菌である*Tukamurella*や*Streptomyces*も同様に染まる。*Mycobacterium*と同じく多核白血球が多寡にも関わらず，一般細菌を含めてこれらの菌以外確認されることは少ない。
*Nocardia*は土壌中などの環境に生息し，ステロイド投与などの易感染患者に肺疾患として発症することが多い。発育が遅い菌のため，培養は延長して1週間まで行う。*Actinomyces*は嫌気培養が必要になる。

対応
鑑別のためにKinyoun（キニヨン）染色を行う。

呼吸器

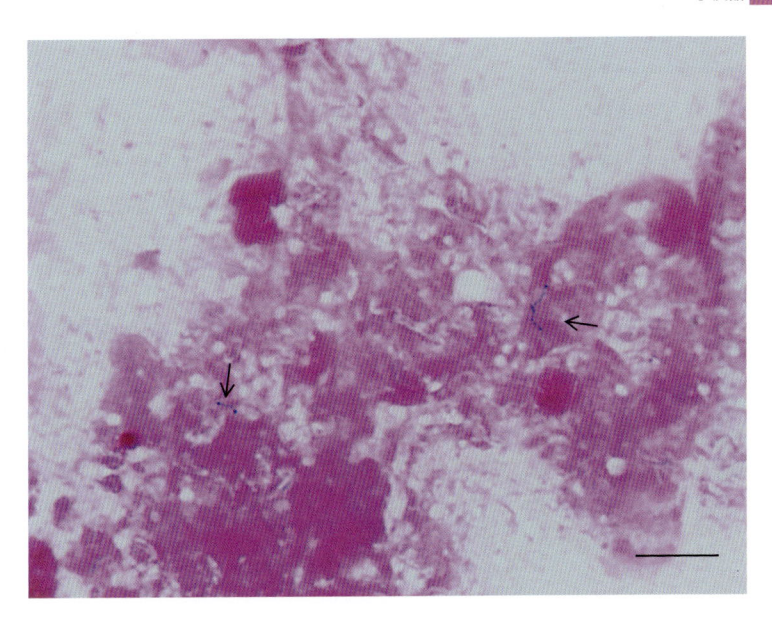

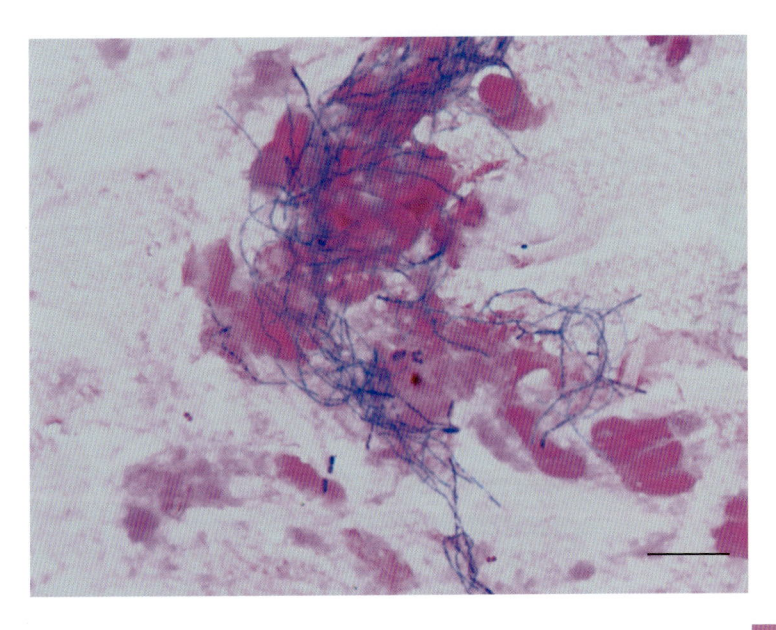

69 喀 痰　　*Nocardia* 確認

染 抗酸菌染色／Kinyoun（キニヨン）染色（1,000 倍）

所見 抗酸菌は Kiniyoun 染色で赤く染まる。*Nocardia* は菌体が赤く抗酸性に染まり，*Actinomyces*, *Corynebacterium* は脱色されて菌体が青く染まる。

ポイント チール・ネルセン染色をすると脱色されすぎて菌は青く染まる（70）。

対応
> 推奨薬：ST 合剤，IPM/CS＋AMK

70 喀 痰　　*Nocardia* 確認

染 抗酸菌染色／チール・ネルセン染色（1,000 倍）

所見 青く染まった糸状桿菌を認める。

ポイント Kiniyoun 染色で赤，チール・ネルセン染色で青く染まるので対比染色が重要になる。血液寒天培地を用いると 2〜5 日程度で発育が認められラフな集落になる。

呼吸器

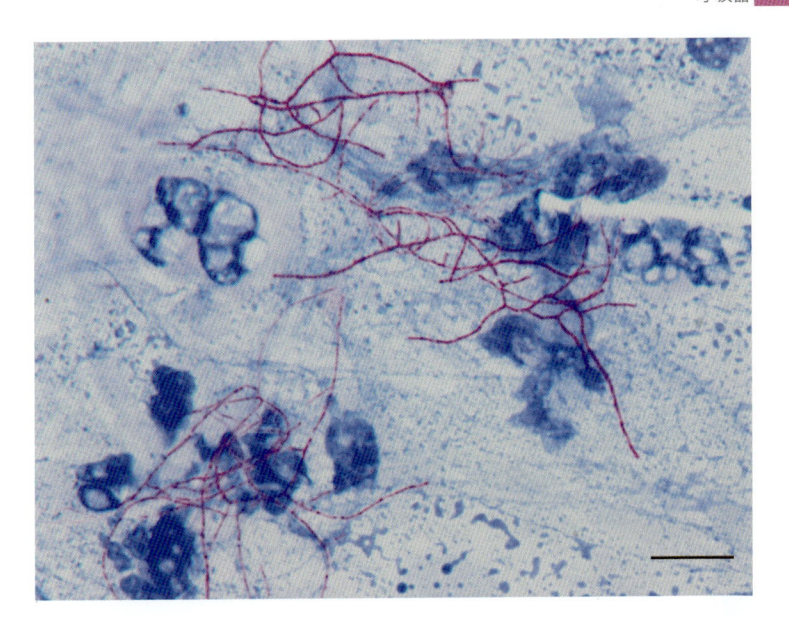

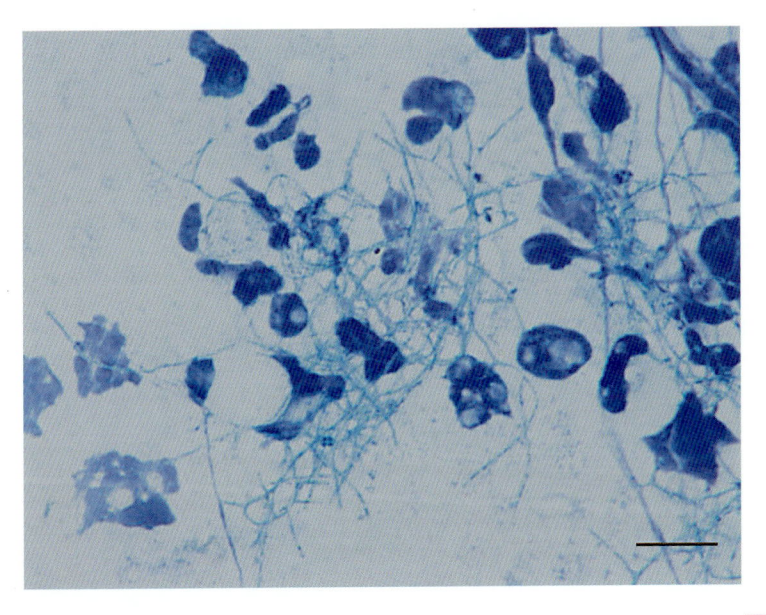

71 喀痰集菌後　　*Mycobacterium tuberculosis* 推定

染　抗酸菌染色／チール・ネルセン染色（1,000倍）

方法　スプータザイムで均質化後，3,000 rpm，20分間遠心により集菌処理をして染色した。

所見　全視野（300視野）を鏡検する。中央に赤く染まった桿菌を2個認める。

ポイント　抗酸菌塗抹は可能な限り集菌法で行い，−，±，1＋，2＋，3＋と報告する。ガフキー（G）号数の詳細な分類は意味がないため，現在は標記しない（p73）。

対応
直ちに抗酸菌1＋（1〜9/100視野：ガフキー2に相当）と報告する。*M. tuberculosis* と同定できないが，疑いがあるため患者の隔離をする。残った喀痰材料から *M. tuberculosis* のPCR法実施のためにオーダ依頼を求める。
推奨薬：抗結核薬3〜4剤併用［INH，RFP，SM（EB），PZA］

72 喀　痰　　*Mycobacterium tuberculosis* 推定

染　NaOH処理後／抗酸菌染色／チール・ネルセン染色（1,000倍）

方法　スプータザイムで均質化後，N-アセチル-L-システイン・NaOH（NALC）前処理後，3,000 rpm，20分間遠心により集菌処理をして染色した。

所見　中央付近の2カ所に赤い桿菌を認め，2＋であった。細胞は融解して確認できない。

ポイント　前処理検体の集菌塗抹は直接塗抹標本より検出率が上がるが，細胞は融解して確認できないためコントラストがなく，見にくくなるので注意する。

対応
直ちに抗酸菌2＋（≧10/100視野：ガフキー5に相当）と報告する。*M. tuberculosis* の疑いがあるため患者の隔離をする。残った喀痰材料から *M. tuberculosis* のPCR法のオーダ依頼を求める。

呼吸器

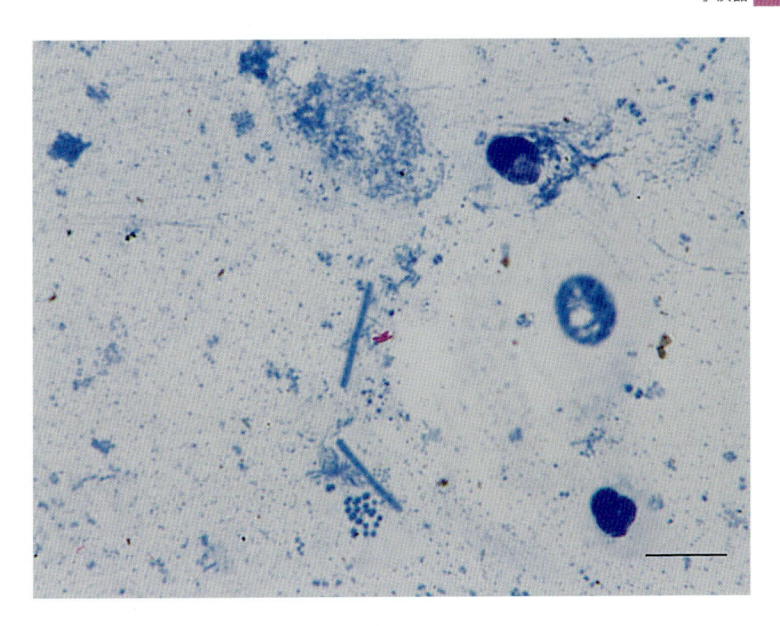

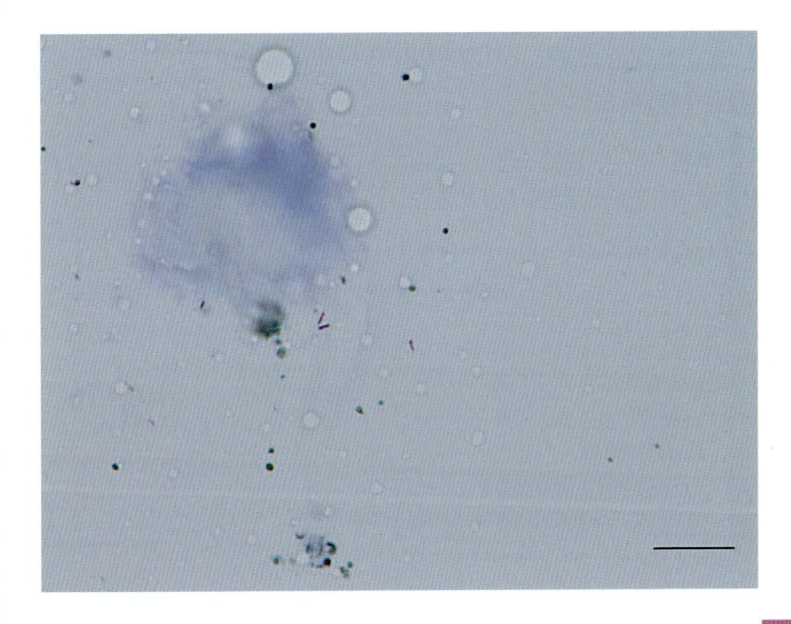

73 喀痰集菌後　　*Mycobacterium tuberculosis* 推定

染　抗酸菌染色／チール・ネルセン染色（1,000倍）

所見　喀痰を遠心・集菌処理して染色する。中央7時方向と，1時方向に赤い桿菌を認める。

ポイント　脱色によるテクニカルエラーがないことを確認する。菌種の同定はPCRを依頼してもらい*Mycobacterium tuberculosis*かどうか確認する。

対応　直ちに抗酸菌2+（≧10/100視野：ガフキー5に相当）と報告する。*M. tuberculosis*が否定されるまで個室管理をする。
推奨薬：抗結核薬3～4剤併用〔INH，RFP，SM（EB），PZA〕，非結核性抗酸菌の場合はCAM中心とした抗菌薬

74 喀痰集菌後　　*Mycobacterium tuberculosis* 推定

染　抗酸菌染色／チール・ネルセン染色（1,000倍）

所見　喀痰を遠心・集菌処理して染色する。標本全体にマクロファージに貪食された抗酸菌を多数認める。

ポイント　結核を疑う場合，前処理で残った検体から*M. tuberculosis*のPCR法を行うことが必要となるため，至急に主治医へ実施のオーダ依頼を求める。

対応　直ちに3+（≧10/1視野：ガフキー9）と報告する。PCR法などで*M. tuberculosis*が否定されるまでは，塗抹陽性時は必ず患者を個室（できれば陰圧個室）に移動して，*M. tuberculosis*か否かの結果を待つ。*M. tuberculosis*陽性が確認されれば，Infection control teamと主治医に連絡し，主治医から保健所への届出を要請する。

呼吸器

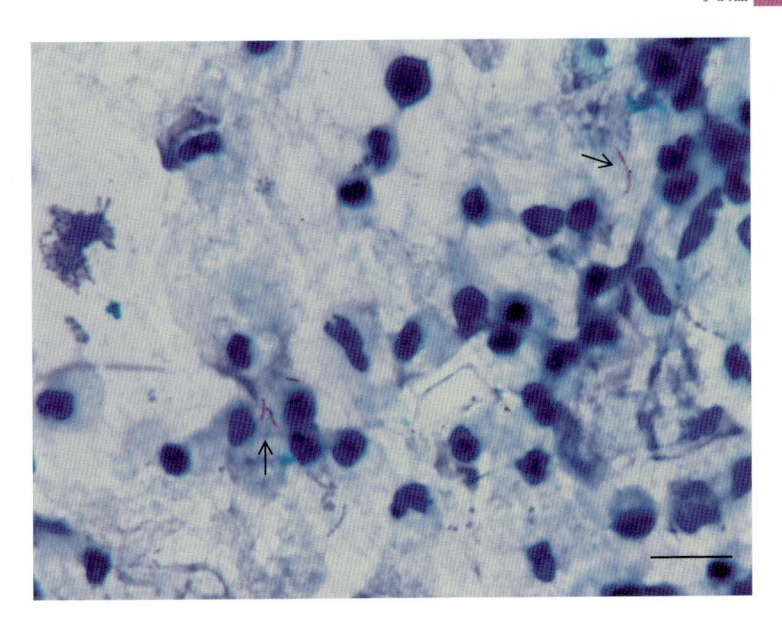

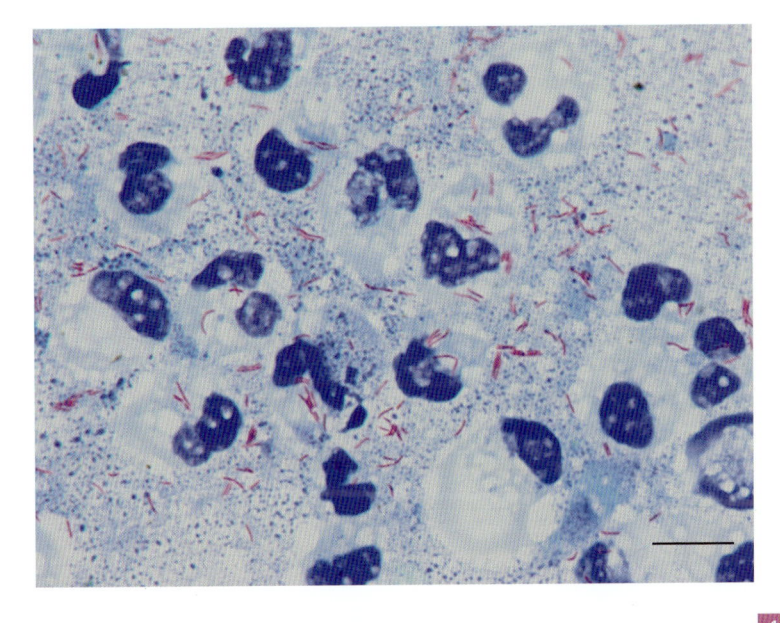

75 喀痰集菌後　　抗酸菌 疑い

染 抗酸菌染色／チール・ネルセン染色（1,000倍）

所見 標本が厚い部分の鏡検で，中央に赤い桿菌の抗酸菌が疑われる。

ポイント 全視野を見て明らかな抗酸菌が確認できない場合は±（1〜4/全視野：ガフキー1で喀痰1 mL中に7,000個程度）と報告し再検査を依頼する。特に *M. tuberculosis* を疑う場合は日を分けて複数回（できれば3日連続）喀痰採取を行うのが望ましい。

対応 標本の薄い部分で抗酸菌を確認する，もしくは染色標本を作り直し染色して確認する。

76 喀痰集菌後　　再検を要する例

染 抗酸菌染色／チール・ネルセン染色（1,000倍）

所見 全体に赤い色素（フクシン液）が残っており，脱色不十分と考えられる。やや赤く濃染した部分にある桿菌が確認できるが抗酸菌と判定はできない。

ポイント 抗酸菌以外にも *Corynebacterium* コリネバクテリウムなどのミコール酸を含む菌種では脱色が不十分な場合に判定が困難になる。

対応 標本を作り直し，抗酸菌染色のやり直しを行う。

呼吸器

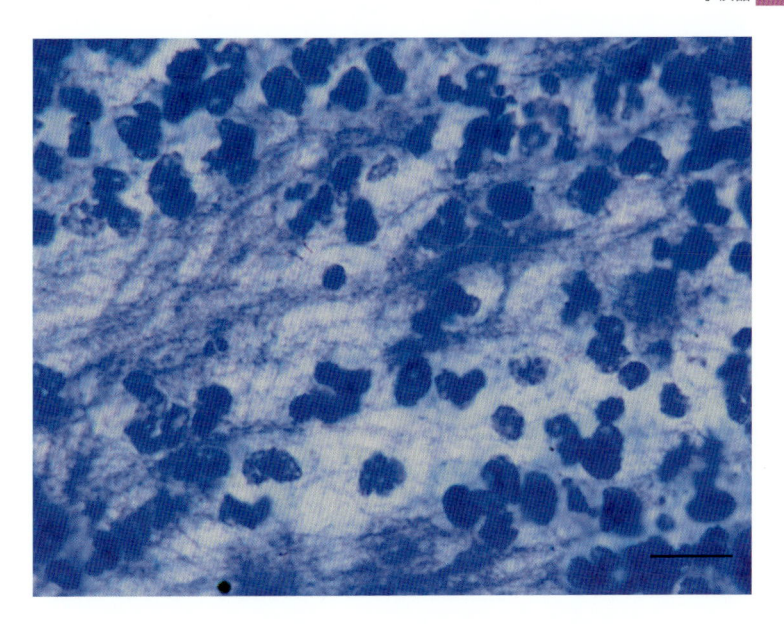

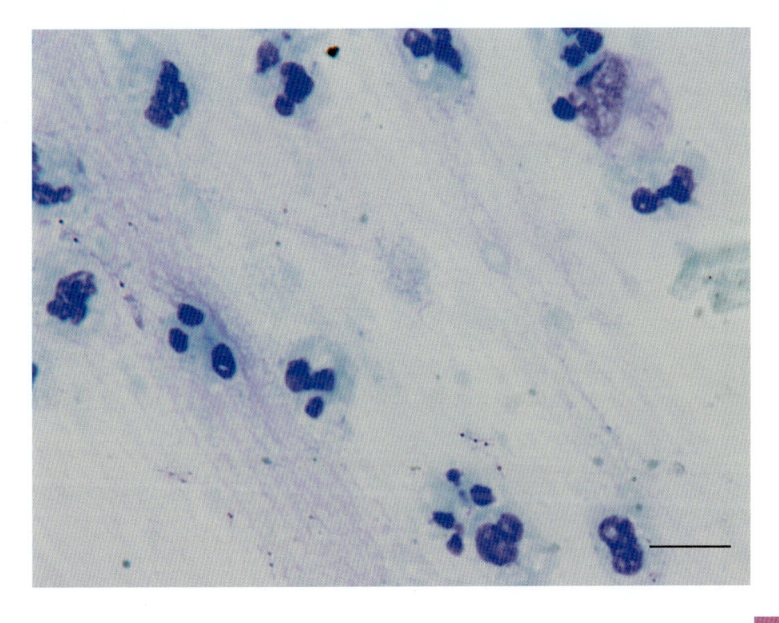

77 喀痰集菌後 　　*Aspergillus* 推定

染 抗酸菌染色／チール・ネルセン染色（1,000倍）

所見 太く糸状に伸びた菌糸がみられる。菌糸には隔壁も認め，先端部分がY字状に分岐している。

ポイント 喀痰から検出される真菌は分生子を認めることは通常ない。先端部がY字状に分岐しているのはアスペルギルスの特徴である。抗酸菌染色でもときどき認めることがあるので，見逃さないようにする。

対応
> 侵襲性アスペルギルス症などを疑い，血中β-D-グルカン，血清中のアスペルギルス抗原・抗体検査を実施する。
> 推奨薬：ITCZ，MCFG，AMPH-B

78 BALF 　　*Legionella* 疑い

染 気管支肺胞洗浄液／ヒメネス染色（1,000倍）

所見 標本全体と中央のマクロファージに貪食された赤く染まった桿菌がみえる。

ポイント *Legionella*は材料からのグラム染色では確認できないので，必ずヒメネス染色と併用する。*Legionella*はグラム染色で難染色性を示し，陰性桿菌と確認できないことが多い。ヒメネス染色は*Legionella*に特異性のある染色ではなく，*Legionella*以外でも同様に染色されるため，鑑別が難しい場合もある。白血球の細胞質に集積したものがあれば，可能性は高くなる。

対応
> 尿中レジオネラ抗原の依頼を要請する。ただし尿中レジオネラ抗原が陰性でも*Legionella*は否定できないため，BCYα培地などの培養も行う。
> 推奨薬：マクロライド薬＋RFP，MINO，フルオロキノロン薬

呼吸器

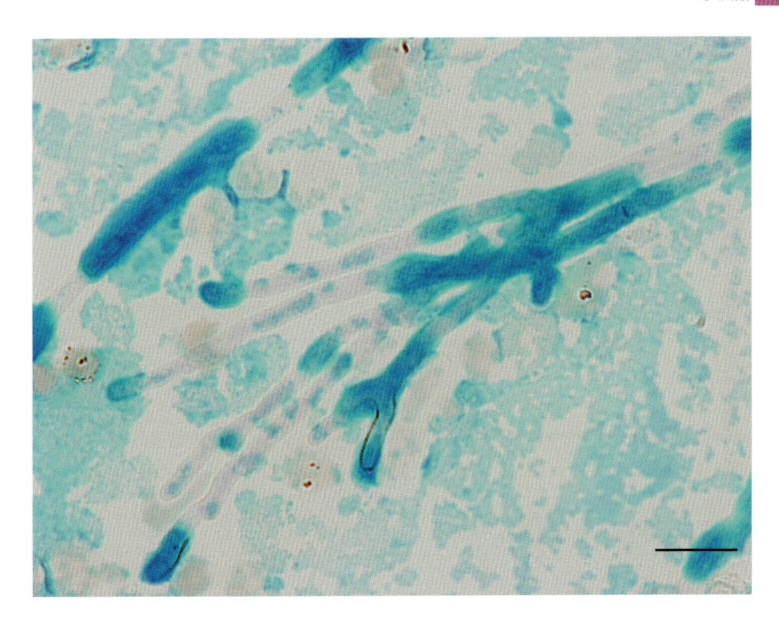

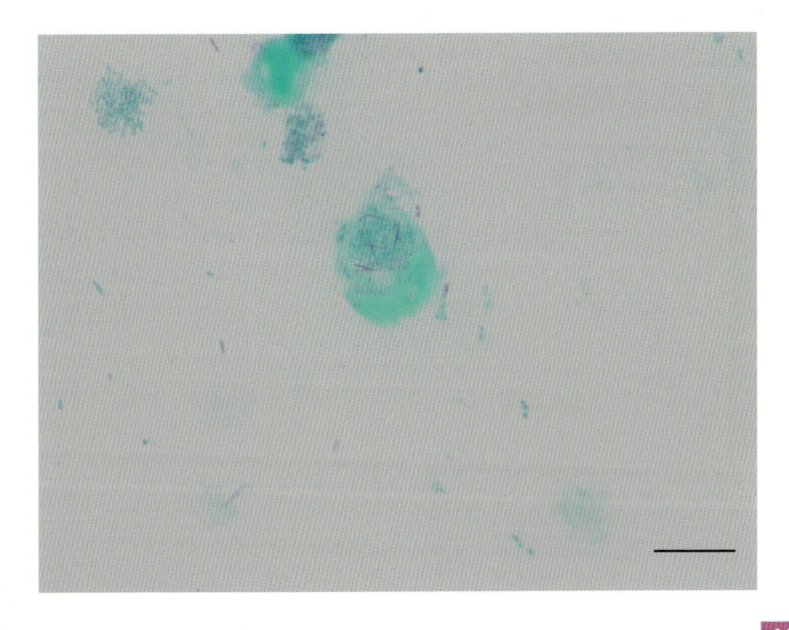

79 咽頭粘液 — *Streptococcus* 病原性不明

染 グラム染色／B & M 法（1,000 倍）

所見 扁平上皮細胞とグラム陽性レンサ球菌がみえる。A 群溶血性レンサ球菌感染による咽頭炎を疑っているが，塗抹標本では判別不能であり，咽頭粘液における塗抹の意味は低い。

ポイント 咽頭は上気道であり，咽頭粘液による培養は肺炎の指標にはならない。咽頭粘液のグラム染色は原則的には不要である。

対応 A 群溶血性レンサ球菌迅速キットの検査を要請する。または培養成績を待つ。

80 咽頭粘液 — *Neisseria* 病原性不明

染 髄膜炎菌性菌血症患者／グラム染色／B & M 法（1,000 倍）

所見 扁平上皮細胞とグラム陰性双球菌の菌塊を認める。*Neisseria* ナイセリアが考えられるが病原性については不明である。咽頭培養で *N. meningitidis*（髄膜炎菌）や *N. gonorrhoeae*（淋菌）の検出目的で採取されることがあるが，非病原性 *Neisseria* も多く検出があり，塗抹染色の意義は低い。本件では培養で *N. meningitidis* を同定した。

対応 培養後の発育した集落性状により病原性・同定を決める。

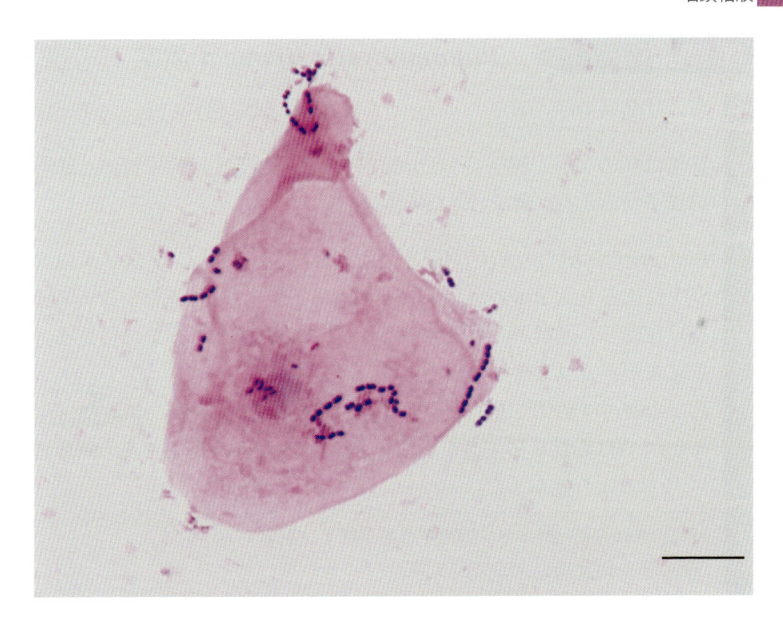

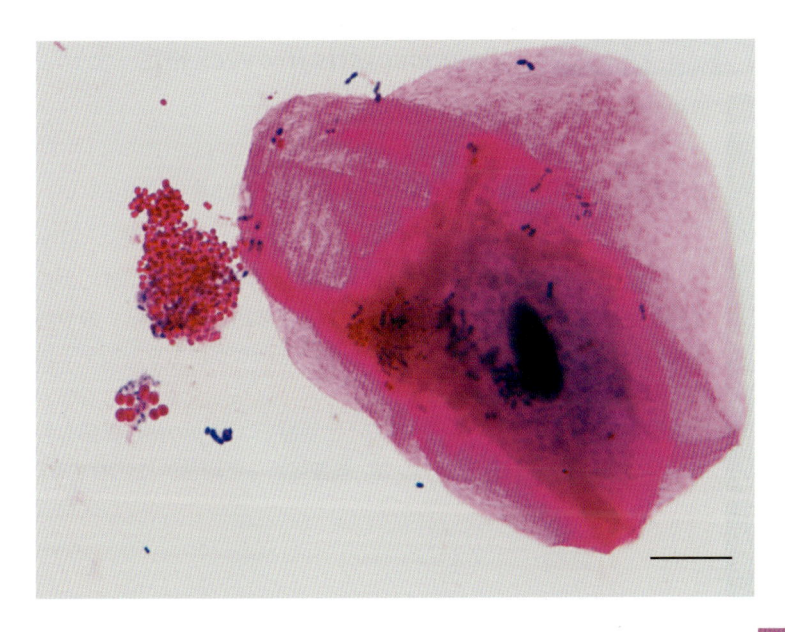

咽頭粘液

81 肺組織スタンプ　　*Pneumocystis jiroveci* 推定

染 ギムザ簡易染色／ディフ・クィック染色（1,000 倍）

所見 細菌は認めない。直径 5〜8 μm の外形が少し不定形の栄養体と球形の嚢子がみえる。濃染した核を認める。

ポイント *Pneumocystis jiroveci*（旧 *P. carinii*）ニューモシスチス・イロベジーによる Pneumocystis Pneumonia（PCP，ニューモシスチス肺炎）を疑う。通常ギムザ染色で行うが，本法は数分と迅速に行える。現在まだ培養はできない。
P. jiroveci は菌体に β-D-グルカンをもち，現在は真菌に分類される。
P. carinii は動物を宿主とする菌種名になり，ヒトを宿主とする菌種名は *P. jiroveci* となった。

対応
PCP では β-D-グルカンの測定意義が高く，測定を要請する。
推奨薬：ST 合剤，ペンタミジン

82 肺組織スタンプ　　*Pneumocystis jiroveci* 推定

染 渡銀染色／グロコット染色（400 倍）

所見 多くの黒く染まっている嚢子壁がみえる。嚢子内小体は染まらない。

ポイント AIDS 関連日和見感染，ステロイド・免疫抑制剤の長期使用等による免疫不全が要因になる。確定診断には気管支肺胞洗浄（BAL）液や肺組織のギムザ（またはディフ・クィック）染色やグロコット染色で検出する。
PCR は高感度で有用であるが，免疫不全状態では *P. jiroveci* 保菌も考慮する必要があり β-D-グルカン値，画像診断など総合的に判断する。

対応
推奨薬：ST 合剤，ペンタミジン

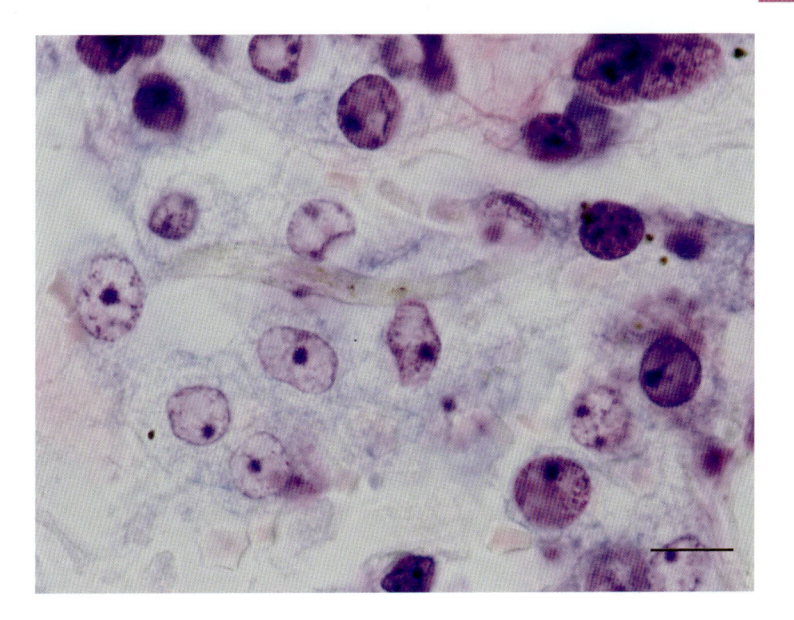

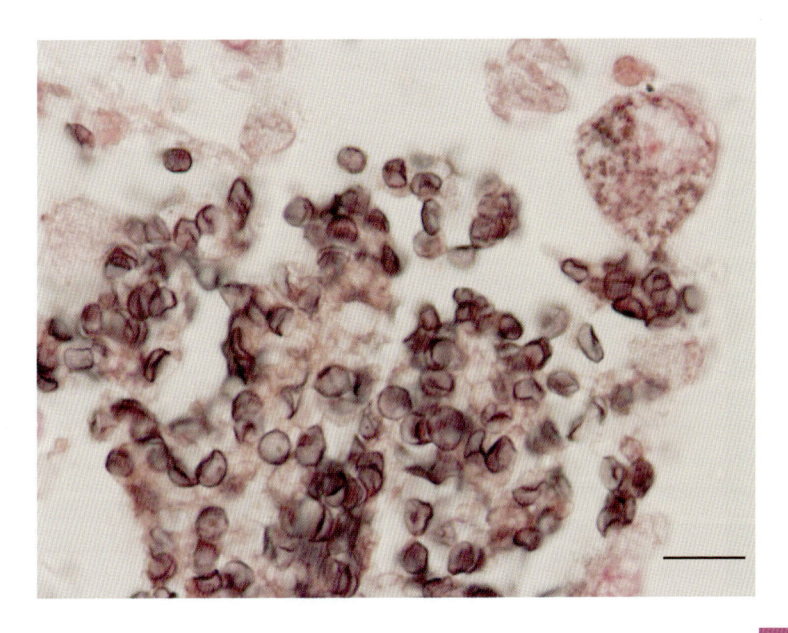

肺組織スタンプ

83 胸 水　　MRSA 疑い

染：グラム染色／B & M 法（1,000 倍）

所見：多核白血球と 9 時の方向にグラム陽性球菌がみられる。

ポイント：形態からレンサ球菌かブドウ球菌かの区別は難しいが，菌体が球状で染色性がよいことからブドウ球菌の可能性が高い。
レンサ球菌はやや楕円形である。

対応：
患者履歴の検索をすると長期入院であった。嫌気性菌の可能性を考えての嫌気培養や複数菌感染を視野に入れた増菌培養も必要である。また MRSA を強く疑う場合は MRSA スクリーニング培地を用いる。
推奨薬：抗 MRSA 薬（VCM, ABK, TEIC, LZD, DPT）

84 腹 水　　腸内細菌 推定

染：グラム染色／B & M 法（1,000 倍）

所見：好中球と多数のやや太く縦に分裂したグラム陰性桿菌を認める。

ポイント：腹腔には少量の腹水があり，リンパ球やマクロファージもわずかに存在する。炎症の進展とともに好中球が遊走してくる。腸管からの bacterial translocation による腸内細菌が疑われる。

対応：
腹腔内感染では腸管常在性の腸内細菌以外に嫌気性菌，腸球菌などの複数菌感染の可能性も考えて培養する。
E. coli（大腸菌）などの腸内細菌を疑うことを連絡し，主治医から患者情報を入手して培養・同定の参考にする。
推奨薬：第 2・3 世代セフェム薬

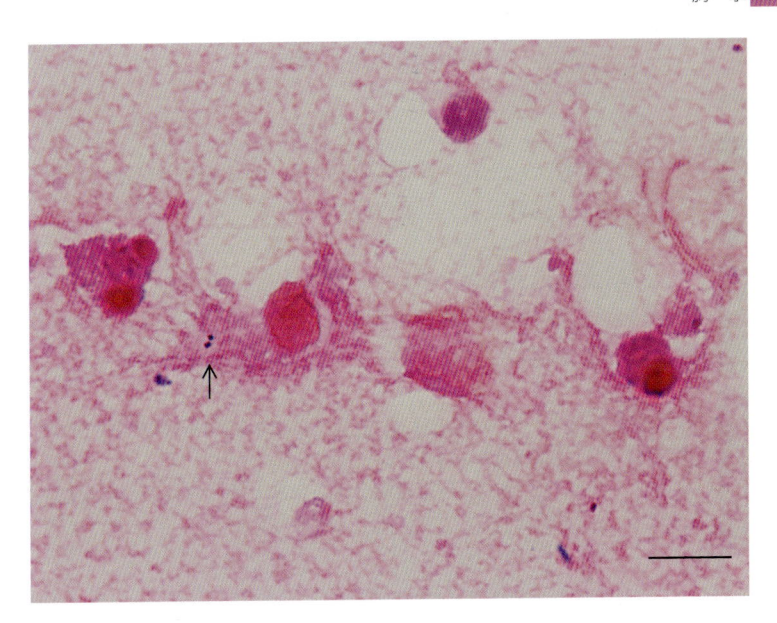

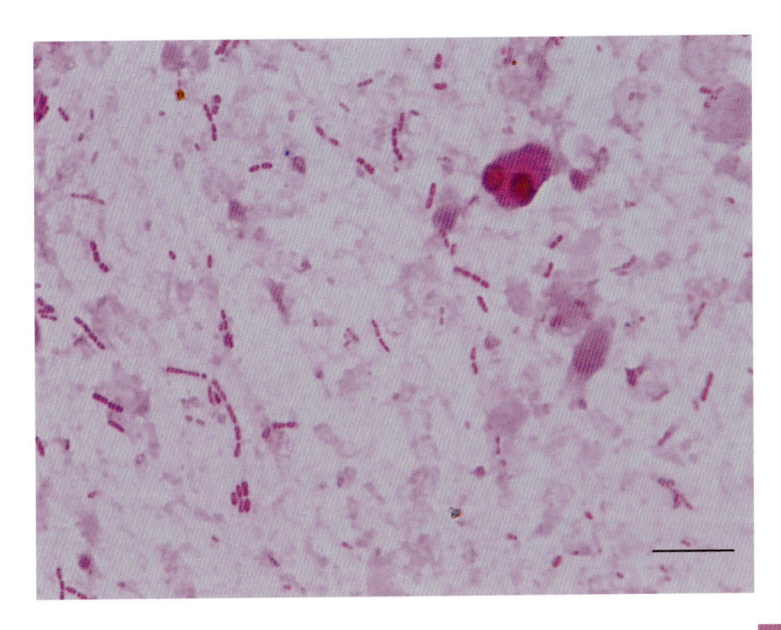

胸水

85 腹水　　Bacteroides 疑い

染 グラム染色／ハッカー変法（1,000 倍）

所見 グラム陰性桿菌大小不同の多形性を認める。炎症細胞である好中球が多数確認され，急性腹膜炎が疑われる。

ポイント グラム陰性桿菌は多形性を示しているため Bacteroides バクテロイデスを疑う。Bacteroides は染色体性に β-ラクタマーゼを産生するので，使用抗菌薬に注意が必要になる。

対応 嫌気性菌を疑うため，好気培養に併せてブルセラ HK 寒天培地や BBE 寒天培地による嫌気培養を実施する。
推奨薬：β-ラクタマーゼ阻害薬配合ペニシリン薬，カルバペネム薬，CLDM

86 腹水　　腸内細菌＋Bacteroides 疑い

染 グラム染色／B & M 法（1,000 倍）

所見 多核白血球を多数認め急性炎症が疑われる。大小不同のグラム陰性桿菌と，大きく変形した陰性の桿菌など多形性を認める。

ポイント 腸内細菌と Bacteroides バクテロイデスなどの複数菌感染が疑われる。

対応 通性好気性菌などとの混合感染を考え，通常の培養培地にマッコンキー寒天培地，ブルセラ HK 寒天培地や BBE 寒天培地による嫌気培養を併せて行う。
推奨薬：β-ラクタマーゼ阻害薬配合ペニシリン薬，カルバペネム薬，CLDM

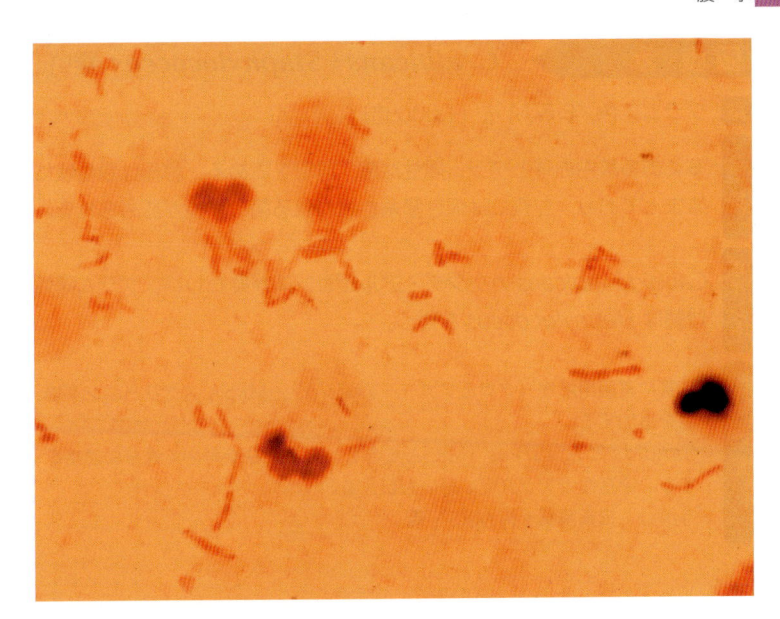

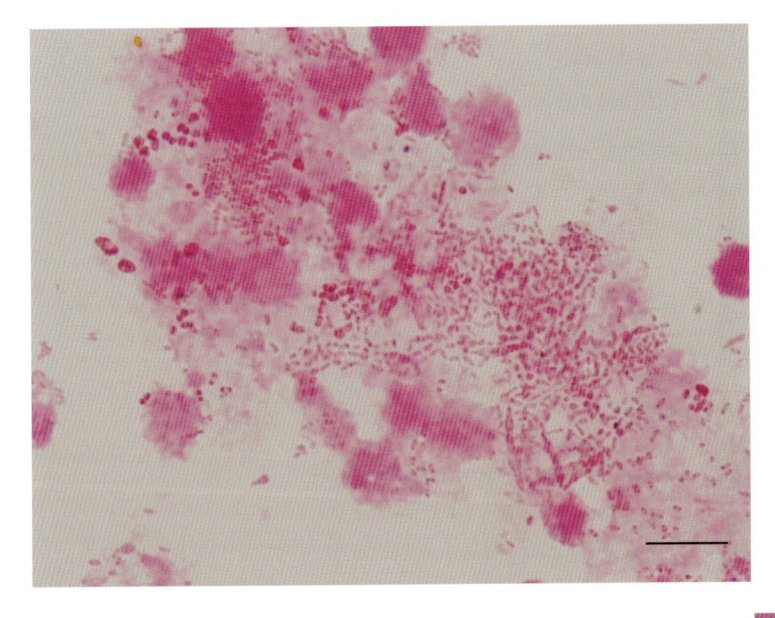

腹 水

87 腹　水　▶ *C. albicans* ＋ *Staphylococcus* 疑い

染 グラム染色／B＆M法（1,000倍）

所見 多くの多核白血球とグラム陽性球菌，酵母を認める。酵母は顆粒状に染まっており，左側には仮性菌糸と思われる菌の伸長が認められる。

ポイント *Candida albicans* カンジダ・アルビカンスが疑わしい。グラム陽性球菌は *Staphylococcus* を疑う。

対応
培養に真菌用培地（クロモアガー・カンジダ），MRSAスクリーニング培地を追加する。
Candida と *S. aureus*（MRSAを含む）の可能性を考えて直ちに連絡をする。深在性カンジダ症の疑いも伝える。
推奨薬：抗真菌薬＋抗MRSA薬

---

88 肝膿瘍　▶ *E. coli* ＋嫌気性菌　推定

染 グラム染色／B＆M法（1,000倍）

所見 多核白血球と染色性のよい均一なグラム陰性で辺縁が丸みを帯びた小桿菌が確認される。
腸内細菌を推定し，*E. coli*（大腸菌）を疑う。

ポイント *E. coli* と嫌気性菌である *Bacteroides* バクテロイデスの複合感染の場合は重篤になりやすく，嫌気性培養も併せて必ず実施する。

対応
肝膿瘍は *E. coli* などの腸内細菌による感染の可能性を連絡する。一次感染症がよくみられ，耐性菌でないことが多いが，膿瘍部分には抗菌薬が移行しがたいことや，肝膿瘍は抗菌薬の投与の他に，排膿などの外科的処置が必要であることを伝える。
推奨薬：SBT/CPZ，カルバペネム薬，CLDM，第3世代セフェム薬

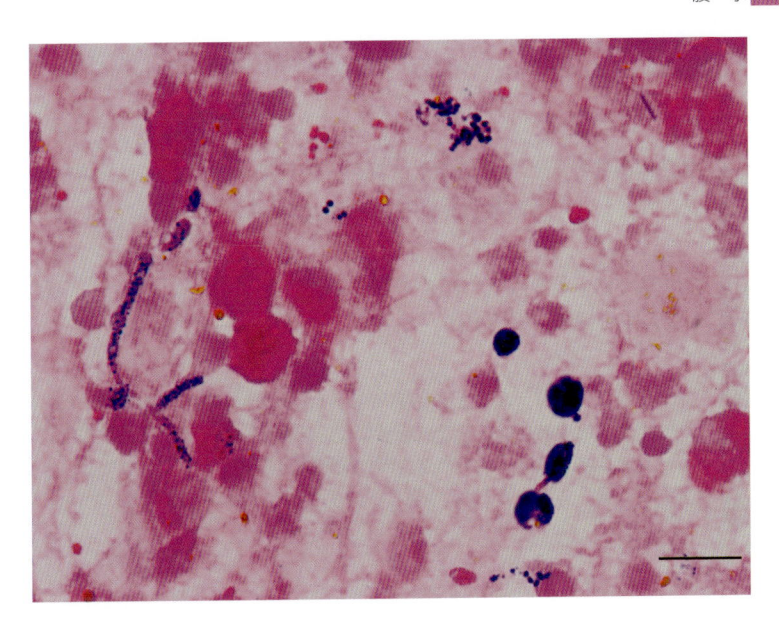

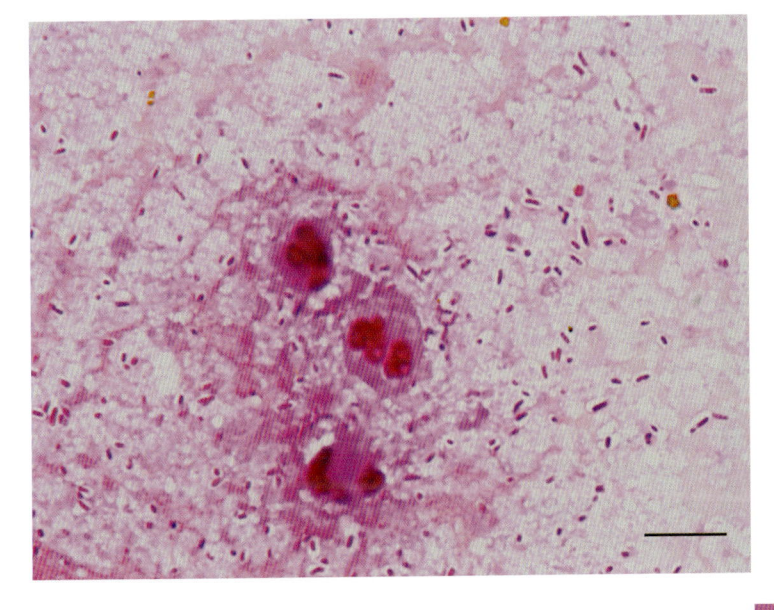

腹　水

89 腹腔ドレーン排液 　*C. albicans* + *E. coli* 推定

染 グラム染色／B & M 法（1,000 倍）

所見 腹腔内容物と思われる残渣と一緒に，中央にやや太いグラム陽性のソーセージ状の仮性菌糸の菌体と，グラム陰性の桿菌が認められる。

ポイント ソーセージ状のものは *Candida albicans* カンジダ・アルビカンスであり，陰性桿菌は腸内細菌の *E. coli*（大腸菌）を疑う。

対応 通常培養以外にグラム陰性桿菌選択培地（マッコンキー寒天培地など）や真菌用選択培地（クロモアガー培地など）を追加して培養する。開放性ドレーンであり菌量は不明である。また嫌気性菌を検出することは難しい。
推奨薬：第 2・3 世代セフェム薬，セファマイシン薬＋抗真菌薬

90 腹腔ドレーン排液 　*Enterobacter* + *C. albicans*

染 グラム染色／B & M 法（1,000 倍）

所見 やや壊れかけた多核白血球が集積し，背景に短径の太いグラム陰性桿菌，楕円形の酵母，ややうすく抜けた仮性菌糸がみえる。

ポイント グラム陰性桿菌は消化管の存在する細菌叢に由来した腸内細菌で，酵母は仮性菌糸を認め *Candida* の感染が考えられる。*Enterobacter aerogenes* エンテロバクター・アエロゲネスと *C. albicans* が検出された。

対応 通常培養以外にマッコンキー寒天培地や真菌用クロモアガー培地を追加して培養する。開放性ドレーンであり菌量は不明である。また嫌気性菌を検出することは難しい。
推奨薬：第 2・3 世代セフェム薬，セファマイシン薬＋抗真菌薬

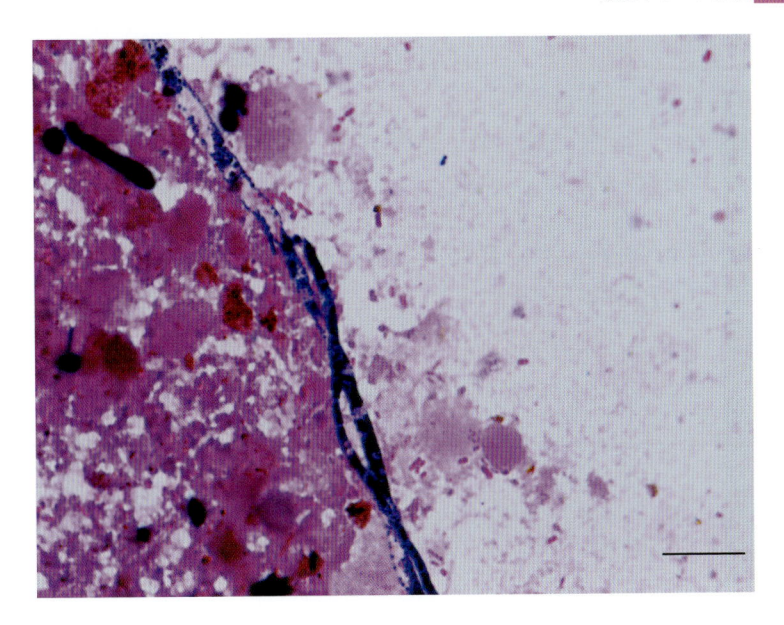

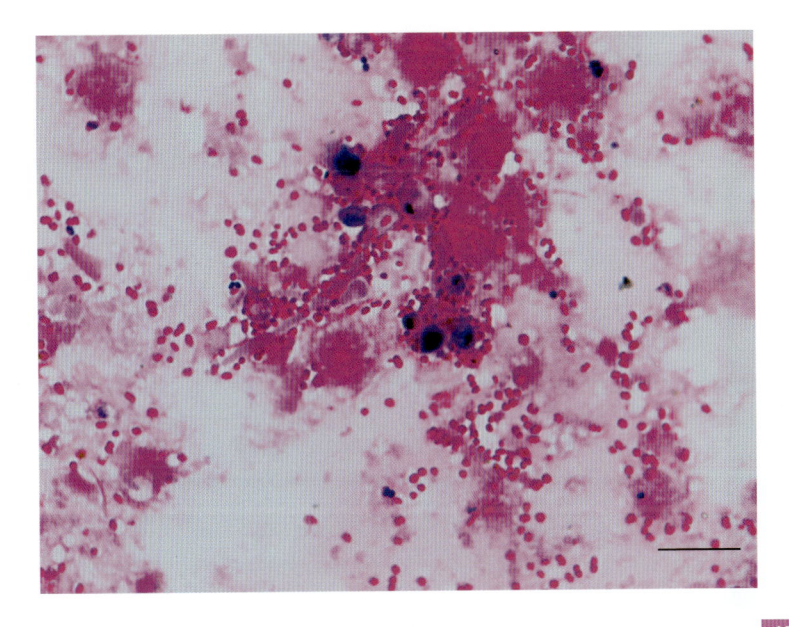

腹腔ドレーン排液

91 関節液 ▶ *Campylobacter* 推定

染 半流動寒天培地／グラム染色／B＆M法（1,000倍）

所見 壊れた白血球の周囲にやや染色性が弱いS字，カモメ状の連なったらせん菌がみえる。
Campylobacter キャンピロバクターが疑われるが *C. jejunii* キャンピロバクター・ジェジュニ，*C. fetus* キャンピロバクター・フィタスなどの菌種は判別できない。

対応 血液寒天培地による好気および微好気培養を行う。微好気培養は *Campylobacter* の同定のため35℃と42℃も併用する。感受性はEMなどのマクロライド薬を追加する。*C. fetus* はABPCなどのペニシリン薬が第一選択薬になるが，*C. jejuni* の場合は耐性であるため，菌種の同定はしっかり実施する。
主治医に連絡し，食中毒などの食品摂取状況の調査を依頼する。
推奨薬：カルバペネム薬（IPM/CS，MEPM）

92 関節液 ▶ *Streptococcus* 推定

染 グラム染色／B＆M法（1,000倍）

所見 核が明瞭で新鮮な多核白血球が多数あり，中に貪食されたグラム陽性の連なった球菌が認められる。

ポイント やや混濁のある関節液であった。*Streptococcus* による化膿性関節炎を疑う。β溶血性レンサ球菌による場合は，劇症型溶連菌感染症や壊死性筋膜炎を誘発する疑いもある。
発熱があれば血液培養の提出を要請する。

対応 通常の血液寒天培地で培養を実施する以外に，増菌培養も必要である。培養でβ溶血性レンサ球菌が発育した場合，PYR試験を実施する。陽性であれば *S. pyogenes*（A群溶連菌）と同定するが，陰性の場合はそれ以外の溶連菌の可能性が高い。
推奨薬：ペニシリン薬＋CLDM

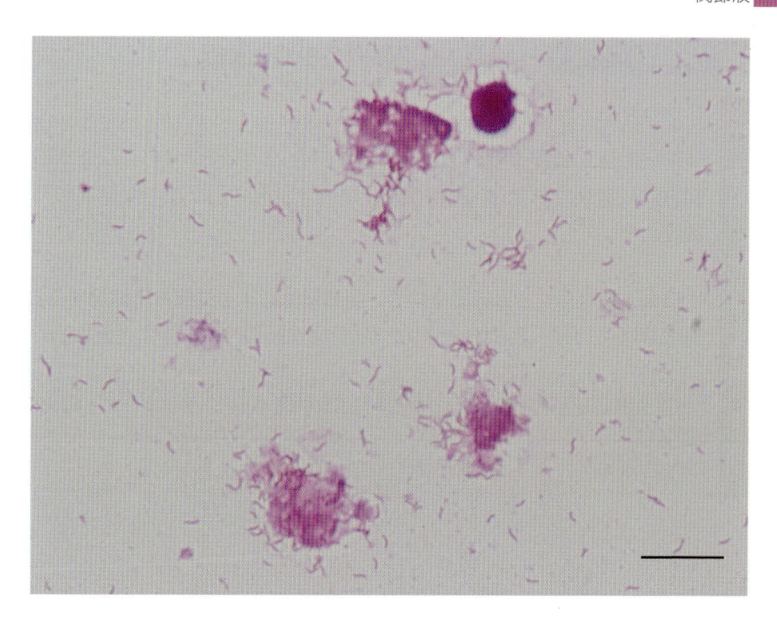

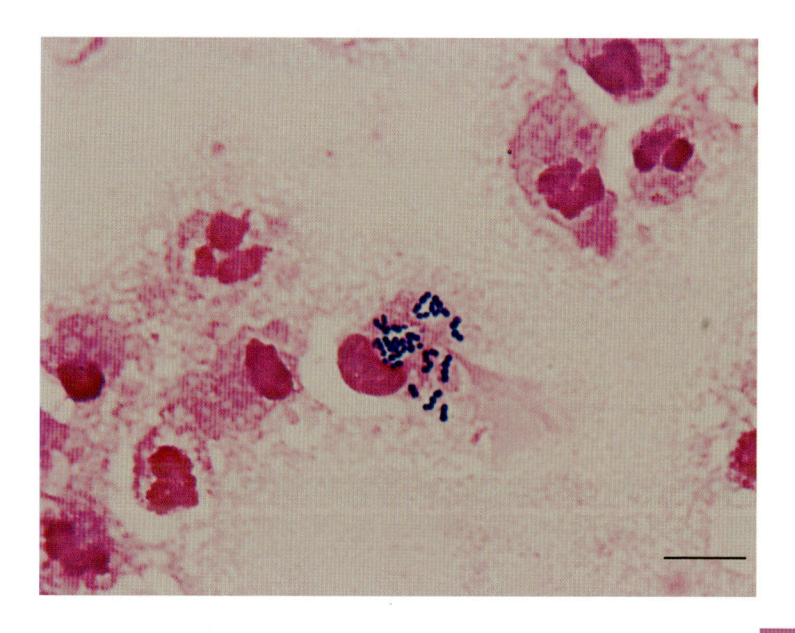

関節液

93 関節液 — ピロリン酸カルシウム結晶

染　グラム染色／B & M 法（1,000 倍）

所見　多核白血球を多数認めるが，細菌は認めない。中央部分および多核白血球内に貪食された 3〜5 μm のひし形，台形の白く抜けた結晶を多数認めた。

ポイント　ピロリン酸カルシウム結晶を疑う。関節液は必ず生鮮標本で確認する。関節液は 2,000〜3,000 rpm で 10 分遠沈後の沈査を用いるとよい。

対応
細菌性関節炎と鑑別するために培養同定は継続する。生鮮標本による確認を行う。
ピロリン酸カルシウム結晶沈着症（偽痛風）の疑いを報告する。

94 関節液 — ピロリン酸カルシウム結晶

染　生鮮標本（1,000 倍）

所見　多核白血球内の細長い棒状，台形，ひし形など幅の広い結晶は，ピロリン酸カルシウム結晶である。大きさは 3〜10 μm が多く，ときに 20 μm 程度のものもみられる。鑑別には偏光顕微鏡が有効とされている。

ポイント　関節内のピロリン酸カルシウムに多核白血球が反応して，発熱，激痛を伴う炎症反応を起こし発症する。
偽痛風ではピロリン酸カルシウム結晶のほかに，塩基性リン酸カルシウム結晶，シュウ酸カルシウム結晶があり，痛風では尿酸ナトリウム結晶を認める。

対応
コルチコステロイド（関節内注入），または NSAIDs やコルヒチンを経口投与する。

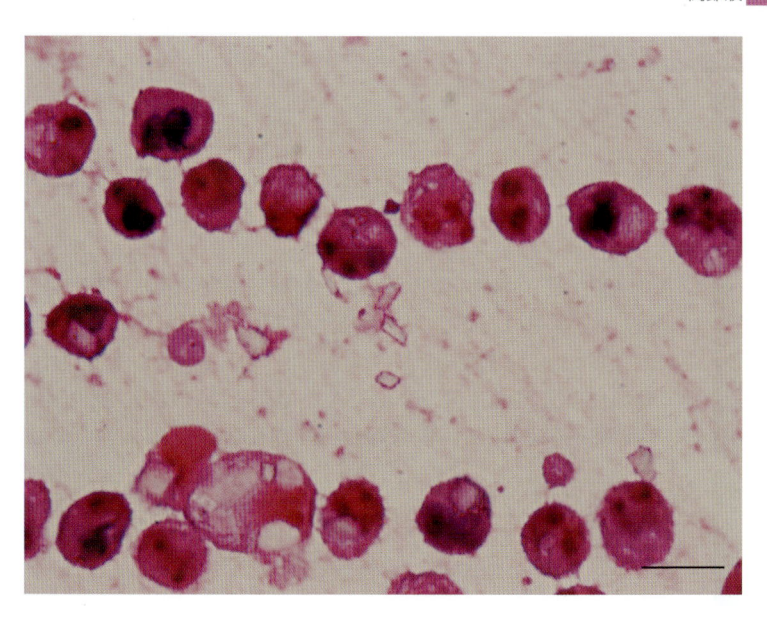

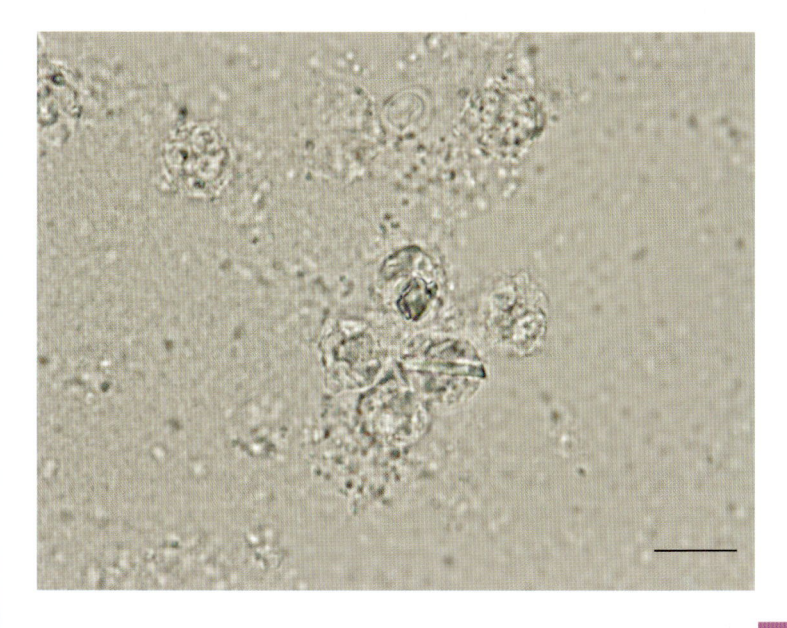

関節液

95 関節液　　*Staphylococcus* 推定

染　グラム染色／B & M 法（1,000 倍）

所見　赤血球と白血球が同時に確認できる血性の強い検体である。多核白血球は核が不明瞭で古い白血球と推測され，内にグラム陽性球菌を認める。

ポイント　ブドウ球菌が最も疑われるが，*S. aureus*，*S. epidermidis*（表皮ブドウ球菌）など菌種は同定できない。細菌性関節炎はブドウ球菌によるものが最も多い。化膿性関節炎の市中感染では *S. aureus*（MSSA）が強く疑われるが，術後感染では MRSA や MRSE（メチシリン耐性表皮ブドウ球菌）も想定して，推定菌種を報告する。

対応
MRSA スクリーニング培地を追加して培養する。できれば血液培養の実施を要請する。
推奨薬：第 1 世代セフェム薬，抗 MRSA 薬

96 腹部穿刺液　　*Enterococcus* 推定

染　グラム染色／B & M 法（1,000 倍）

所見　フィブリン糸に付着したグラム陽性のレンサ球菌がみえる。

ポイント　炎症細胞を認めないが，無菌材料で菌数が多いため感染が示唆される。*Streptococcus*（レンサ球菌）を疑うが，4～8 連鎖と短く，長連鎖は形成していないことから，*Enterococcus* がより疑われる。

対応
注　意：*Streptococcus* と異なり，*Enterococcus* はセフェム薬が無効であるため，セフェム薬投与例で残存菌あるいは球菌として検出されることもある。
推奨薬：ABPC，カルバペネム薬

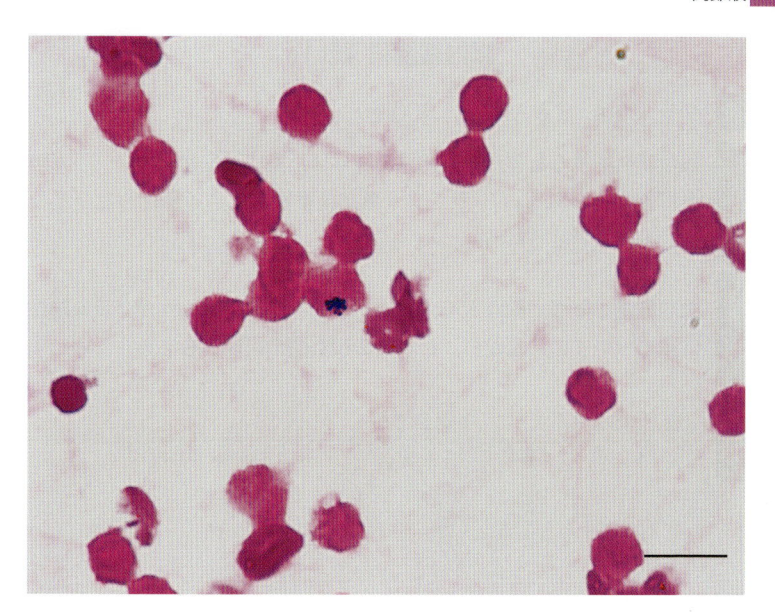

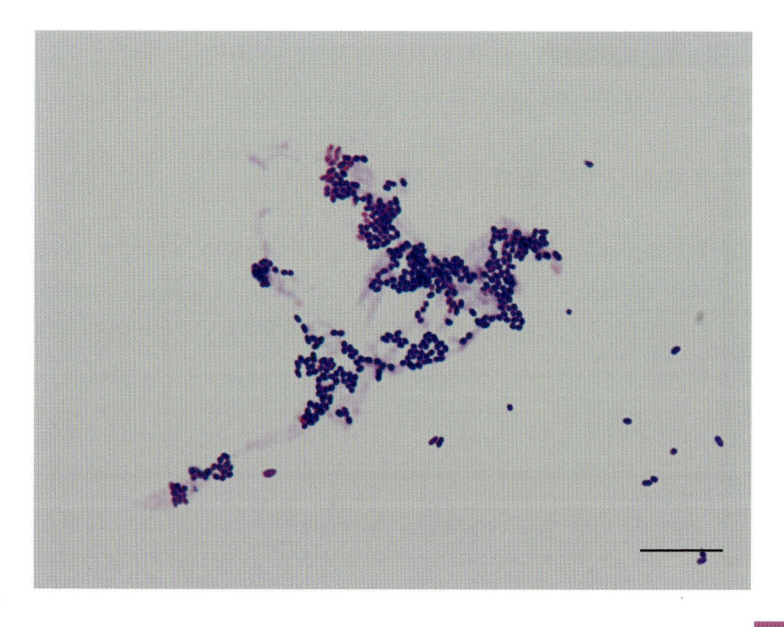

関節液

97 胆汁　　　　腸内細菌科 疑い

染 グラム染色／B & M法（1,000倍）

所見 顆粒状に染まった胆汁成分結晶の周りに，長い菌糸状の太いグラム陰性桿菌がみられる。β-ラクタム系抗菌薬投与による膨化したフィラメント化と考えられる。

ポイント 腸内細菌を疑う。菌が太く大きいことや，*Clostridium* がグラム陰性に染まりやすいことから，これらの複数菌の可能性もある。

対応 嫌気培養を併用することが必須である。
推奨薬：第2・3世代セフェム薬，セファマイシン薬，SBT/CPZ

98 胆汁　　　　*Enterococcus*＋*Candida* 推定

染 グラム染色／B & M法（1,000倍）

所見 多数のレンサ状の陽性球菌と酵母が認められる。

ポイント 陽性球菌は *Enterococcus*，酵母は *Candida* を疑う。*Enterococcus* は胆汁酸抵抗性であるが，*Streptococcus*（レンサ球菌），*Staphylococcus*（ブドウ球菌）は胆汁酸存在で生育できない。*Candida* は仮性菌糸がないため *C. glabrata* を考える。

対応 感染は腸管からのトランスロケーションと考えられる。*Candida* は深在性カンジダ症であるかは不明である。血液中のβ-D-グルカンの測定を要請する。
推奨薬：ABPC，カルバペネム薬＋抗真菌薬

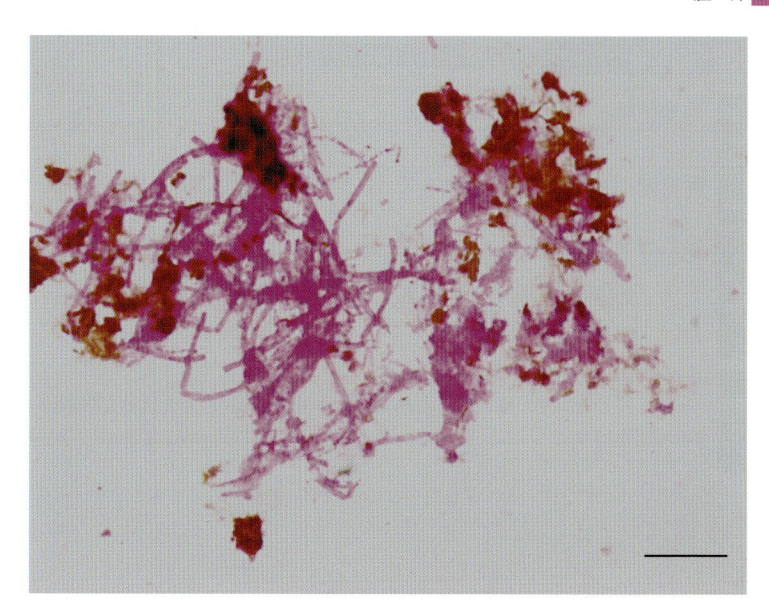

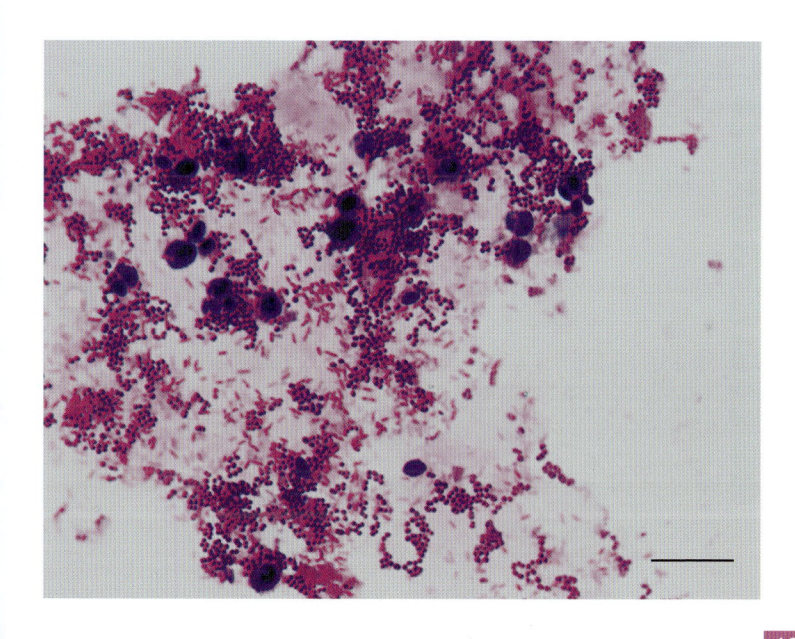

胆 汁

99 尿沈渣　　非細菌性尿道炎 疑い

染　湿潤生標本／無染色（400倍）

方法　新鮮尿 10 mL を 1,500 rpm で 10 分間遠沈後の沈渣。

所見　白血球，赤血球を多数認める。白血球が1視野当たり5個以上であるため，問診で感染機会と臨床所見としての尿道分泌物などが認められれば，尿道炎と診断される。

対応　細菌を認めないが，臨床症状と併せて，淋菌性，非淋菌性を含めた病原体の検出を行う。

100 尿沈渣　　尿路感染（UTI）疑い

染　湿潤生標本／無染色（400倍）

方法　新鮮尿 10 mL を 1,500 rpm で 10 分間遠沈後の沈渣。

所見　白血球と多数の細菌を認め，1視野当たり白血球数5個以上を認める。

対応　主治医に連絡し，臨床症状を勘案した上で，尿路感染症を疑う場合は尿定性試験の亜硝酸塩，および尿細菌培養を追加で検査する。尿培養は定量培養を行うため，沈渣検体を用いて培養してはいけない。必ず新鮮尿の原尿を用いる。

尿

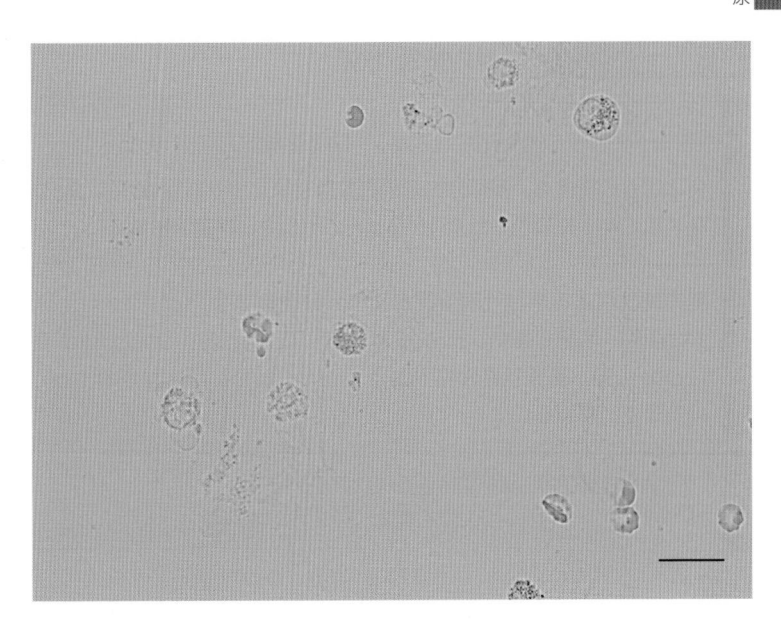

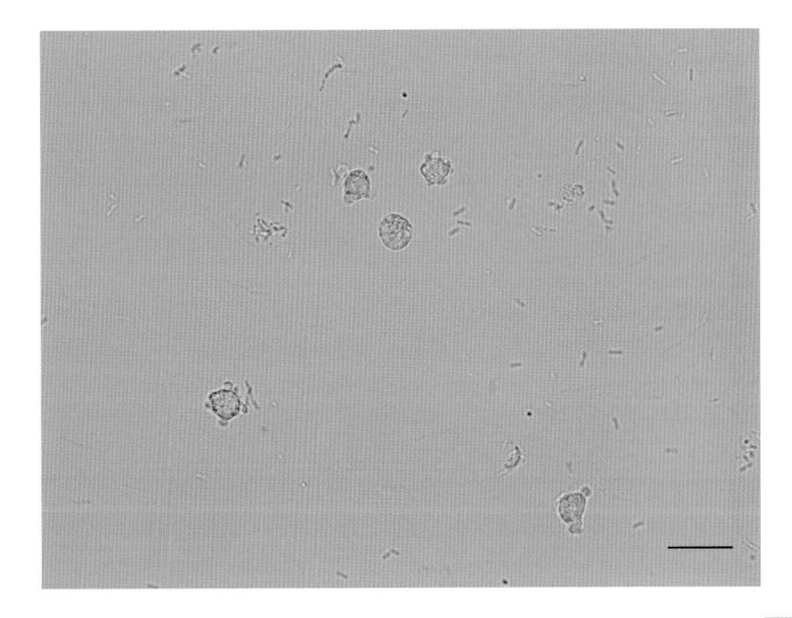

101 中間尿　▶　腸内細菌 推定

染　グラム染色／B & M 法（1,000 倍）

所見　外来患者の検体で，多核白血球内に貪食されたグラム陰性桿菌が認められる。均一に染色された 2～3 μm のやや太い桿菌である。

ポイント　腸内細菌による単純性膀胱炎を疑う。分離菌では *Escherichia coli*（大腸菌）が最も多い。*E. coli* は ESBL（Extended Spectrum β Lactamase：基質特異性拡張型 β-ラクタマーゼ）産生菌が増加しているので注意する。

対応
> グラム陰性桿菌用の選択培地を追加して培養する。
> 推奨薬：フルオロキノロン薬，第 2・3 世代セフェム薬

102 中間尿　▶　*Enterococcus* 推定

染　グラム染色／B & M 法（1,000 倍）

所見　入院患者の尿検体で，多数の白血球と 6～8 個の連鎖したグラム陽性球菌がみられる。

ポイント　尿検体であることから *Enterococcus* エンテロコッカスが考えられる。*Streptococcus*（レンサ球菌）に比べ連鎖の数が少ないことが多い。

対応
> 注　意：*Enterococcus* はセフェム薬に対し親和性が低い Penicillin binding protein 5（PBP5）を産生するため，同薬には臨床的に自然耐性となっている。
> 推奨薬：フルオロキノロン薬，ABPC，β-ラクタマーゼ阻害薬配合ペニシリン薬

尿

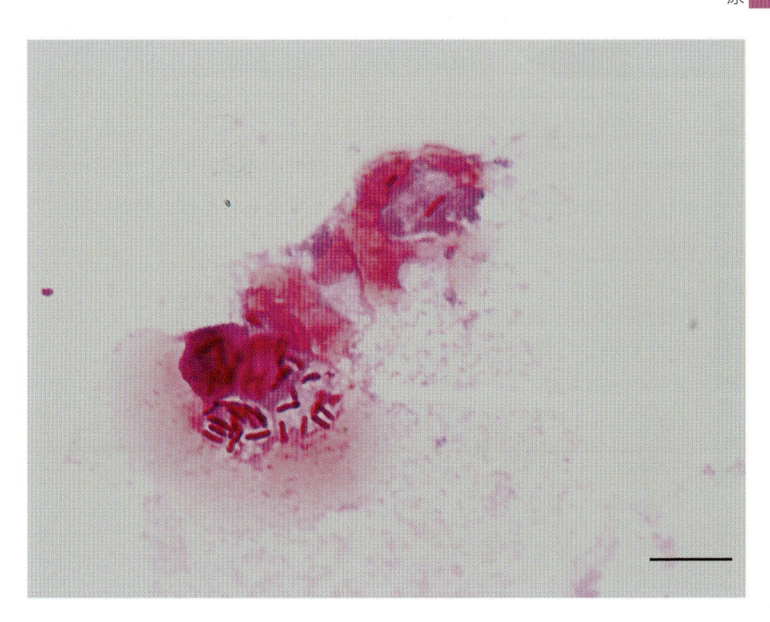

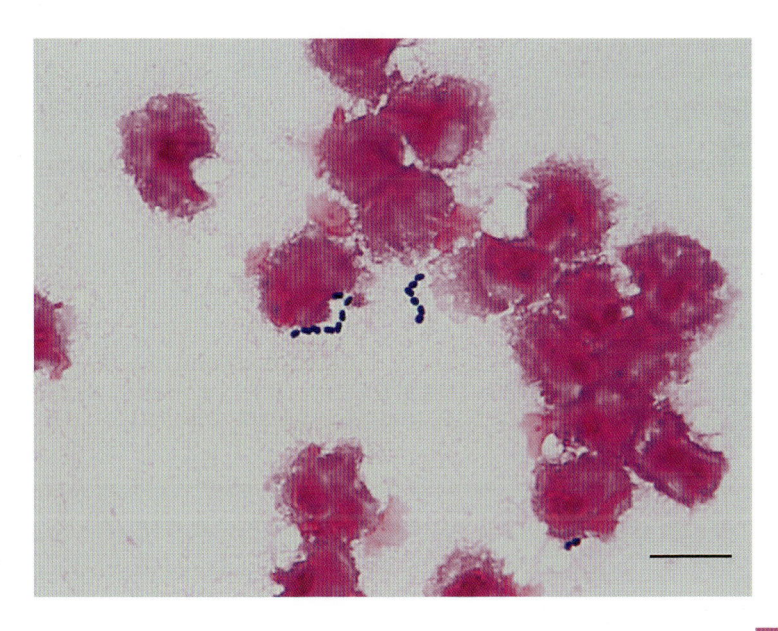

103 中間尿　　*Staphylococcus* 推定

染 グラム染色／B & M 法（1,000 倍）

所見 多数の多核白血球と貪食されたグラム陽性球菌がみえる。ブドウ状であり *Staphylococcus*（ブドウ球菌）が考えられるが，菌種は判別できない。

ポイント 急性膀胱炎の原因菌として *S. saprophyticus*（スタフィロコッカス・サプロフィティカス）や MRSA による感染が疑われる。

対応
MRSA スクリーニング寒天培地を追加する。
推奨薬：β-ラクタマーゼ阻害薬配合ペニシリン薬，抗 MRSA 薬

104 中間尿　　ブドウ糖非発酵菌 推定

染 グラム染色／B & M 法（1,000 倍）

所見 多核白血球と細く小さいグラム陰性桿菌を多数認める。一部貪食像もみえる。

ポイント 大きさから *Pseudomonas aeruginosa*（緑膿菌）などのブドウ糖非発酵菌が疑われる。

対応
グラム陰性桿菌用の選択培地を追加する。
推奨薬：フルオロキノロン薬，抗緑膿菌セフェム薬，PIPC/TAZ

尿

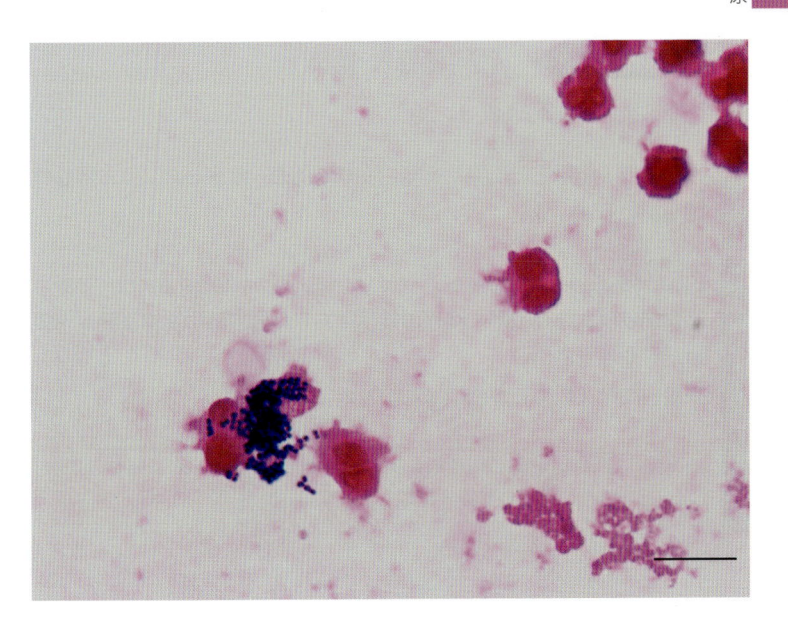

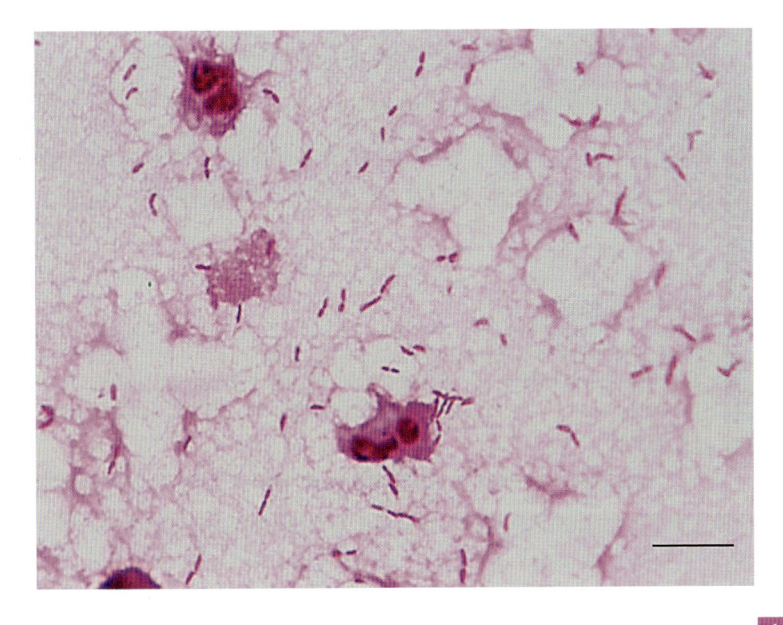

105 中間尿　　汚染菌混入　疑い

染 グラム染色／B＆M法（1,000倍）

所見 移行上皮・扁平上皮細胞と多核白血球を認め，集簇したグラム陽性桿菌を認める。

ポイント *Bifidobacterium* ビフィドバクテリウム，*Corynebacterium* コリネバクテリウムを疑うが，女性の検体であり，採取時に腟常在菌が汚染した可能性が高い。
多核白血球を認めるが感染はないと考える。

対応 主治医に連絡し，腟・尿道周囲の汚染菌の混入が強く疑われることを伝え，採取方法に注意して再度採取を依頼する。

106 中間尿　　*Klebsiella pneumoniae* 推定

染 グラム染色／B＆M法（1,000倍）

所見 多核白血球と，菌体が太く周囲に抜けた莢膜をもったグラム陰性桿菌を認める。一部多核白血球に貪食されたグラム陰性桿菌もみえる。

ポイント 大きさから腸内細菌の中でも莢膜形成の強い *K. pneumoniae*（肺炎桿菌）を最も疑う。

対応 培養にグラム陰性桿菌用の選択培地を追加する。
推奨薬：フルオロキノロン薬，第1〜3世代セフェム薬，β-ラクタマーゼ阻害薬配合ペニシリン薬

尿

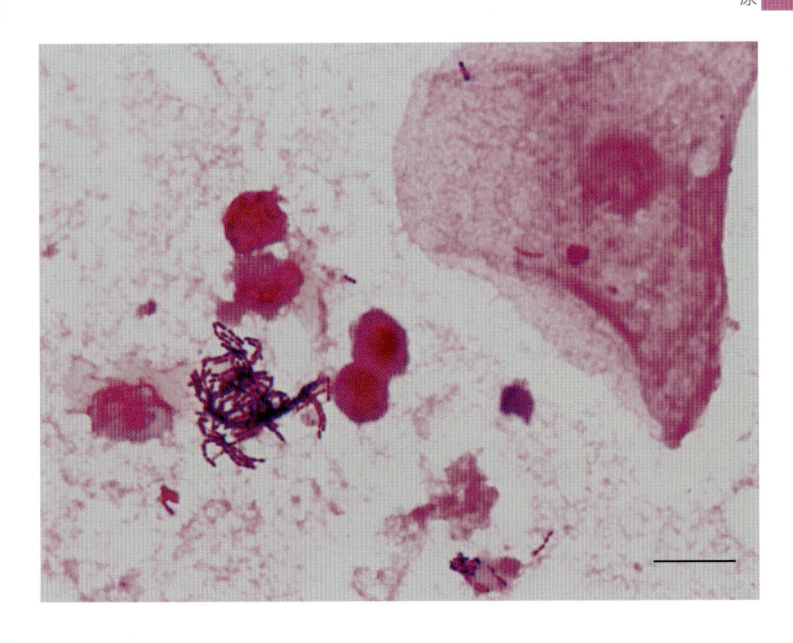

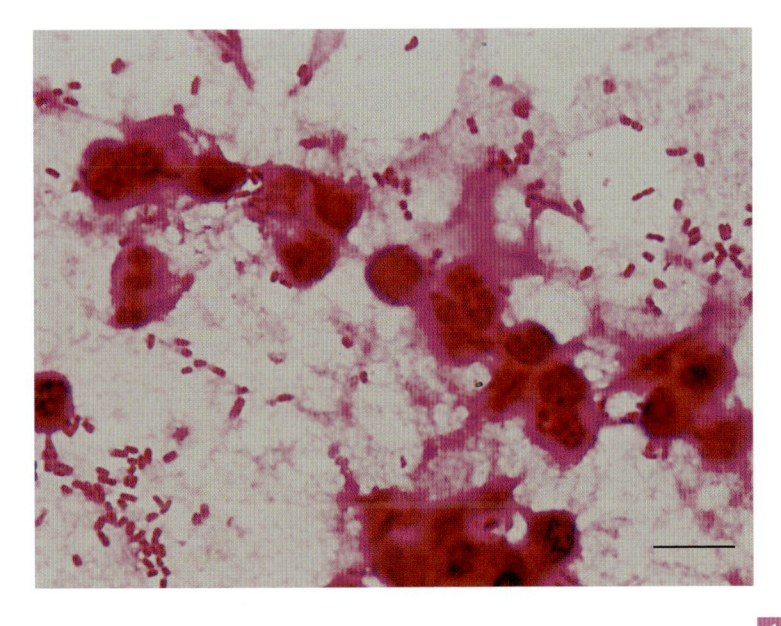

107 カテーテル尿　　MRSA＋*P. aeruginosa* 推定

染 グラム染色／B＆M法（1,000倍）

所見 粘液糸とともにブドウ状のグラム陽性球菌と細いグラム陰性桿菌がみえる。カテーテル感染を疑う。

ポイント カテーテル留置によるMRSAと*P. aeruginosa*（緑膿菌）の複数菌感染が疑われる。*S. aureus*（黄色ブドウ球菌）は，尿路感染原因菌として多くなかったが，カテーテル留置例や複雑性尿路感染症からの分離が増加傾向にある。

対応 培養にグラム陽性球菌（MRSA）およびグラム陰性桿菌用の選択培地を追加する。
推奨薬：抗MRSA薬＋抗緑膿菌薬

108 中間尿　　*Gardonerella vaginalis* 推定

染 グラム染色／B＆M法（1,000倍）

所見 扁平上皮細胞に多数のグラム陰性短桿菌が集簇してみえる。腟のcrue cellクルーセルを疑う所見である。

ポイント 患者は女性であるので，成人女性の尿で腟からの汚染が考えられ，細菌性腟症を疑う。
クルーセルは剥離した腟の上皮細胞に*Gardonerella vaginalis*ガードネラ・バギナリスと他の菌の混合感染によって生じる。

対応 培養法は血液寒天培地を炭酸ガス培養する。可能であればヒト血液寒天培地を用いるとβ溶血が確認できる。

尿

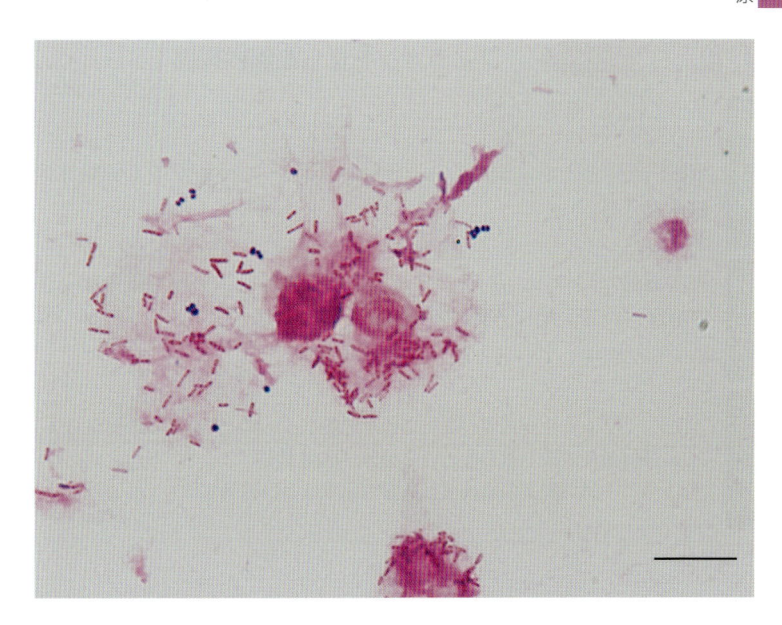

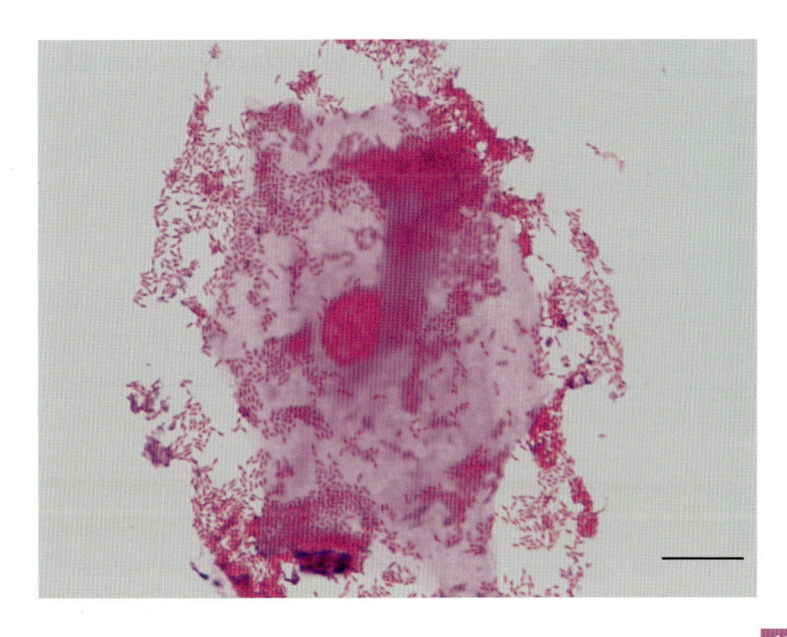

109 中間尿 — フィラメント化した腸内細菌

染：グラム染色／B & M 法（1,000 倍）

所見：多核白血球とともに伸長のある細長いフィラメント状のグラム陰性桿菌がみえる。

ポイント：腸内細菌が疑われ，β-ラクタム系抗菌薬投与による細胞壁合成阻害が推定される。菌の分裂が不十分で長く伸長している。フィラメントの一部に溶菌しているところが散見される。

対応：培地にグラム陰性桿菌用の選択培地を追加する。菌検出時には感受性結果および抗菌薬の投与量も含めて主治医が検討する。
推奨薬：使用抗菌薬の継続（投与を中止すると再感染する）

---

110 中間尿 — ブドウ糖非発酵菌 or *Haemophilus* 推定

染：グラム染色／B & M 法（1,000 倍）

所見：多核白血球に貪食されたグラム陰性の短桿菌を認める。

ポイント：ブドウ糖非発酵菌よりやや小さい。
ブドウ糖非発酵菌以外に *Haemophilus* spp. ヘモフィルス属も疑われる。*Haemophilus* は尿路感染症の病原菌としては，ほとんど報告がないが，小児では病原菌の可能性があるため，主治医と連絡をとり，年齢や性別なども考慮に入れて検討する。

対応：グラム陰性桿菌用の選択培地およびチョコレート寒天培地を追加して培養する（*Haemophilus* は羊血液寒天培地には発育しない）。

尿

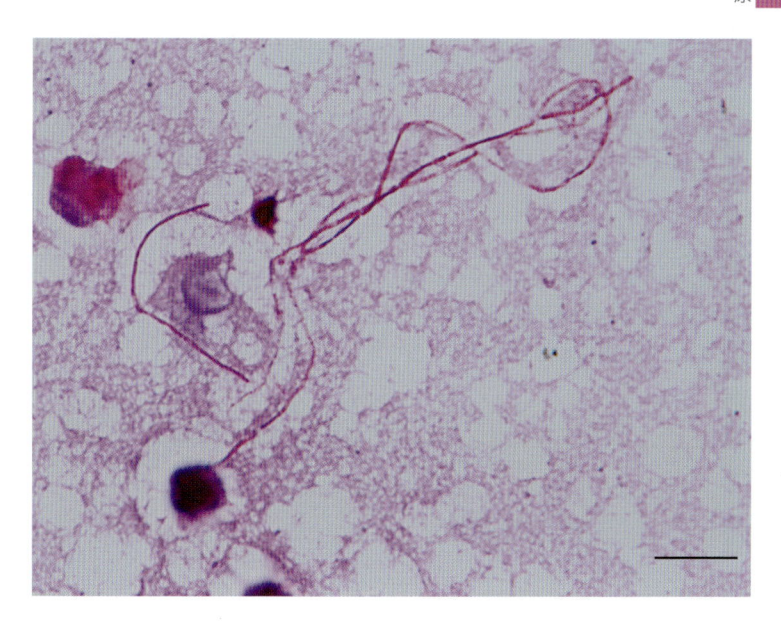

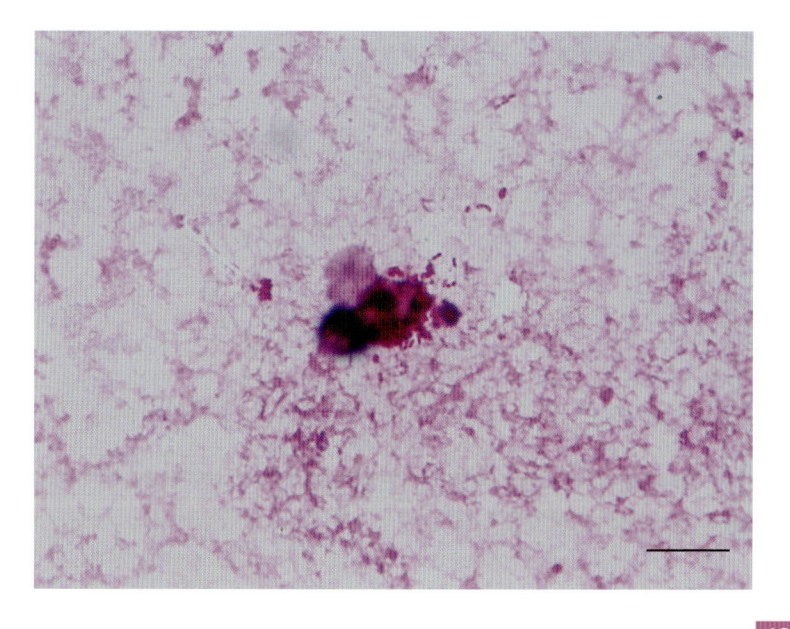

111 中間尿　　　*Candida glabrata* 推定

染 グラム染色／B & M 法（1,000 倍）

所見 多核白血球と貪食されたグラム陽性に染まった大きな球状の菌を認める。

ポイント *Staphylococcus*（ブドウ球菌）と比べて 3〜4 μm とやや大きく，*Candida* カンジダが疑われる。また，仮性菌糸が認められないことから *C. glabrata* カンジダ・グラブラータと推定できる。

対応 培養に真菌用の選択培地を追加する。*C. glabrata* は FLCZ や ITCZ などの汎用アゾール系抗真菌薬に対して耐性傾向が強い。深在性真菌症を疑う場合は血中 β-D-グルカンの測定を推奨する。
推奨薬：感染の有無を確認してから決定

112 中間尿　　　*Trichosporon* 推定

染 グラム染色／B & M 法（1,000 倍）

所見 多核白血球と太く分岐した棒状の菌糸がみえる。
菌が *Candida* のような楕円形（仮性菌糸）を形成していないことから，真性菌糸の *Trichosporon* トリコスポロンが疑われる。

ポイント 仮性菌糸と真性菌糸の区別を行う。

対応 培養は真菌用の選択培地を追加する。発育は *Candida* よりやや遅く，ラフで光沢のない集落形態を示す。*Trichosporon* はキャンディン系抗真菌薬に耐性を示す症例が多いが，感受性検査は確立した方法がない。
推奨薬：感染の有無を確認してから決定（ITCZ，VRCZ）

尿

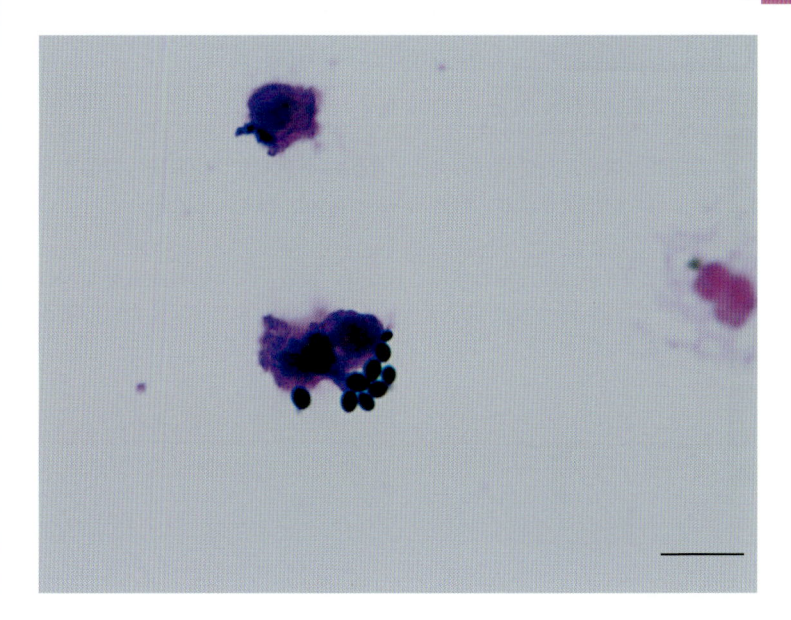

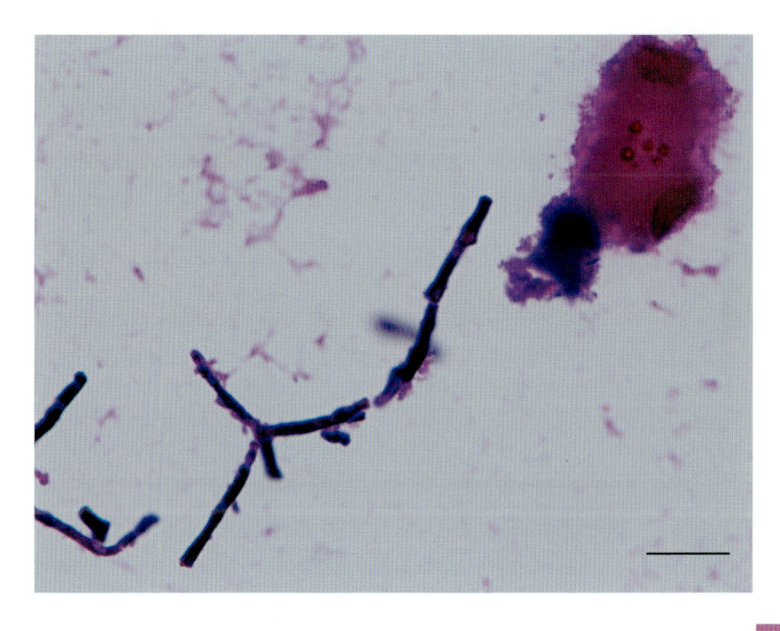

113 中間尿 ▶ *Corynebacterium* 推定

染 グラム染色／B & M 法（1,000 倍）

所見 白血球と集簇した菌塊がみえる。菌塊は不規則なグラム陽性桿菌でV字，やや分枝状を示す。*Corynebacterium* が考えられる。

ポイント 採取時の尿道口の汚染も考えられるが，好中球やその貪食もあることから，*C. urealyticum* コリネバクテリウム・ウレアリティカムによる尿路感染を疑う。

対応 *C. urealyticum* は発育が遅く，2～3日間の培養が必要になるため，結果が遅くなる可能性を主治医に伝えておく。

114 中間尿 ▶ 精子

染 グラム染色／B & M 法（1,000 倍）

所見 25 μm 程度の楕円形に1本の細い鞭毛様の付属物がみられる。微生物ではなく，精子である。

対応 精子の形態などの異常も確認する。射精に伴う尿路感染や逆向性射精，前立腺炎に由来するものがあるのでコメントをする。

尿

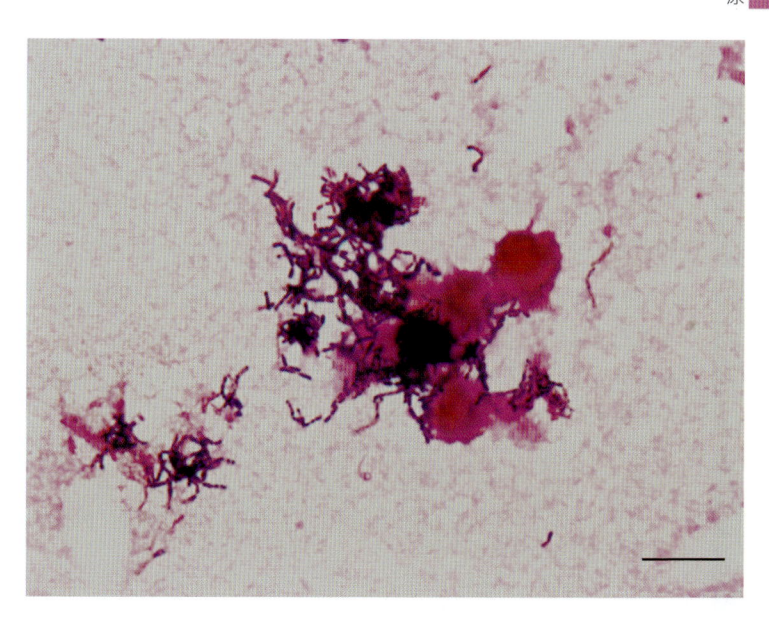

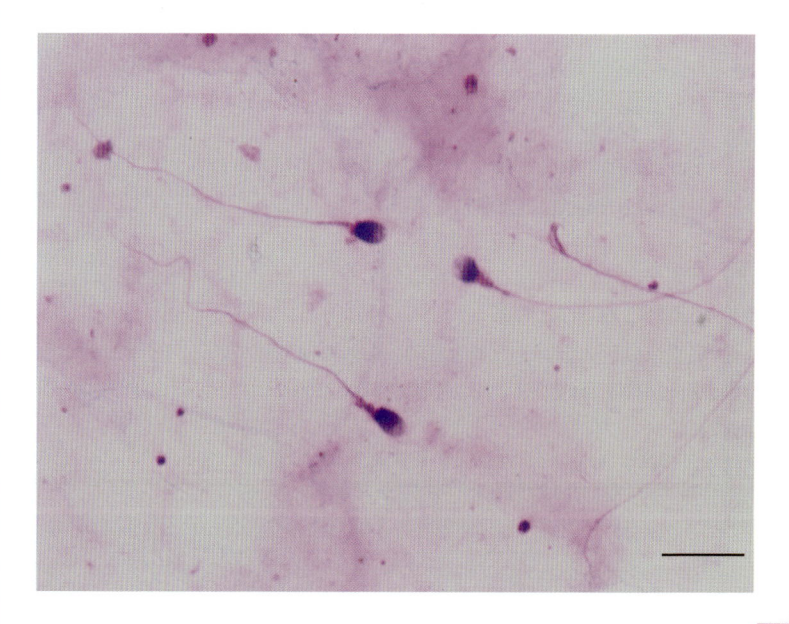

115 尿道分泌物　　*Neisseria gonorrhoeae* 推定

染 グラム染色／B & M 法（1,000 倍）

所見 多核白血球に貪食されたグラム陰性双球菌が確認できる。
STI（sexually transmitted infections）原因菌のひとつで，*N. gonorrhoeae*（淋菌）である。

ポイント 検査材料は尿道分泌物が望まれるが，やむを得ず尿を用いる場合は，必ず遠心分離した沈渣から塗抹標本を作製する。
培養にはチョコレート寒天培地，もしくはサイヤー・マーチン寒天培地に接種する。

対応 主治医に *N. gonorrhoeae* 感染を報告する。ペニシリン薬，テトラサイクリン薬およびフルオロキノロン薬は耐性菌が多く，それらは第一選択薬にならないことを連絡する。
推奨薬：CDZM，CTRX，スペクチノマイシン

116 尿道分泌物　　*Neisseria gonorrhoeae* 推定

染 グラム染色／B & M 法（1,000 倍）

所見 上皮細胞内に封入されたグラム陰性双球菌がみられる。
N. gonorrhoeae（淋菌）を疑う。

ポイント 多核白血球内に貪食された像以外にも，上皮細胞内に感染封入体として確認されることもある。
培養にはチョコレート寒天培地，もしくはサイヤー・マーチン寒天培地に接種する。

対応 主治医に *N. gonorrhoeae* の報告をする（115参照）。
推奨薬：CDZM，CTRX，スペクチノマイシン

生殖器

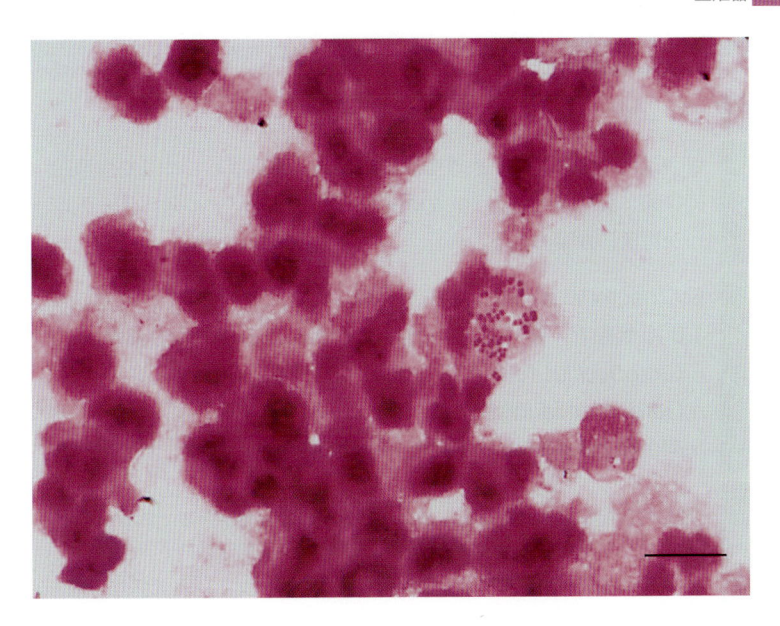

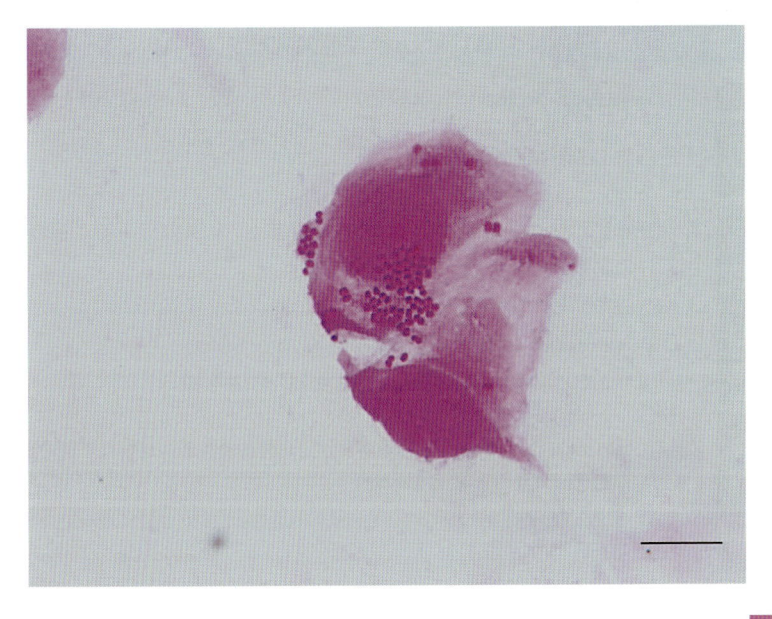

117 腟分泌物　　BV score 0 正常細菌叢

染 グラム染色／B & M 法（1,000 倍）

所見 グラム陽性の無芽胞の大きな陽性桿菌で，直線状もしくはやや湾曲している。腟内常在菌の *Lactobacillus*（ラクトバチルス；デーデルライン桿菌）が疑われる。

ポイント BV (bacterial vaginosis；細菌性腟症) スコアは 0 点で正常である。1,000 倍率で 1 視野当たりの菌数（CFU）をみる（p40 参照）。
- *Lactobacillus* form＞30（0 点），
- *Gardonerella* form 0（0 点），
- *Mobiluncus* form 0（0 点）　合計 0＋0＋0＝0 点

対応 細菌性腟症を疑う場合は BV スコアが低いので培養が不要であるが，培養を実施する場合は，血液寒天培地とチョコレート寒天培地で行う。BV スコアは思春期から閉経年齢の間のみを対象として行う。

118 腟分泌物　　BV score 4 細菌を認めず

染 グラム染色／B & M 法（1,000 倍）

所見 上皮細胞のみで菌を認めない。

ポイント 細菌性腟症を疑う場合は BV スコア 4 点である。1,000 倍率で 1 視野当たりの菌数（CFU）をみる（p40 参照）。
- *Lactobacillus* form 0（4 点），
- *Gardonerella* form 0（0 点），
- *Mobiluncus* form 0（0 点）　合計 4＋0＋0＝4 点

対応 BV スコアが低いので培養は不要であるが，培養を実施する場合は，血液寒天培地とチョコレート寒天培地で行う。

生殖器

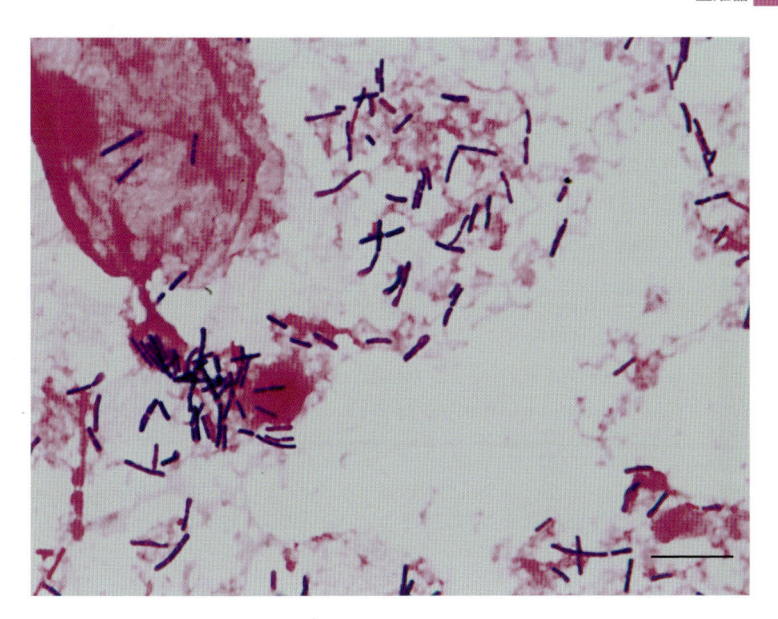

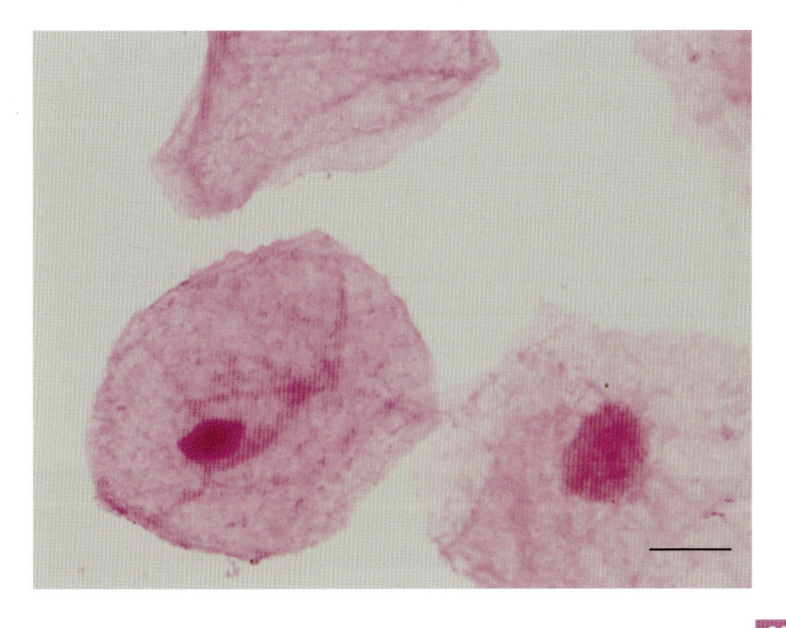

119 腟分泌物 — BV score 4 正常細菌叢 推定

染: グラム染色／B & M 法（1,000 倍）

所見: グラム陽性で大型の桿菌と，グラム染色態度が不定の小さな桿菌を多数認める。*Lactobacillus* ラクトバチルスと *Gardonerella* ガードネレラを疑う。

ポイント: BV スコア 4 点である。1,000 倍率で 1 視野当たりの菌数（CFU）をみる（p40 参照）。
- *Lactobacillus* form ＞30（0 点），
- *Gardonerella* form ＞30（4 点），
- *Mobiluncus* form 0（0 点）　合計 0＋4＋0＝4 点

対応: BV スコアが低く腟症と判定できないので培養は不要である。必要に応じて血液寒天培地とチョコレート寒天培地による培養を行う。

120 腟分泌物 — BV score 8 *Gardonerella* 推定

染: グラム染色／B & M 法（1,000 倍）

所見: 扁平上皮細胞とグラム染色が不定の桿菌を認める。*Gardonerella* を疑う。

ポイント: BV スコア 8 点である。1,000 倍率で 1 視野当たりの菌数（CFU）をみる（p40 参照）。
- *Lactobacillus* form 0（4 点），
- *Gardonerella* form ＞30（4 点），
- *Mobiluncus* form 0（0 点）　合計 4＋4＋0＝8 点

対応: BV スコアが高く細菌性腟症の可能性がある。培養は，血液寒天培地とチョコレート寒天培地で行う。
推奨薬：クロラムフェニコール腟錠

生殖器

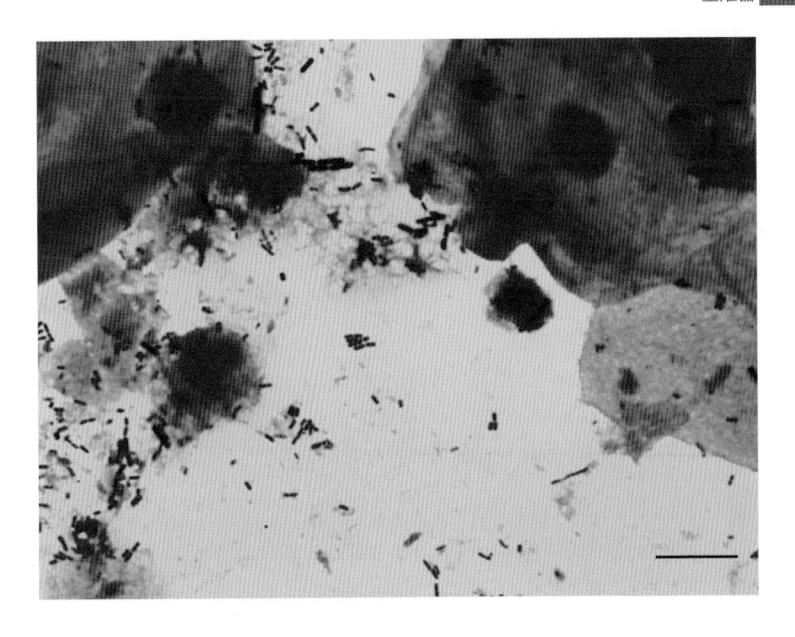

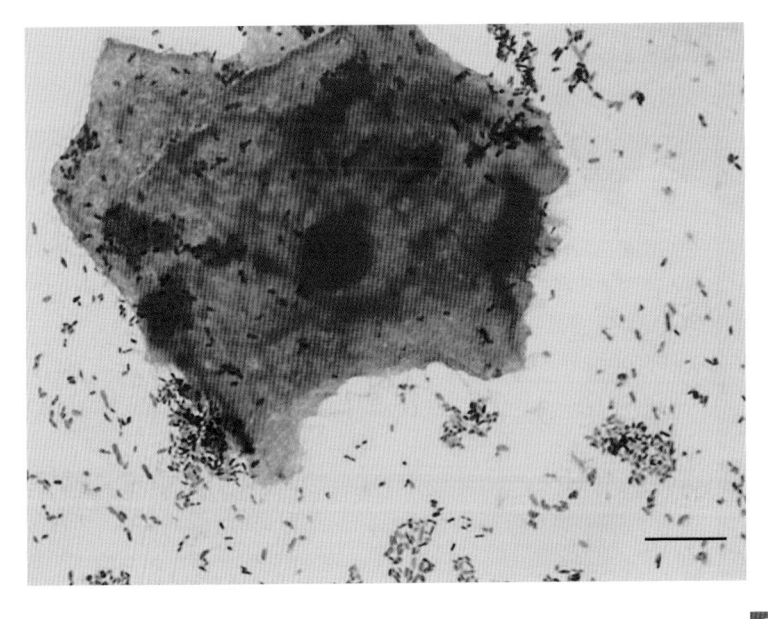

121 腟分泌物　　BV score 10 *Gardonerella*＋*Mobiluncus* 推定

染 グラム染色／B＆M法（1,000倍）

所見 *Gardnerella* ガードネレラと思われるグラム染色態度が不定の桿菌とともに、三日月形のやや湾曲したグラム不定形桿菌が確認される。*Mobiluncus* モビルンカス（本来はグラム陽性桿菌）を疑う。

ポイント BVスコア10点である。1,000倍率で1視野当たりの菌数（CFU）をみる（p40参照）。
- *Lactobacillus* form 0（4点），
- *Gardonerella* form＞30（4点），
- *Mobiluncus* form＞30（2点）　合計 4＋4＋2＝10点

対応 BVスコアが高く細菌性腟症の可能性がある。*Mobiluncus* を培養するには嫌気培養が求められ、4日以上の培養が必要となる。
推奨薬：クロラムフェニコール腟錠，MNZ

122 腟分泌物　　BV score 8 *Gardonerella* 推定

染 グラム染色／B＆M法（1,000倍）

所見 扁平上皮細胞に多数のグラム陰性桿菌の集簇が認められる。上皮細胞は *Gardonerella vaginalis* が付着した clue cell クルーセルとされる。細菌性腟症の原因のひとつとされ、腟内pHの上昇、アミン臭がある。腟内環境の変化であり、腟炎とは異なる。

ポイント BVスコア8点である。1,000倍率で1視野当たりの菌数（CFU）をみる（p40参照）。
- *Lactobacillus* form 0（4点），
- *Gardonerella* form＞30（4点），
- *Mobiluncus* form 0（0点）　合計 4＋4＋0＝8点

対応 BVスコアが高く細菌性腟症の可能性がある。培養は血液寒天培地とチョコレート寒天培地で行う。
推奨薬：クロラムフェニコール腟錠

生殖器

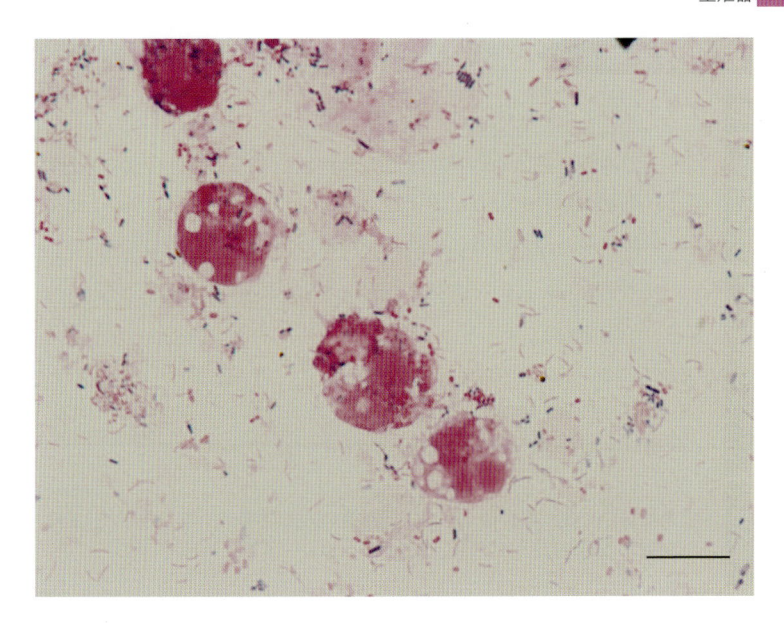

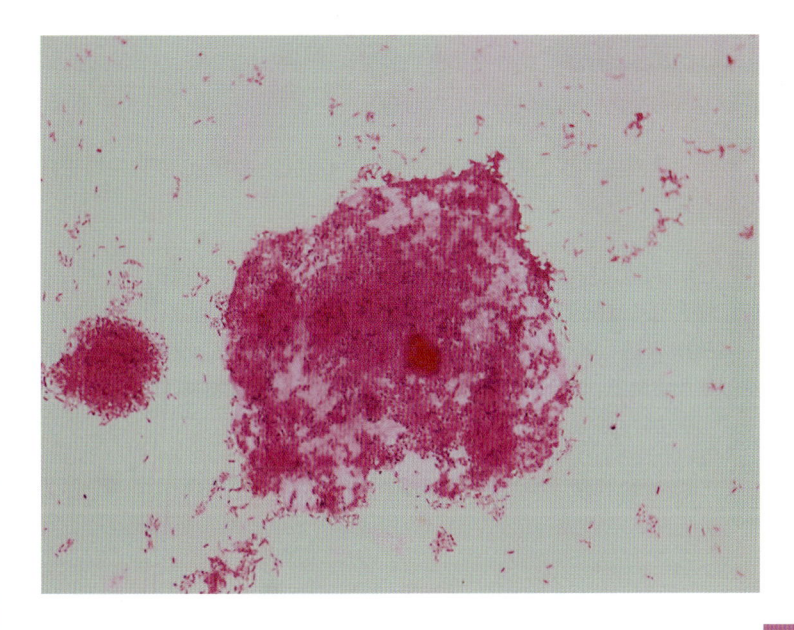

123 腟分泌物　　BVscore 4 *Bifidobacterium* 推定

染 グラム染色／B & M 法（1,000 倍）

所見 扁平上皮細胞と細いやや顆粒状に染色されたグラム陽性桿菌を多数認める。*Bifidobacterium* ビフィドバクテリウムが考えられる。*Lactobacillus* ラクトバチルスと同様に健常者の常在菌叢である。

ポイント BV スコア 4 点である。1,000 倍率で 1 視野当たりの菌数（CFU）をみる（p40 参照）。
- *Lactobacillus* form 0（4 点），
- *Gardonerella* form 0（0 点），
- *Mobiluncus* form 0（0 点）　合計 4＋0＋0＝4

対応 細菌性腟症を疑う場合は BV スコアが低いので培養が不要であるが，培養を実施する場合は，血液寒天培地とチョコレート寒天培地で行う。

124 腟分泌物　　*Candida*腟炎 推定

染 グラム染色／B & M 法（1,000 倍）

所見 扁平上皮細胞と 2 個の酵母がみえる。*Candida* カンジダによる腟炎を疑う。

ポイント *Candida* は腟内の pH に関係なく増殖する。カンジダ腟炎ではチーズ様もしくは粥状で白色の腟分泌物を伴う。菌種は *C. albicans* が 70〜80％と最も多く，*C. glabrata* が約 20％で，他の *Candida* は数％以下とされる。スライドでは分芽胞子がないので，菌種推定はできない。

対応 真菌用培地を追加して培養する。
推奨薬：ITCZ, FLCZ, ナイスタチン

生殖器

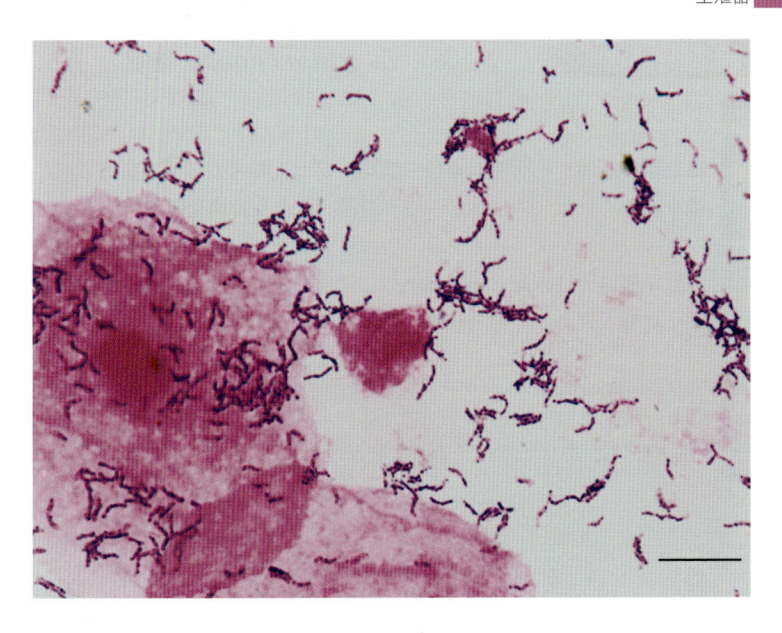

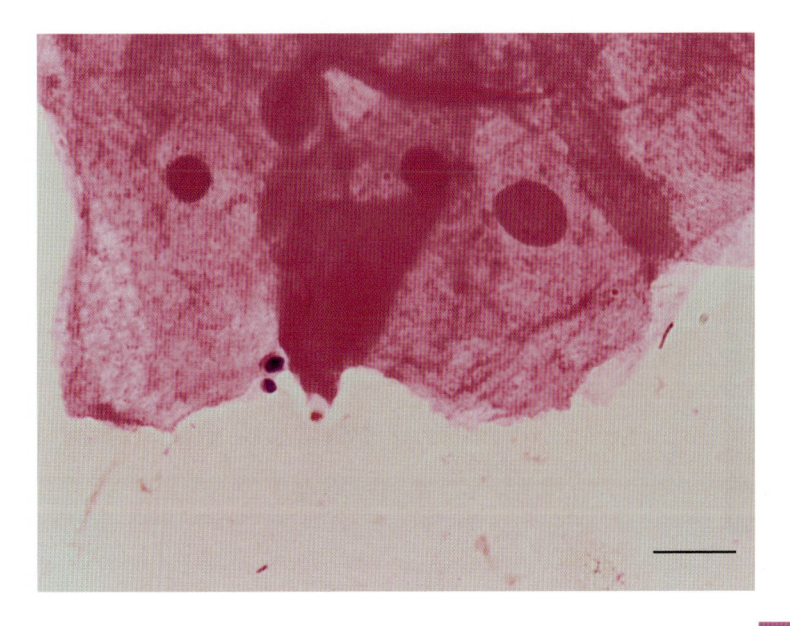

125 腟分泌物 — *Neisseria gonorrhoeae* 推定

染　グラム染色／B＆M法（1,000倍）

所見　細胞質の辺縁が不明瞭な多核白血球にグラム陰性双球菌が貪食された像を認める。*N. gonorrhoeae*（淋菌）による腟炎を疑う。

ポイント　腟分泌物は男性尿道分泌物に比べ，菌量が少ないことや他の細菌が多いことなどがあり，判別が難しいことが多い。

対応　選択培地のサイヤー・マーチン培地を追加して培養する。塗抹検査で確認された場合は主治医に直ちに連絡する。
推奨薬：CDZM，CTRX，スペクチノマイシン

---

126 腟分泌物 — *Haemophilus ducreyi* 推定

染　グラム染色／B＆M法（1,000倍）

所見　新鮮な多核白血球を伴った炎症像で，貪食も認められる。1〜1.5 μm の小さなグラム陰性桿菌が多数みられる。*Haemophilus* が疑われる。

対応　菌量が多いため，主治医に連絡し臨床症状を問い合わせる。本症例では臨床症状から *Haemophilus ducreyi* ヘモフィルス・デュクレイを強く疑い，1週間炭酸ガス培養したが分離されなかった。栄養要求性が厳しく，20〜30%ウサギ血液加寒天培地を用いた炭酸ガス培養2〜4日で発育できるとされる。外界での抵抗性は非常に弱く，容易に死滅する。臨床的に軟性下疳と診断された症例である。
推奨薬：AZM，CTRX，フルオロキノロン薬

生殖器

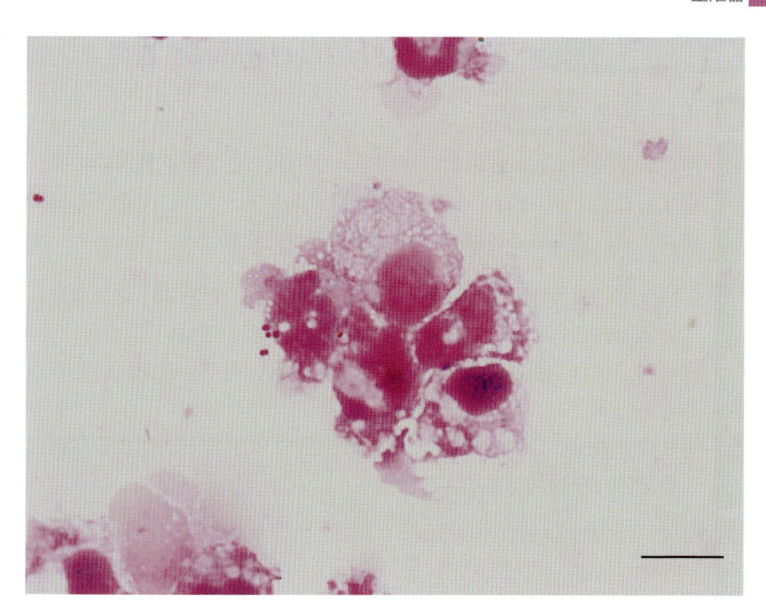

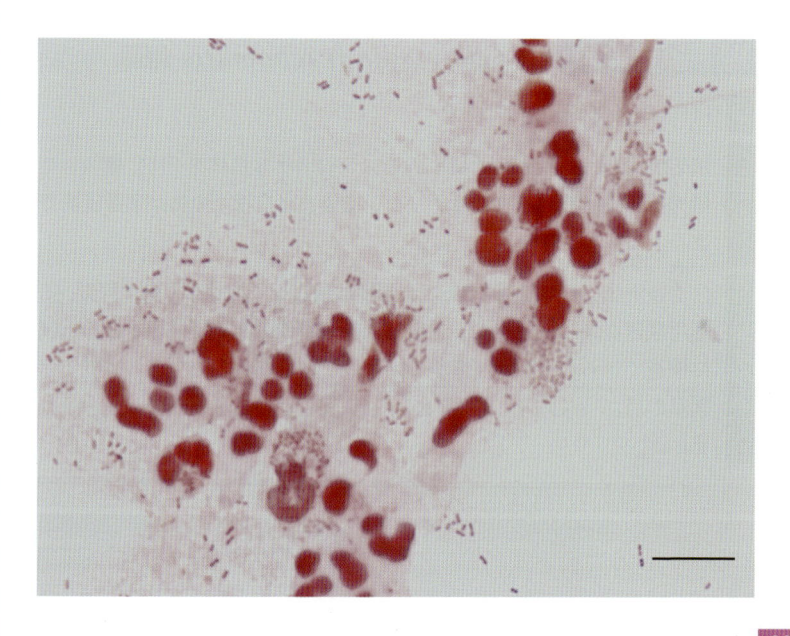

127 細胞培養 — *Chlamydia trachomatis* 確認

染：ギムザ染色（400倍）

所見：尿道分泌物をHela細胞で培養しギムザ染色した。細胞質内に中央が膨化した*Chlamydia trachomatis*クラミジア・トラコマチスの封入体と，封入体による細胞核の辺縁部圧迫が確認できる。

ポイント：1個以上の封入体形成を陽性とする。網様体および基本小体が増殖しているとみられるが，顕微鏡下では詳細は確認できない。
尿道分泌物はHela細胞などの細胞培養を用いるため確認に時間がかかる。
近年はイムノクロマトグラフィー（IC）法やPCRなどの遺伝子検査による診断が一般的である。

対応：
> 推奨薬：AZM，CAM，MINO，フルオロキノロン薬

128 尿道分泌物 — *Chlamydia trachomatis* 確認

染：FITC染色（400倍）

所見：抗*Chlamydia trachomatis*のモノクローナル抗体をFITC標識した蛍光抗体染色で，アップルグリーンに染まった基本小体が多数確認できる。

ポイント：*C. trachomatis*に感染すると，男性は尿道炎，女性は子宮頸管炎，子宮付属器炎などを発症する。本法は採取検体の直接塗抹標本から迅速に検査できるが，判定が煩雑で偽陽性に注意が必要になる。感度・特異度の点からIC法によるキットやPCRなどの遺伝子検査が勧められる。

生殖器

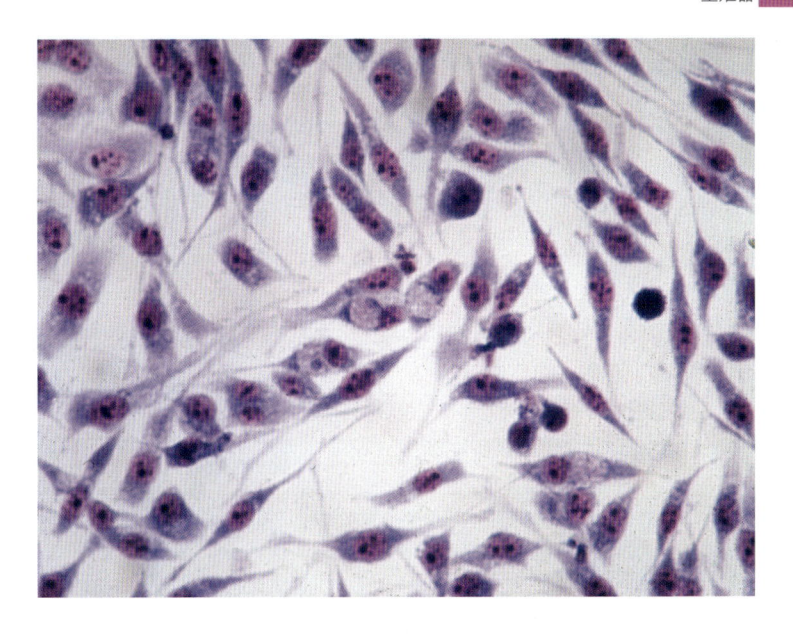

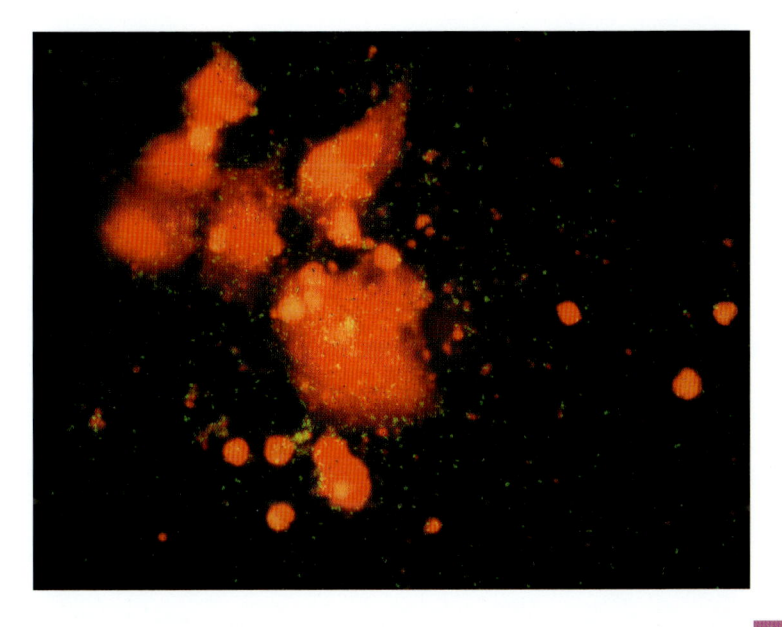

129 腟分泌物　　*Trichomonas vaginalis* 確認

染　グラム染色／B＆M法（1,000倍）

所見　中央に15～20μmの大きな鞭毛をもった円形の原虫が2個認められる。グラム陽性レンサ球菌を認めるが，常在菌である *Lactobacillus* ラクトバチルスは見当たらない。

ポイント　原虫は *T. vaginalis*（腟トリコモナス）である。子宮頸管炎や腟炎を起こし，STI（性行為感染症）の原因微生物であるため，主治医に報告が必要である。
男性は症状がほとんどない。症状は外陰部のかゆみ，帯下が増加し，黄色の泡沫状で悪臭が多く認められる。

対応
必要であればトリコモナス培地で培養する。
推奨薬：MNZ（セックスパートナーも一緒に）

---

130 腟分泌物　　*Trichomonas vaginalis* 推定

染　グラム染色／B＆M法（1,000倍）

所見　多核白血球の塊の上部に細胞質が濃染し，核が下方にみえる。

ポイント　鞭毛は認めないが *T. vaginalis* が疑われるため，全視野を確認する（400倍）。

対応
直接生鮮湿潤標本を作製して暗視野で確認する。ギムザ染色による鑑別もできる。疑いがあるときは，必要に応じてトリコモナス培地による培養も行う。

生殖器

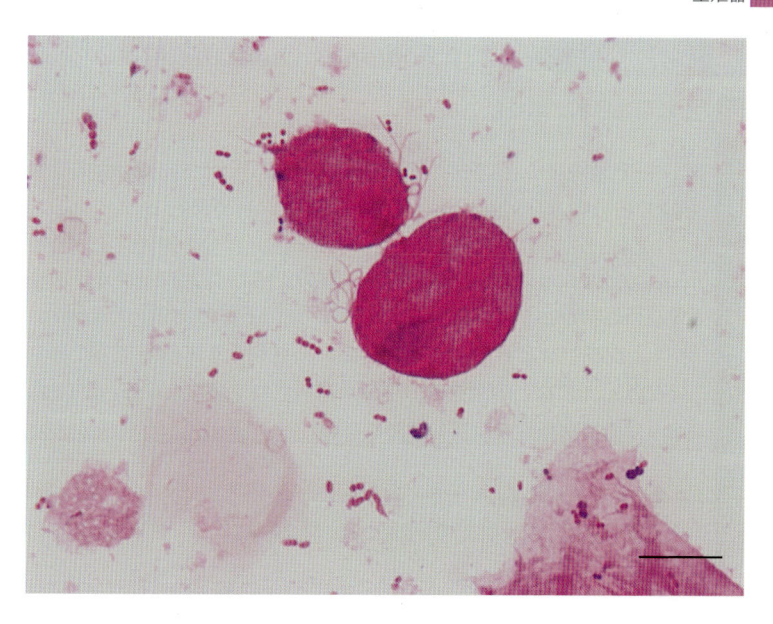

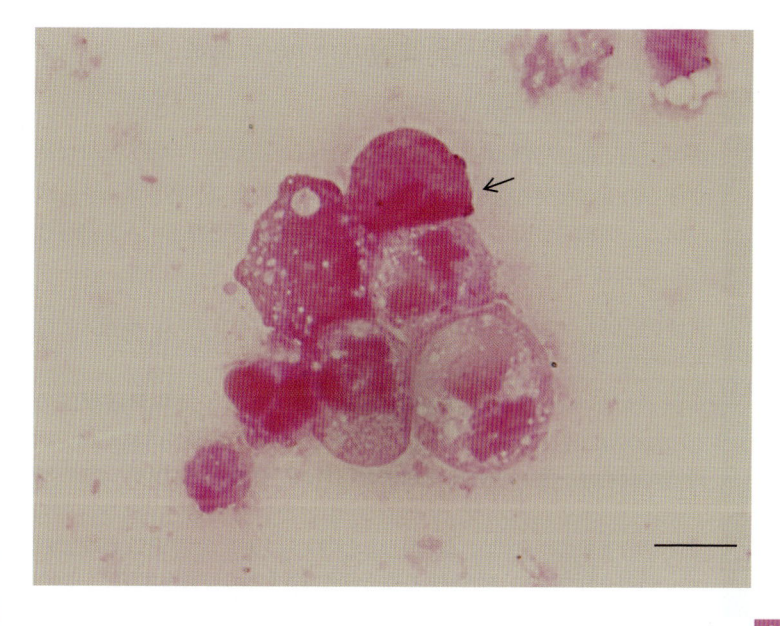

131 腟分泌物　　*Trichomonas vaginalis* 推定

染　生鮮湿潤標本／無染色（400 倍）

所見　暗視野で鏡検する。中央に活発に動く鞭毛を伴った約 20 μm の原虫が認められる。*T. vaginalis*（腟トリコモナス）である。

ポイント　*T. vaginalis* にシストの時期はない。腟の正常 pH は 3.8〜4.4 であるが，*T. vaginalis* の生存に最適な pH は 5.5〜6.0 である。*T. vaginalis* は上皮細胞などが産生するグルコースを利用して増殖するため，*Lactobacillus* などの常在菌の生育が抑制されて腟炎となる。*T. vaginalis* が直接病原性を示すわけではない。

対応
> 必要に応じてトリコモナス培地で培養する。
> 推奨薬：MNZ（セックスパートナーも一緒に）

132 腟分泌物　　非病原性 *Spirochete* 推定

染　グラム染色／B & M 法（1,000 倍）

所見　中央に赤く染まった 10〜15 μm の細長いらせん菌，グラム陰性桿菌がみられる。らせん菌は *Treponema pallidum*（トレポネーマ・パリダム；梅毒スピロヘータ）と比べると形態の変形が多く，非病原性 *Spirochete* と考えられる。

ポイント　糞便の *Spirochete* は健常者でも存在が報告されており，腸管スピロヘータ症と同義ではない。
腸管スピロヘータ症は *Brachyspira* ブラキスピラや非病原性の *Treponema* などがある。腸管スピロヘータ症の診断は大腸粘膜の病理的な同定が必要とされる。

対応
> 常在菌を多数認めるため，病原性なしと考え，コメントへの記載報告をする。梅毒を疑う場合，患者背景も考えて血清学的検査の実施を要請する。

生殖器

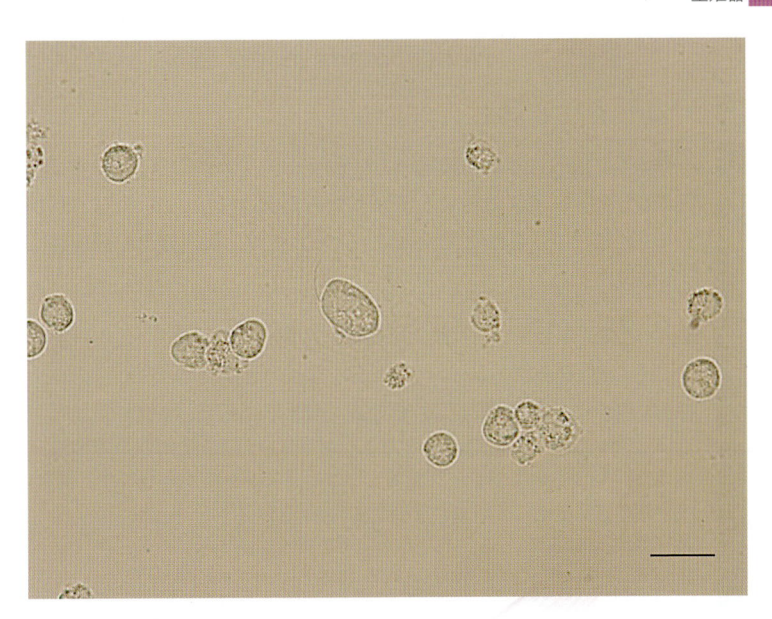

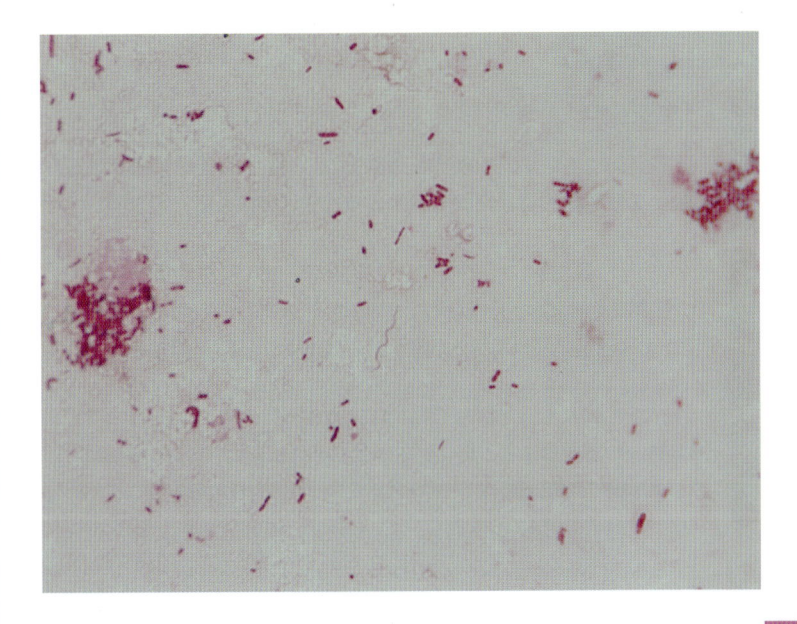

133 胃粘膜　　*Helicobacter pylori* 推定

染　グラム染色／B＆M法（1,000倍）

所見　内視鏡下に採取した胃粘膜組織の粘膜部分をスライドグラスに塗布して染色する。S字状のらせん菌が多数みえる。*H. pylori* ヘリコバクター・ピロリで，*Campylobacter* より大きく，胃組織の粘膜周囲に多く散見される。

ポイント　塗沫・培養に際して，内視鏡的に採取した胃粘膜の組織片（2〜3 mm）をTSB（トリプチケース・ソイブロス）などの液体培地1 mLに入れ，冷蔵保存すると8時間は安定である。室温では死滅しやすい。

対応　培養は胃粘膜をホモジナイズすることなく，スキロー培地やヘリコバクター用の選択培地に転がすように塗布する。
微好気培養，35℃で3〜7日程度の培養を行う。
推奨薬：3剤併用；プロトンポンプ阻害薬＋AMPC＋CAM

134 胃粘膜　　*Helicobacter pylori* 推定

染　蛍光染色／アクリジン・オレンジ染色（400倍）

所見　アクリジン・オレンジで核酸を染色する。S字状のらせん菌である *H. pylori* を多数認める。粘膜細胞や多核白血球の核も赤く染まる。

ポイント　*H. pylori* は胃粘膜に持続感染し，胃潰瘍・十二指腸潰瘍を引き起こす。抗菌薬治療により球状化した菌体を認めることも多く，グラム染色に比べ判別しやすい。この標本をそのままグラム染色することも可能である。

対応　胃粘膜組織を培養する。微好気条件で，35℃で3〜7日程度の培養を行う。治療後の除菌確認には尿素呼気試験なども用いられる。

胃粘膜

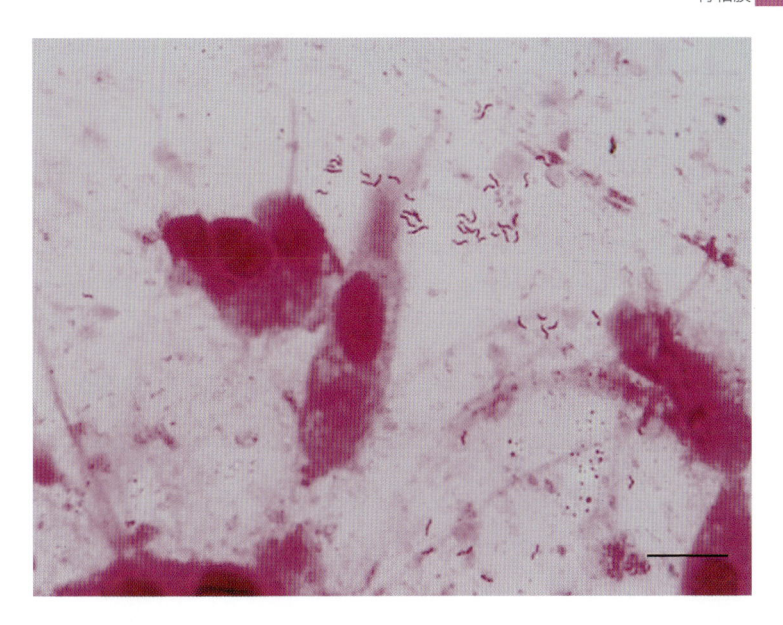

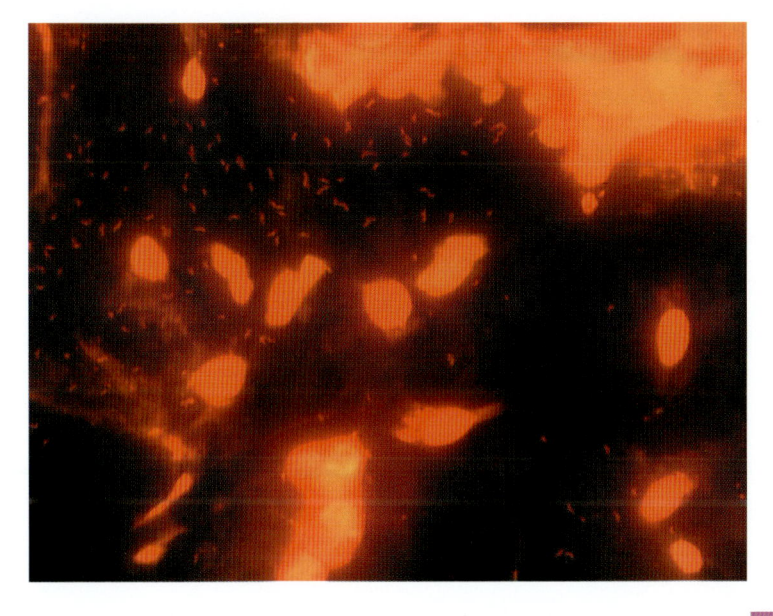

135 糞　便　　　　常在菌の混在

染 グラム染色／B＆M法（1,000倍）

所見 健常者の染色標本で，多数の菌が確認できる。*Clostridium* と思われる大きな陽性桿菌と楕円の中央が抜けた芽胞菌，陽性レンサ球菌，大小不同のグラム陰性桿菌などである。
炎症を疑う多核白血球も見当たらない。健常者の場合，固形便が多く塗抹検査を実施する必要はない。

対応 無症状の固形便の場合は培養するにあたり，主治医と目的などを確認して検討するべきである。培養の意義は少ない。

136 糞　便　　　　炎症性腸疾患 推定

染 グラム染色／B＆M法（1,000倍）

所見 多核白血球と赤血球を認める。炎症性疾患で腸管内の出血を示した所見と推定できる。

ポイント 糞便では多くの微生物が常在しているため，*Shigella*（赤痢菌），*Salmonella* サルモネラ，*E. coli*（大腸菌）などは鑑別できない。グラム染色では菌体に特徴的な形態を示すものは認められない。食中毒の原因菌を検出できる培地を用いて培養する。

対応 原因菌を確認できなくても，白血球や赤血球，粘液糸の有無，炎症所見の有無を報告するのがよい。

糞 便

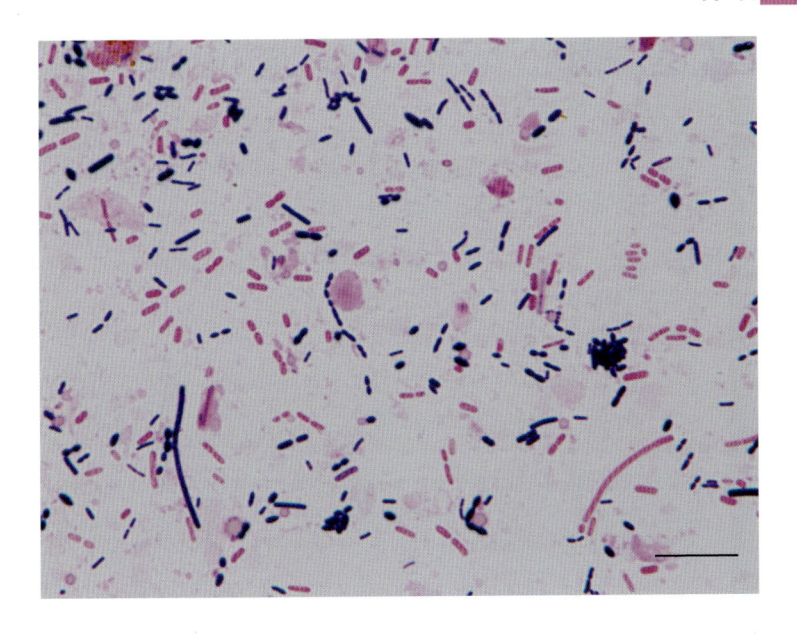

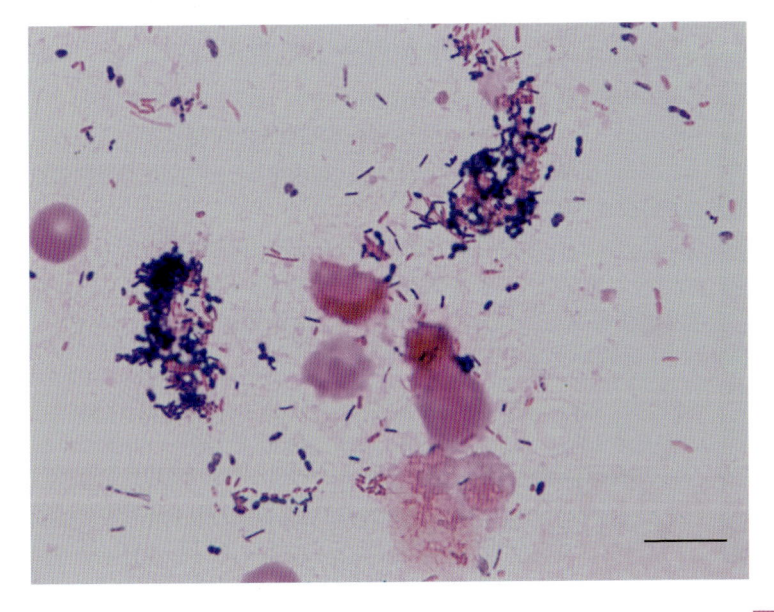

137 糞 便　　　*Clostridium difficile* 腸炎 推定

染：グラム染色／B & M 法（1,000 倍）

所見：入院患者の下痢を伴った便で，グラム陽性の大型桿菌と先端部に白く抜けた楕円形の芽胞がみられる。他の細菌は認められない。

ポイント：抗菌薬関連性腸炎の偽膜性大腸炎を疑い，主治医に連絡すると，約1週間の抗菌薬投与後に起こった下痢であった。
抗菌薬を中止し患者の経過を観察する。

対応：
便から *C. difficile* クロストリジウム・ディフィシルの毒素（ToxinA および ToxinB）の検出を実施する。また，CCFA などの選択培地を用いて培養を行う。
培養で *C. difficile* が検出されても，毒素が陰性の場合があるので，毒素検査を行う必要がある。現在の迅速診断キットは *C. difficile* GDH 抗原と ToxinA/B が検出可能である。
推奨薬：VCM 散剤，MNZ

138 糞 便　　　*Campylobacter* 推定

染：グラム染色／B & M 法（1,000 倍）

所見：中央部に S 字状の小さなグラム陰性のらせん状桿菌が多数認められる。糞便の外観が粘血性の便であり，鏡検すると白血球や粘液状の物質が確認されることが多い。

ポイント：*Campylobacter* キャンピロバクターによる腸炎である。*Campylobacter* は菌が小さく染色が弱く，確認されない場合があるので注意深く観察する。*C. jejuni* 腸炎の罹患後に末梢神経疾患であるギラン・バレー症候群を発症することがある。

対応：
菌を認めた場合や疑いがある場合は，スキロー寒天培地などによる微好気培養を併用する。*Campylobacter* の第1選択薬はマクロライド薬であるため，感受性試験に追加する。
注　意：本菌は最近，キノロンに耐性株が多く効果が弱いことがある。
推奨薬：マクロライド薬

糞 便

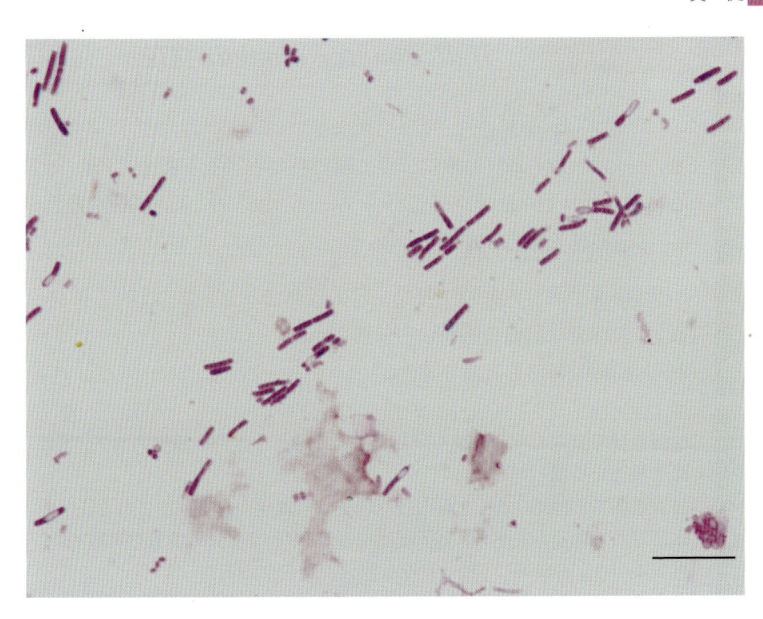

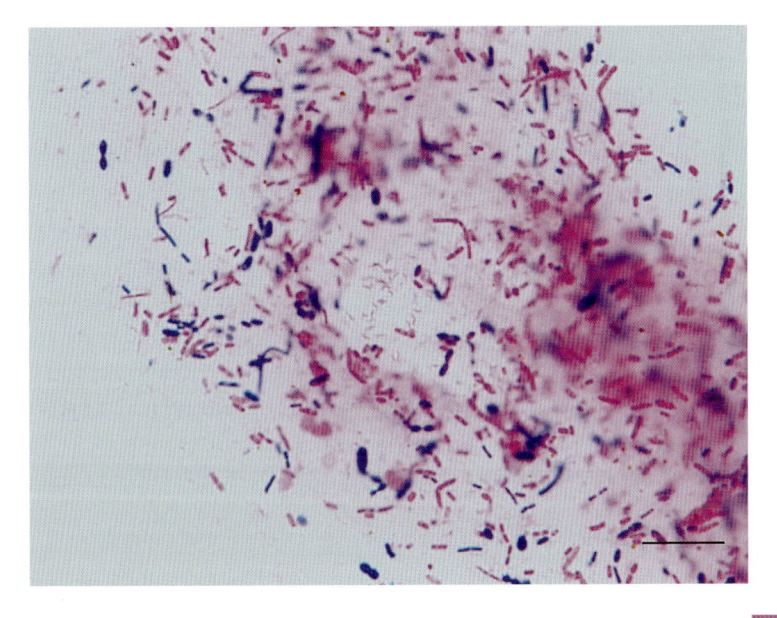

139 糞便 — *Helicobacter cinaedi* 推定

染：グラム染色／B & M 法（1,000 倍）

所見：*Campylobacter* よりも長いグラム陰性らせん菌を多数認める。
Helicobacter cinaedi ヘリコバクター・シナジーによる腸炎を疑う。
便中に白血球を認めなかった。

ポイント：*H. cinaedi* はらせんが特に長い。ヒト以外のイヌ，ネコ，ハムスターなどさまざまな動物の腸管から分離される。
ペット飼育の有無を確認する。

対応：
血液培養で同様のラセン菌を認めたことから，主治医に糞便の塗沫・培養同定検査を提出してもらった。
血液培養で *H. cinaedi* を検出した場合は，糞便からも検出されることが報告されている。スキロー寒天培地による 37℃ で微好気培養を実施する。
推奨薬：キノロン薬，EM（ただし耐性の報告がある）

140 糞便 — *Spirochete* 推定

染：グラム染色／B & M 法（1,000 倍）

所見：10 μm を超える長いグラム陰性らせん菌を多数認める。便中に白血球を認めなかった。*Spirochete* スピロヘータによる腸炎を疑う。

ポイント：腸管スピロヘータ症 Intestinal spirochetosis の原因菌は *Brachyspira* spp. ブラキスピラと報告されている。ブタ，イヌ，トリなどの人畜共通感染症で，ヒトへの感染発症は明らかでない。

対応：
Brachyspira spp. はグラム陰性長紡錘形の偏性嫌気性菌であり，嫌気培養および微好気培養を進めたが分離できなかった。
本症例では下痢・腹痛などの症状はほとんどなく，抗菌薬を投与せず経過観察で改善した。
推奨薬：MNZ，CLDM，マクロライド薬（下痢症状が明らかな場合）

糞 便

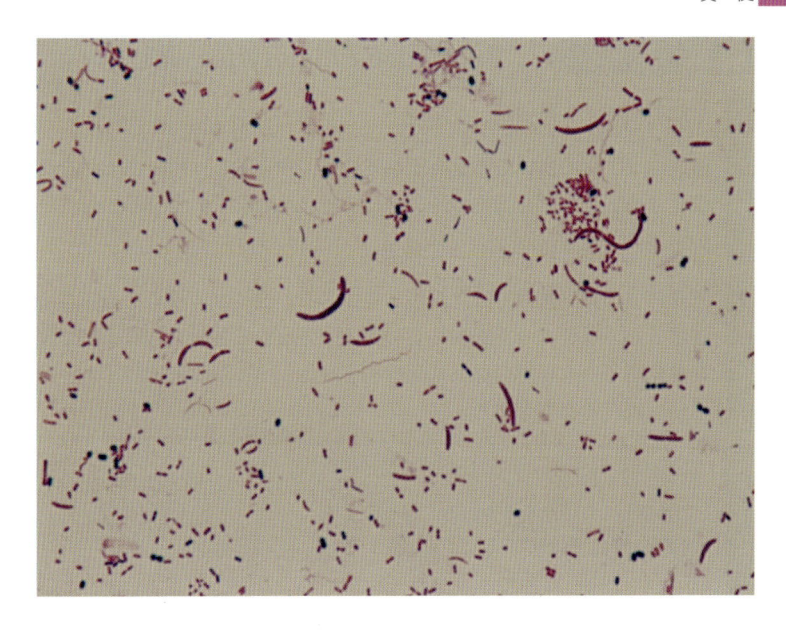

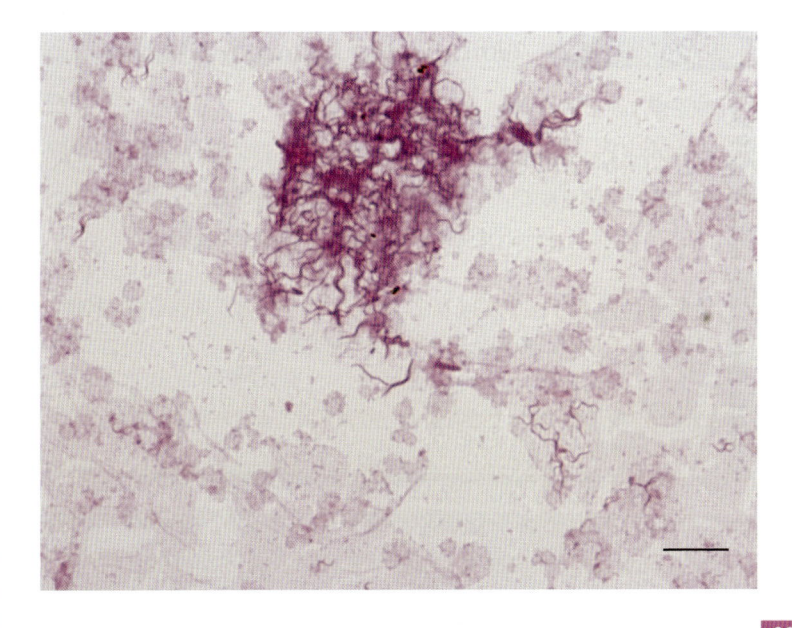

141 糞 便　　　*Entamoeba histolytica* 推定

染：生鮮湿潤標本／無染色（400倍）

所見：直径は 20～50 μm で偽足を出してゆっくり運動し，形はさまざまに変化する。赤血球を捕食しているので *E. histolytica*（赤痢アメーバ）の栄養体である。

ポイント：栄養体は冷蔵や室温では死滅しやすいので，速やかに検査するように注意する。保存する場合はふ卵器などで 35℃に温めておく。赤血球を貪食していない場合は非病原性の *E. disper* エンタモエバ・ディスパーも考える必要がある。

対応：
直ちに *E. histolytica* 栄養体であること，感染症法の5類全数把握感染症で保健所への届出義務のあることを伝える。
栄養体は経口摂取してもヒトに感染しない。
推奨薬：MNZ，PRM

142 糞 便　　　*Entamoeba histolytica* 推定

染：湿潤標本／ヨード染色（400倍）

所見：*E. histolytica*（赤痢アメーバ）の栄養体 trophozoite であるが，ヨード染色時に死滅しているため偽足を出して運動することはない。核が染色されカリオソームが中央にあることが確認できる。

ポイント：未熟嚢子では赤褐色に染まるグリコーゲン胞が確認できるが，標本では明らかでない。成熟嚢子では確認できない。

対応：
栄養体は経口摂取しても感染しないが，成熟嚢子は感染するので注意する。
推奨薬：MNZ，PRM

糞便

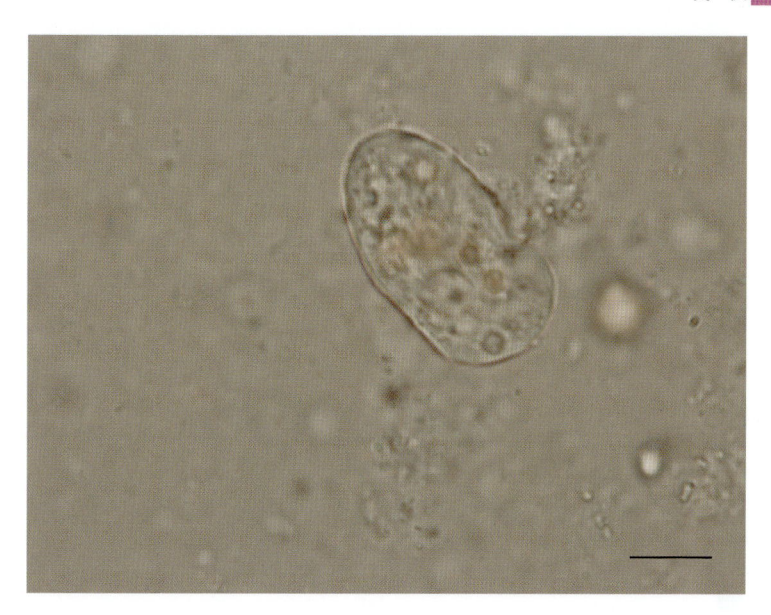

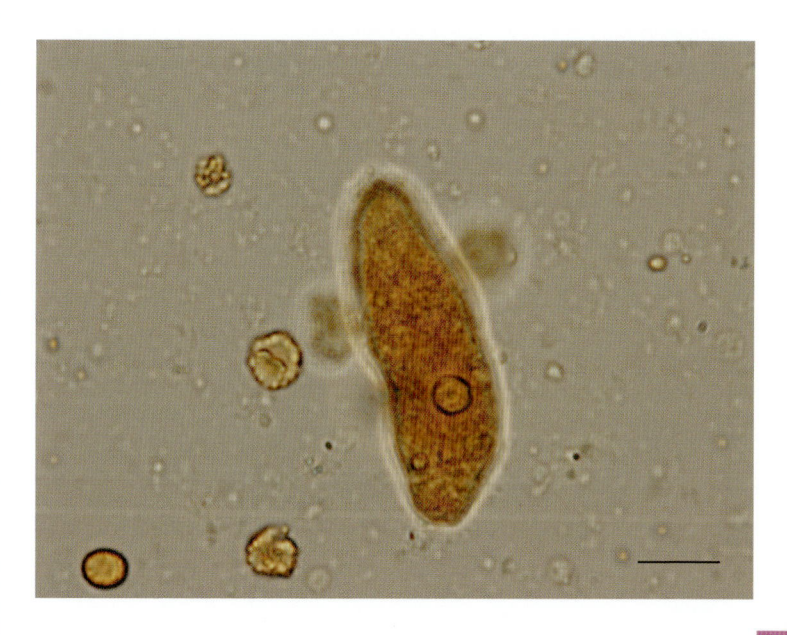

143 糞 便 　　　　　*Entamoeba histolytica* 囊子 推定

染 トリクロム染色（1,000倍）：永久染色標本

所見 *E. histolytica*（赤痢アメーバ）の囊子で，大きさは12〜15μmの球形，成熟囊子内には核を4個もつが，スライドでは2個の核と中央にカリオソームを認める。

ポイント トリクロム染色は簡単であるため，検査室で行いやすい。成熟囊子の経口摂取はヒトに感染するため注意が必要である。
検査室内感染を防ぐため，検査に際して便1gに10%ホルマリン5mLを加え，20分間固定して行う。

対応 主治医に *E. histolytica* の囊子であること，院内感染予防のための標準予防策＋接触予防策を遵守し，排便の取り扱いに注意すること，感染症法の5類全数把握感染症で保健所への届出義務のあることを伝える。
推奨薬：PRM（MNZは不可）

144 糞 便 　　　　　*Entamoeba histolytica* 栄養体 推定

染 トリクロム染色（1,000倍）：永久染色標本

所見 丸い20μm前後の虫体が確認でき，右側に核，その中央にカリオソームを認める。*E. histolytica*（赤痢アメーバ）の栄養体で，虫体に赤く染まっているのが捕食された赤血球である。

ポイント 栄養体は経口摂取しても感染しないが，囊子は感染するので注意する。栄養体のみであれば問題ないが，囊子の混在が疑われる場合は，排便の取扱いに注意する。

対応 主治医に *E. histolytica* の栄養体であること，感染症法の5類全数把握感染症で保健所への届出義務のあることを伝える。
推奨薬：MNZ，PRM

糞 便

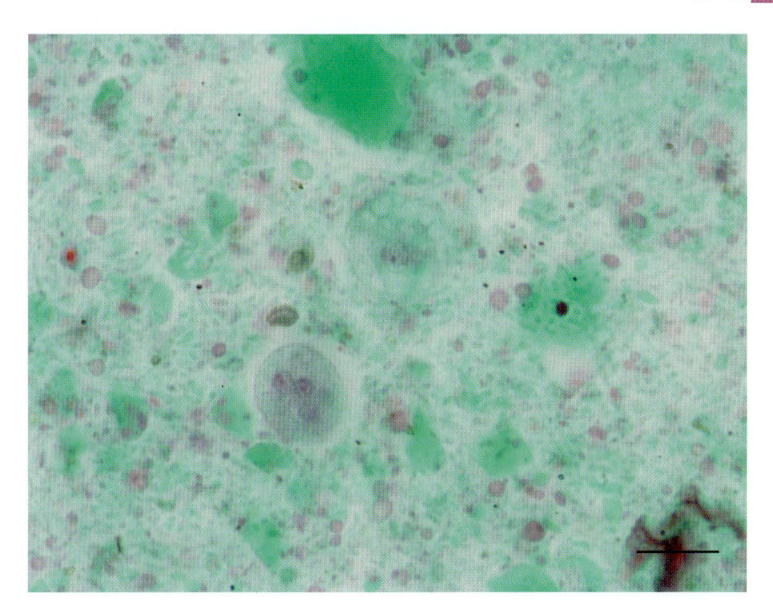

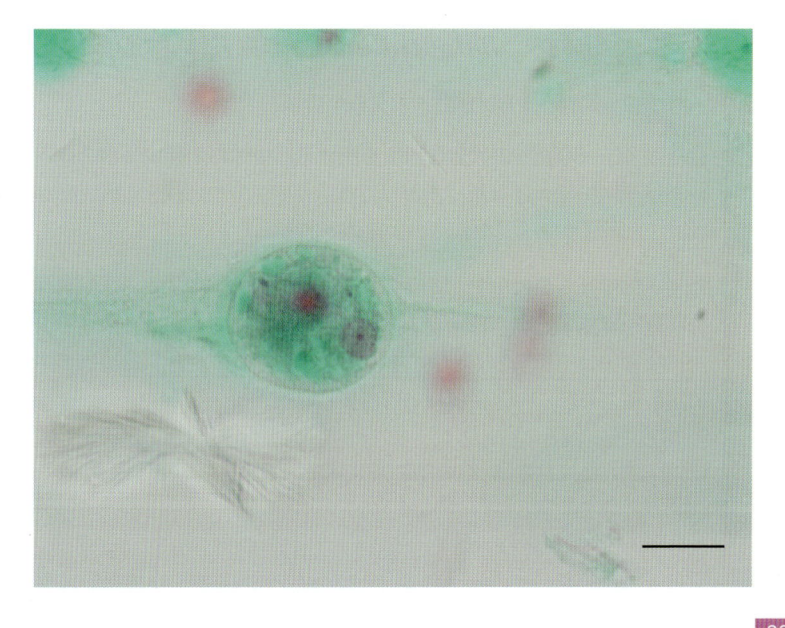

145 糞 便　　*Entamoeba coli* 囊子 推定

染 トリクロム染色（1,000 倍）：永久染色標本

所見 直径は 15〜25 μm の球形で *E. histolytica*（赤痢アメーバ）よりやや大きく，核を多く認め，核のカリオソームは中心からはずれている。

ポイント ピントをずらしながら十分に観察すると 8 個の核を認めたため，*Entamoeba coli*（大腸アメーバ）の囊子を疑う。
大腸アメーバは腸管粘膜への組織侵入性はなく，病原性はないため駆虫の必要はない。ちなみに *E. histolytica* は 4 個まで核を認める。

146 糞 便　　*Balantidium coli* 栄養体 推定

染 トリクロム染色（1,000 倍）：永久染色標本

所見 直径が 40〜80 μm の大きな原虫を認める。虫体の周囲に多数の繊毛があり，中央に大きな核，まわりに食胞が確認できる。*Balantidium coli*（大腸バランチジウム）の栄養体である。

ポイント 患者下痢便からの検出であるが，ヒトからの検出は稀である。栄養体の検査を実施する場合は冷蔵や室温で保存していると死滅しやすいので，採取後は 35℃に保存し，できるだけ早く検査する。感染は囊子の摂取により起こり，栄養体では感染しない。

対応 直ちに主治医に連絡し，排便の取り扱いに注意を要請する。
推奨薬：テトラサイクリン薬，MNZ

糞 便

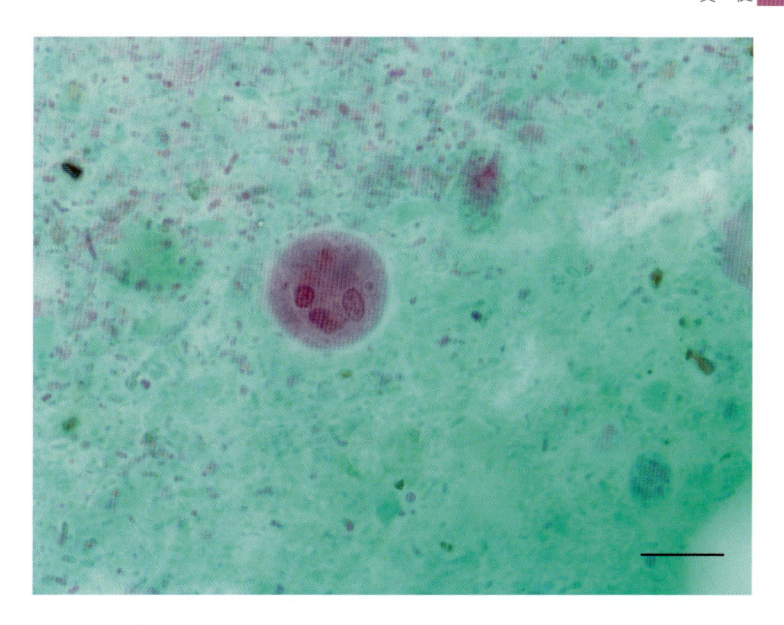

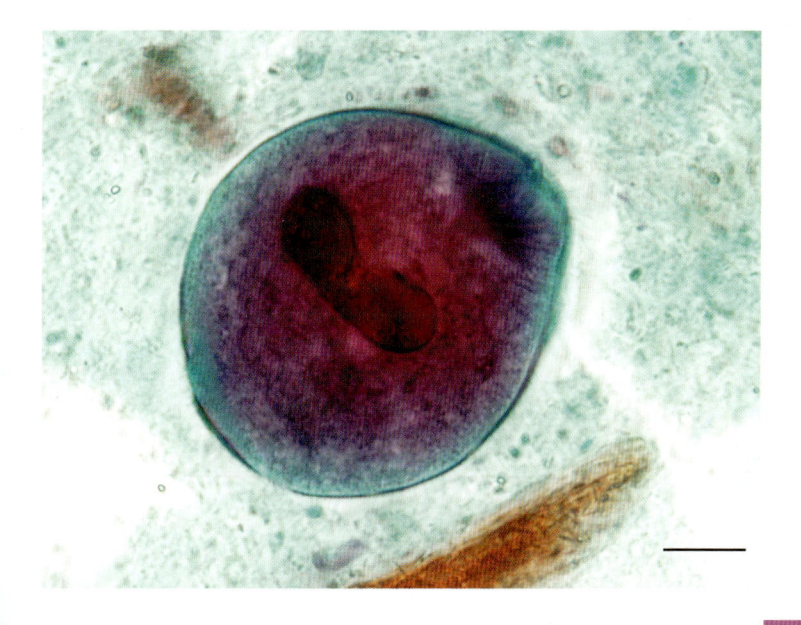

147 糞 便　　*Giardia intestinalis*（*lamblia*）栄養体 推定

染 グラム染色／B & M 法（1,000 倍）

所見 患者の水様性下痢便で，長径 10〜15 μm の大きさの原虫を認める。核を 2 個，4 対 8 本の鞭毛を認める。

ポイント グラム染色ではみにくいことが多く，糞便は生鮮標本やギムザ染色，またはコーン染色などの染色法で虫体を確認する。

対応 直ちに主治医に *G. intestinalis*（ランブル鞭毛虫）の栄養体であり，感染症法の 5 類全数把握感染症で保健所への届出義務のあることを連絡する。
推奨薬：MNZ，チニダゾール

---

148 糞 便　　*Giardia intestinalis* 栄養体 推定

染 ギムザ染色（1,000 倍）

所見 *G. lamblia* の栄養体で，左右対称の洋梨形で数本の鞭毛と 2 個の核を認め，核のなかにカリオソームを確認する。

ポイント ランブル鞭毛虫は栄養体とシストがある。栄養体は感染しない。ギムザ染色は永久標本としても保存が可能である。

対応 直ちに主治医に *G. intestinalis* の栄養体であり，感染症法の 5 類全数把握感染症で保健所への届出義務のあることを連絡する。
推奨薬：MNZ，チニダゾール

糞便

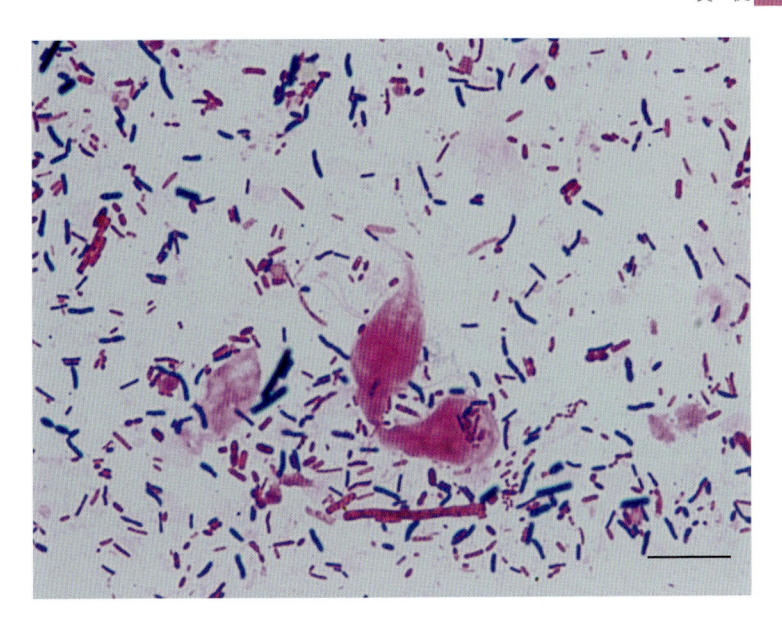

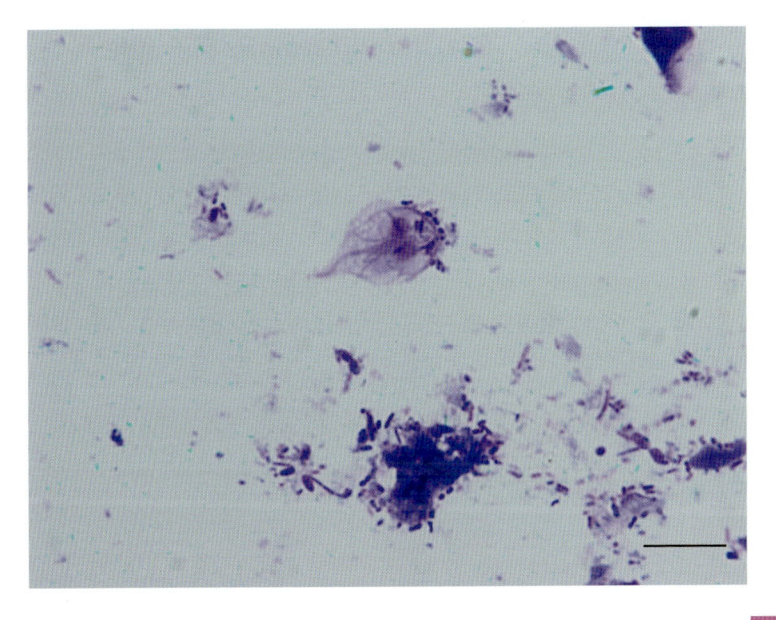

149 糞便　　　Entamoeba histolytica 栄養体　推定

染 コーン染色（1,000倍）

所見 直径20〜50μmと大型で形態がさまざまな虫体が認められる。虫体の核の中央にカリオソームをもつ。左側の栄養体は濃染した赤血球を貪食している。

ポイント E. histolytica の栄養体の検査を実施する場合は冷蔵や室温で保存していると死滅しやすいので，採取後は35℃に保存し，できるだけ早く検査する。本法は永久標本とし，鉄ヘマトキシリン染色，トリクロム染色などと同様に用いられる。

対応 報告主治医に院内感染予防のため排便の取り扱いに注意すること，感染症法の5類全数把握感染症で保健所への届出義務のあることを伝える。
推奨薬：MNZ，チニダゾール

150 糞便　　　Giardia intestinalis 囊子　推定

染 コーン染色（1,000倍）

所見 8〜12μmの楕円形の原虫の囊子シストが確認できる。G. intestinalis（ランブル鞭毛虫）の囊子である。鞭毛は遺残物として中央にみられ，核は2個認める。

ポイント 囊子は有形便中にみられることから，集囊子法による検査が望ましい。便から排泄された囊子を経口的に接種すると感染する。囊子は乾燥に弱いが水道やプールでは数カ月生存し，塩素消毒でも死滅しない。

対応 直ちに主治医に G. intestinalis の囊子であり，感染症法の5類全数把握感染症で保健所への届出義務のあることを連絡する。
推奨薬：MNZ，PRM

糞 便

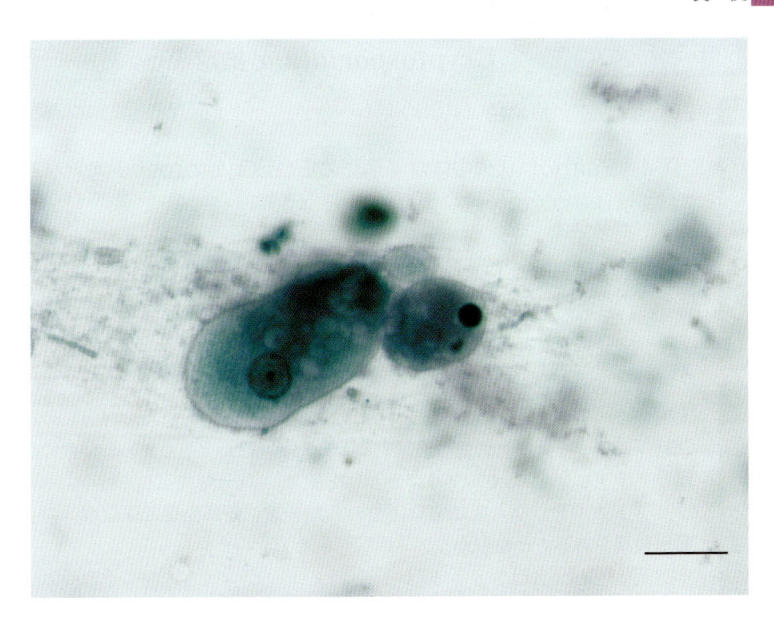

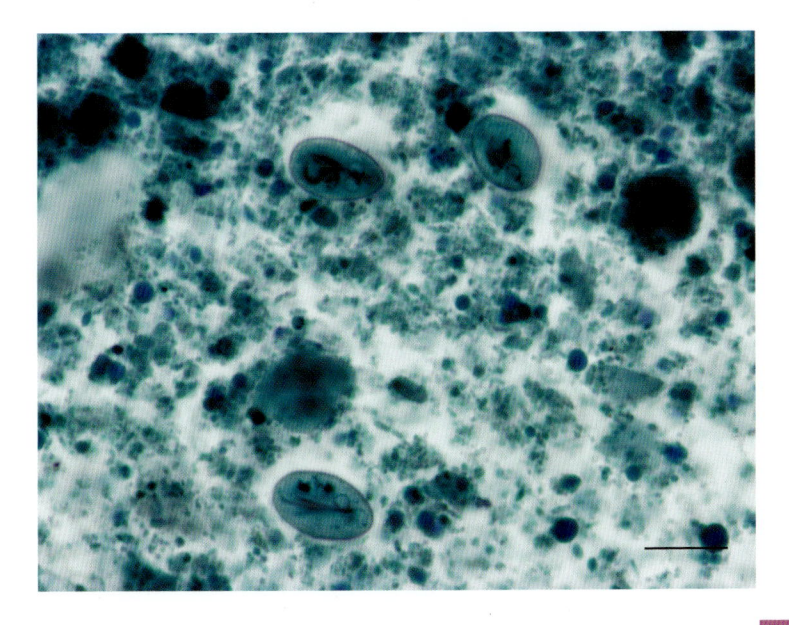

151 糞便　　　*Cryptosporidium* 推定

染　生鮮湿潤標本／無染色（1,000倍）

所見　直径4〜5μmの球状の虫体が4個認められ，*Cryptosporidium* クリプトスポリジウムのオーシストを疑う。

ポイント　長期の下痢はHIV感染を強く疑う。HIV感染患者では重症化することが多い。患者の同意が取れれば血中HIV抗体検査も主治医に施行してもらう。健常者にも感染して下痢を起こすが，比較的軽症である。

対応
下痢が1カ月以上続く患者は *Cryptosporidium* による感染も考慮して蔗糖浮遊法やキニヨン染色を実施する。検査室内感染を防ぐために検査に際して便1gに10%ホルマリン5mLを加え，20分間固定して行う。クリプトスポリジウム症は感染症法の5類全数把握感染症で保健所への届出義務があることを伝える。
推奨薬：PRM＋AZM

152 糞便　　　*Cryptosporidium*のオーシスト 推定

染　抗酸菌染色／Kinyoun（キニヨン）染色（1,000倍）

所見　中央部に赤く染色された直径4〜5μmの球状のオーシストが確認される。オーシスト内に赤く染色された4個の格子状のスポロゾイトを確認したが，数ははっきり確認されなかった。

ポイント　球状に赤く染まったものは酵母などと間違わないように注意をする（疑いが強い場合は集菌法の蔗糖浮遊法を実施する）。市販されている *Cryptosporidium* および *Giardia* の同時FITC蛍光抗体試薬による蛍光染色も有効である。

対応
精査の結果 *C. parvum* クリプトスポリジウム・パルバムと報告した。院内感染防止のために排便の取扱いに注意する。

糞　便

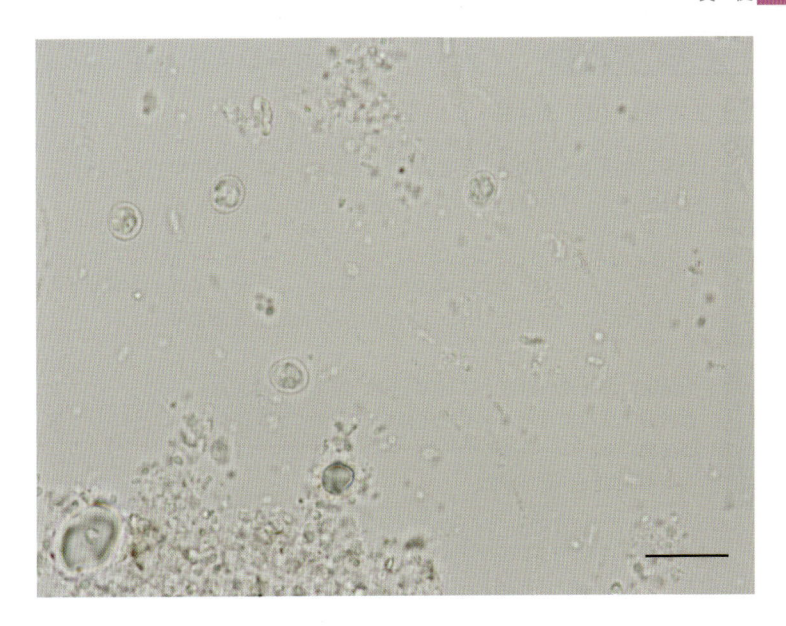

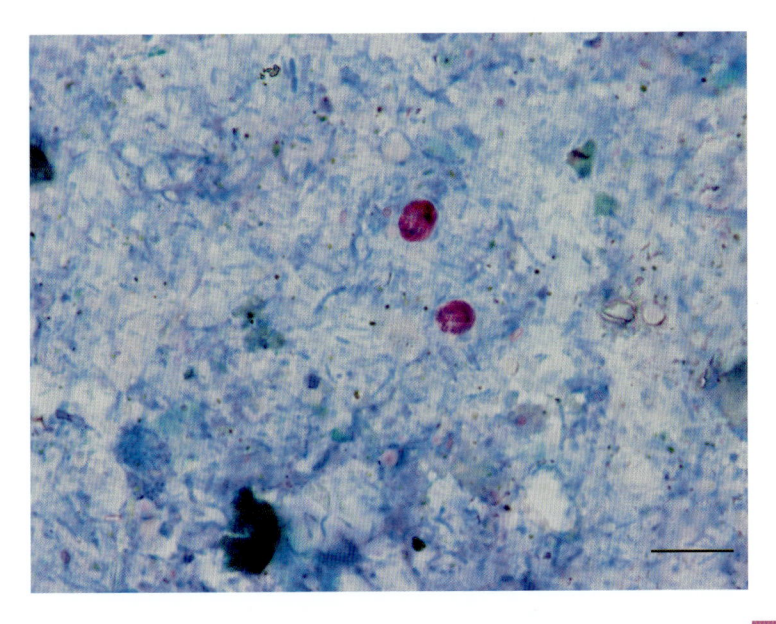

153 糞 便　　　　　*Cyclospora* のオーシスト 推定

染 生鮮湿潤標本／無染色（400 倍）

所見 球状で直径 8〜10 μm 程度の中に多数の小球上の内容物がみえる。*Cyclospora* サイクロスポーラの未熟なオーシストを疑う。

ポイント 未熟なオーシストを数日〜数週間培養して，成熟したオーシスト内に 2 個のスポロゾイトと 2 個のスポロシスト形成を確認する。

対応 主治医に海外渡航歴および HIV 感染の調査を依頼する。
患者糞便に汚染された水や食品の経口摂取により感染する。ヒト-ヒト感染は起こさない。
推奨薬：ST 合剤，CPFX

154 糞 便　　　　　*Cyclospora* のオーシスト 推定

染 抗酸菌染色／Kinyoun（キニヨン）染色（1,000 倍）

所見 8〜10 μm の赤く染まった円形の *Cyclospora* サイクロスポーラのオーシストがみえる。

ポイント 糞便の生鮮標本，またはホルマリン固定した標本を蛍光顕微鏡下で確認すると，*Cyclospora* オーシスト壁はネオンブルー蛍光を発する。

対応 主治医に直ちに報告する。AIDS などの免疫不全患者では数年間におよび，水溶性下痢が続くことがある。
推奨薬：ST 合剤，CPFX

糞 便

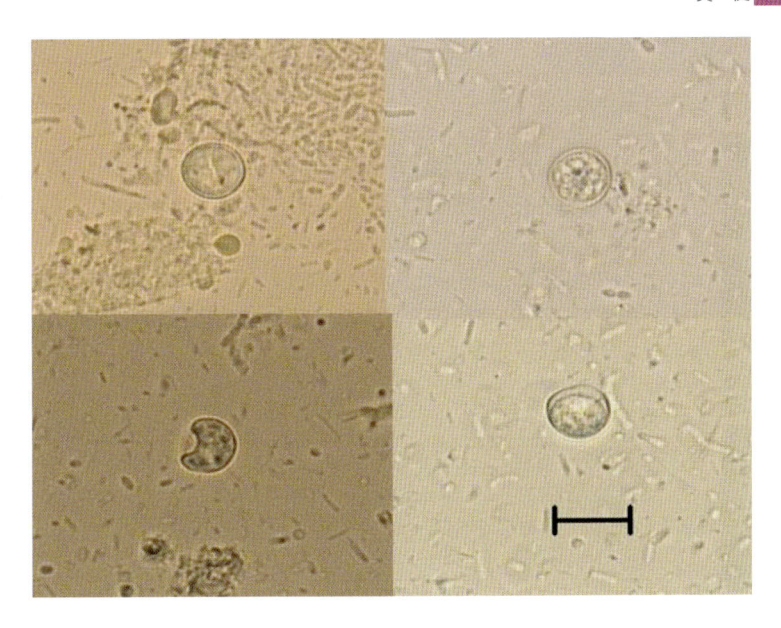

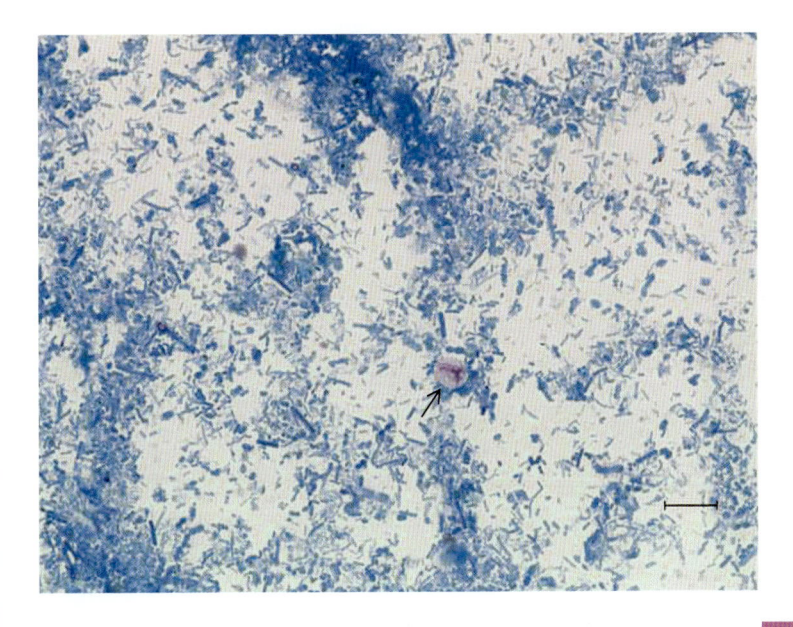

155 糞便　　Isospora のオーシスト　推定

染　生鮮湿潤標本／無染色（1,000倍）

所見　中央に約30μmの大きな楕円形の原虫がみえる。中に1個のスポロシストを有する。Isosporaイソスポーラのオーシストである。

ポイント　Isosporaは患者糞便に汚染された水や食品の経口摂取により感染し，小腸粘膜上皮細胞内に寄生する。キニヨン染色および蛍光顕微鏡の自家発光で確認する。蛍光抗体試薬がなくてもUV励起下でオーシスト壁が青く自家発光することを観察する。

対応
直ちに主治医に連絡し，下痢が1カ月以上続いていないかを問い合わせる。健常人は一過性で自然に寛解するが，長期の下痢はHIV感染を疑い，患者の同意が取れれば血中HIV抗体検査を施行してもらう。
推奨薬：ST合剤

156 糞便　　Isospora のオーシスト　推定

染　抗酸菌染色／Kinyoun（キニヨン）染色（1,000倍）

所見　20～30μmの赤く染まった楕円形の原虫が認められる。内部が顆粒状にみえる未成熟なものもあり，上に白く抜けた楕円形のものもみられる。

ポイント　鏡検は100～400倍で観察し，1,000倍で確認する。ときに好酸球由来のシャルコーライデン結晶を認めることがある。
蛍光顕微鏡があれば，自家発光を確認する。

対応
直ちに主治医に連絡し，HIV感染の有無を聞く。AIDSなどの免疫不全患者では数年間におよび下痢が続くことがある。
推奨薬：ST合剤

糞 便

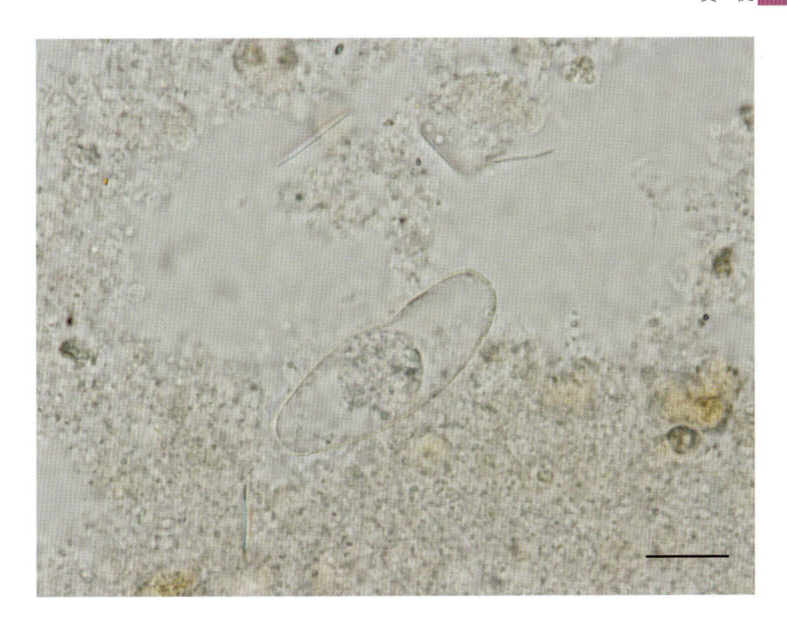

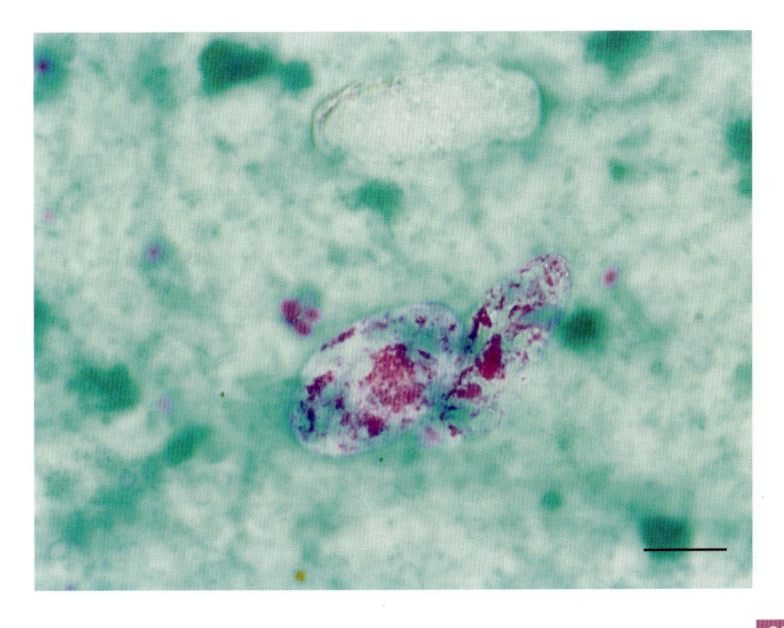

157 糞　便　　　　*Strongyloides stercoralis* フィラリア型雄成虫　推定

染 生鮮湿潤標本弱拡大／無染色（100倍）

所見 中央に1mmより小さい虫体を認める。活発に伸縮する運動があり，右側の端に鉤型の突起物がある。

ポイント 鉤型があることから *S. stercoralis* フィラリア型雄成虫（糞線虫）とされる。糞便検体を室温で数時間放置すると，ラブジチス型幼虫がより長いフィラリア型幼虫になるが，雄幼虫は感染できずすぐに死滅する。幼虫は大型なので糞便標本から100倍程度で発見できる。糞線虫は熱帯・亜熱帯地域の土壌に広く分布し，わが国では沖縄・鹿児島が多い。

対応 主治医に連絡し，発症の有無，家族内感染，出身地（沖縄など）の調査を依頼する。本例は下痢などの臨床症状はなく検診で確認された。
推奨薬：イベルメクチン

158 糞　便　　　　*Strongyloides stercoralis* フィラリア型雌成虫　推定

染 生鮮湿潤標本弱拡大／無染色（100倍）

所見 中央に1mmより小さい棒状の虫体を認める。強拡大400倍で虫体に子宮と卵が確認できる。

ポイント *S. stercoralis*（糞線虫）のフィラリア型雌成虫である。幼虫は2mm程度なので100倍程度で観察して，ラブジチス型かフィラリア型かを確認する。経皮的にヒトに感染するのはフィラリア型雌成虫であり，取扱いに注意が必要である。便からの塗沫による検出率は25％程度と低く，寒天平板培養法を実施すると倍以上の検出が可能である。

対応 可能であれば寒天平板培養法を実施する。フィラリア型雌幼虫は皮膚からの感染があるため，検査室内での接触感染対策に注意が必要である。主治医に連絡し，発症の有無および家族内感染の調査を依頼する。
推奨薬：イベルメクチン

糞 便

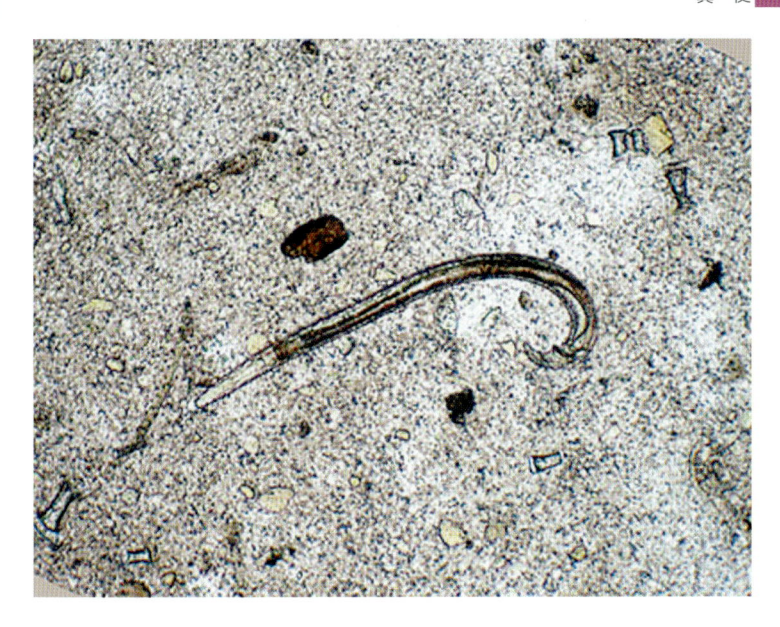

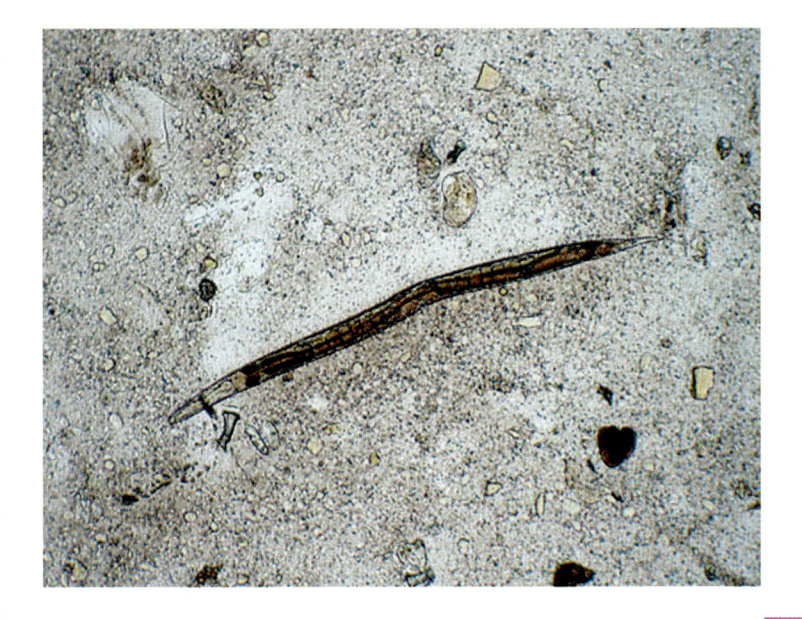

159 膿 汁 — 標本作製・染色の失敗

染 グラム染色／B & M 法（1,000 倍）

所見 白血球，赤血球などと思われるがはっきりと確認できない。膿汁標本は血液成分の他，滲出液，蛋白質が多く含まれるため，塗抹標本が厚くなると細胞などの確認ができないことがある。
アルコールによる脱色が不十分で色素沈着が残った状態で，染色失敗例である。

対応 薄い標本の再作製を行い，染色をやり直す。

160 開放創 — 染色標本の不備

染 グラム染色／B & M 法（1,000 倍）

所見 多核白血球を多数認めるが細菌は明らかでない。中央にグラム陽性に染まった不定形の物質が確認できる。脱色不良による無機物質複合体色素の沈着である。

ポイント 標本全体を検索し，色素沈着のない薄い部分で鏡検する。

対応 同じようなアーティファクトを多く認めた場合は標本の作り直しをするが脱色に注意する。

創・膿

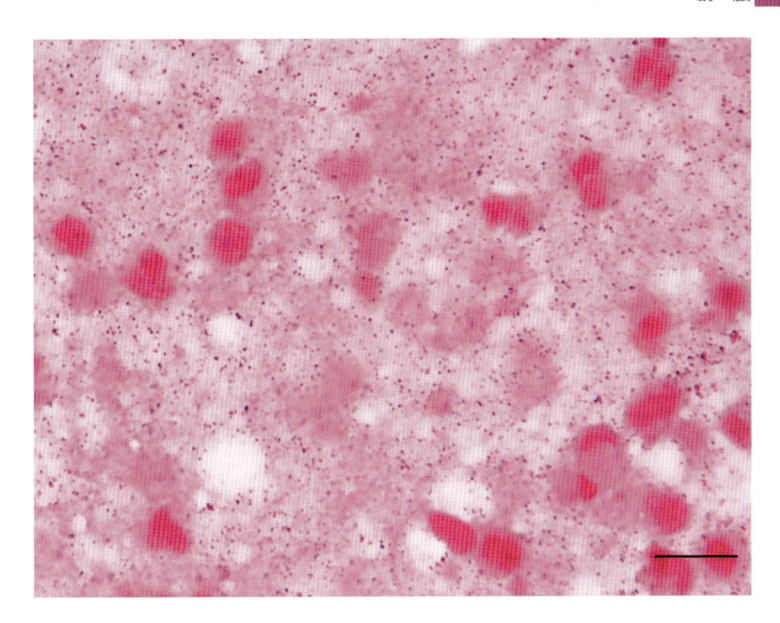

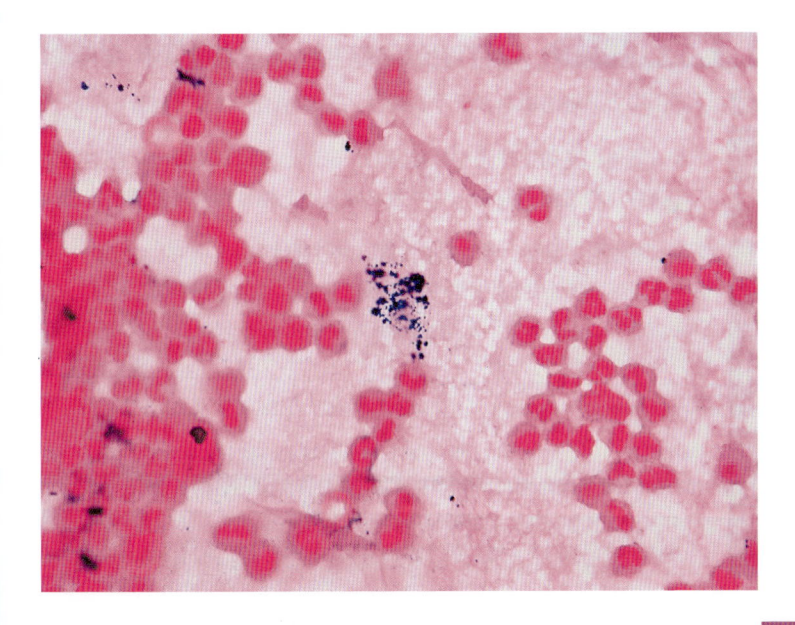

161 開放創 — *Staphylococcus aureus* 推定

染：下肢の皮膚深部／グラム染色／フェイバー G 法（1,000 倍）

所見：多核白血球に貪食されたグラム陽性のブドウ状の球菌がみられる。

ポイント：急性化膿性炎症を伴った創である。最も多い *Staphylococcus aureus*（黄色ブドウ球菌）による蜂窩織炎を疑う。

対応：
注　意：市中感染では MSSA によるものが一般的であるが，近年 MRSA の市中感染菌の増加が懸念されている。
推奨薬：第 1 世代セフェム薬，テトラサイクリン薬，アミノグリコシド薬

162 開放創 — *Streptococcus* ＋グラム陰性菌 推定

染：下腿部のガス壊疽患者／グラム染色／B＆M 法（1,000 倍）

所見：グラム陽性の連鎖状球菌を多数認め，形態は長短が多彩で一部白血球内に貪食された像もある。やや薄く染まった陰性桿菌も確認できる。

ポイント：グラム陽性菌に目がいきやすく，薄い陰性菌は見逃しがちになるので注意する。*Bacteroides* などの一部の嫌気性菌は染色性が悪いことがある。*Streptococcus* とグラム陰性の嫌気性菌による非クロストリジウム性ガス壊疽を疑う。非クロストリジウム性ガス壊疽では，腸内細菌，嫌気性菌などが多いが，グラム陽性球菌も少なくない。

対応：
通常培養に加えてマッコンキー寒天培地と嫌気培養を実施する。*S. agalactiae*（B 群溶血性レンサ球菌；GBS）と *Bacteroides fragilis* バクテロイデス・フラジリスを分離した。
推奨薬：カルバペネム薬，第 3 世代セフェム薬

創・膿

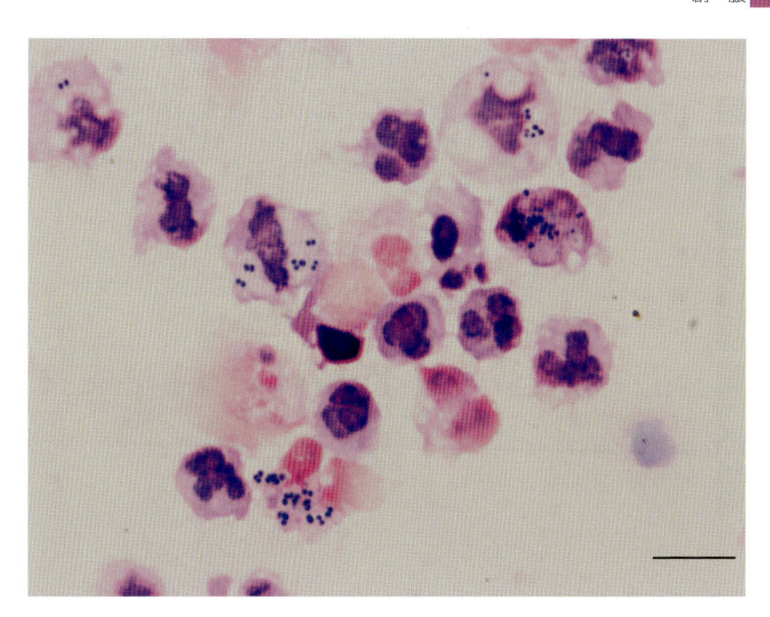

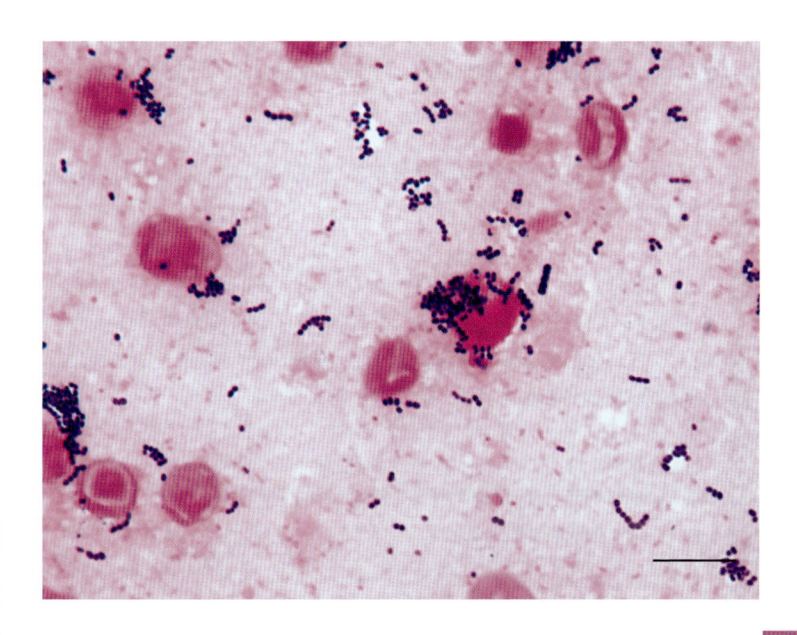

163 膿　　　　　*Klebsiella* 推定

染 術後創の縫合不全部／グラム染色／B & M 法（1,000 倍）

所見 多核白血球とやや太いグラム陰性桿菌がみられる。グラム陰性桿菌の周囲に莢膜が認められる。

ポイント 術後の手術部位感染（surgical site infection；SSI）と考えられる。腸内細菌を推定し，中でも *Klebsiella* を最も疑う。

対応 培養にマッコンキー寒天培地などの腸内細菌用培地を追加する。嫌気性菌も否定できないため，嫌気培養も実施する。抗菌薬の投与に加え，外科的処置も必要とする。
推奨薬：第 2・3 世代セフェム薬

---

164 非開放膿　　　　嫌気性菌 推定

染 上顎洞／グラム染色／B & M 法（1,000 倍）

所見 多数の多核白血球とグラム陽性球菌，グラム陰性の小桿菌や紡錘状の陰性桿菌がみえる。

ポイント 口腔内の常在菌種による複数菌種の感染が示唆される。*Streptococcus*（レンサ球菌），*Prevotella* プレボテラ，*Fusobacterium* フゾバクテリウムなどを疑う。検体採取には口腔内の汚染を防ぐため注射器での採取が重要になる。

対応 通常の培養に加えて，マッコンキー寒天培地などの腸内細菌用培地および嫌気培養を併用する。一部の嫌気性菌は保存に非常に弱いため，採取後，直ちに嫌気培養を実施する。
推奨薬：β-ラクタマーゼ阻害薬配合ペニシリン薬，CLDM，カルバペネム薬

創・膿

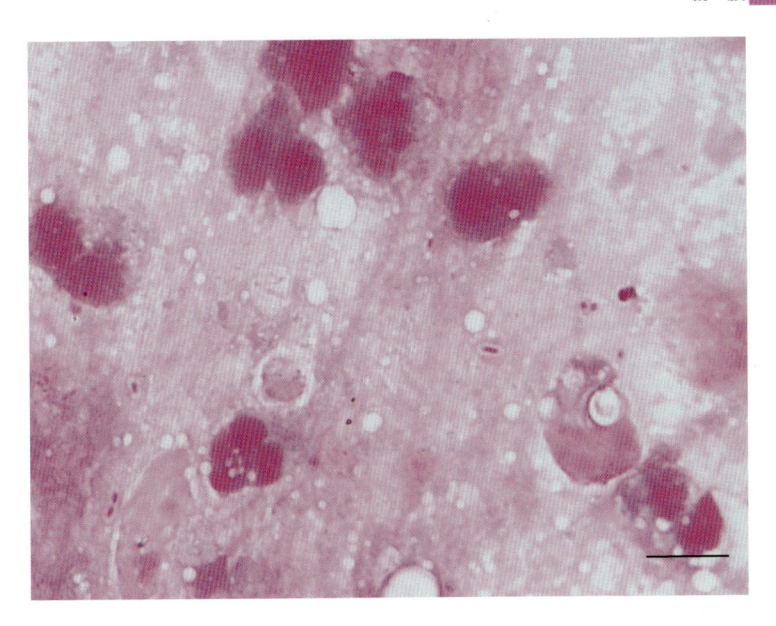

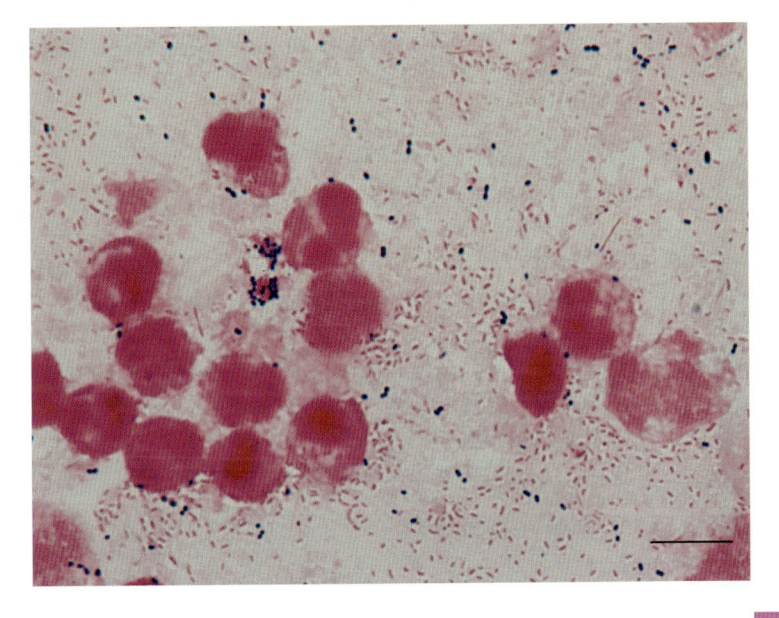

165 膿（腹部） — *Streptococcus*＋腸内細菌＋嫌気性菌 推定

染 グラム染色／B＆M法（1,000倍）

所見 多数の新鮮な多核白血球の周囲に，長短のグラム陽性のレンサ状球菌，菌塊を形成したグラム陰性桿菌など，種々の形態が確認される。

ポイント 新鮮な多核白血球と一部貪食像も認められ，*Streptococcus*（レンサ球菌），腸内細菌，嫌気性菌などの複数菌による急性感染が疑われる。

対応
通常の培養にコロンビアCNA寒天培地，マッコンキー寒天培地，嫌気性菌用培地を追加する。
急性腹膜炎の患者から採取された膿で，長い連鎖状球菌が確認されるので，溶血性レンサ球菌感染症も考慮し，また嫌気性菌が多く認められるので迅速に報告する。
推奨薬：β-ラクタマーゼ阻害薬配合ペニシリン薬，CLDM，カルバペネム薬

166 肝膿瘍 — *Klebsiella pneumoniae* 莢膜過剰産生 推定

染 グラム染色／B＆M法（1,000倍）

所見 新鮮な多核白血球と薄いグラム陰性桿菌の周囲の大きな莢膜がピンク色に染色されている。貪食像は認められない。

ポイント 莢膜が非常に大きく菌も大きいので*Klebsiella*と推定できる。膿瘍形成をしている臓器でよく確認される（脳膿瘍，眼内膿瘍など）。

対応
培養すると通常の*Klebsiella*に比べて粘性のある大きなコロニーが形成され，ストリングテスト（コロニーを白金線で触ると5mm以上糸を引く）をすると陽性になる。K1抗原陽性となる。
莢膜過剰産生している場合はMICが測定しにくいので注意する（偽感性になる）。
推奨薬：β-ラクタマーゼ阻害薬配合ペニシリン薬，第2，3世代セフェム薬，キノロン薬

創・膿

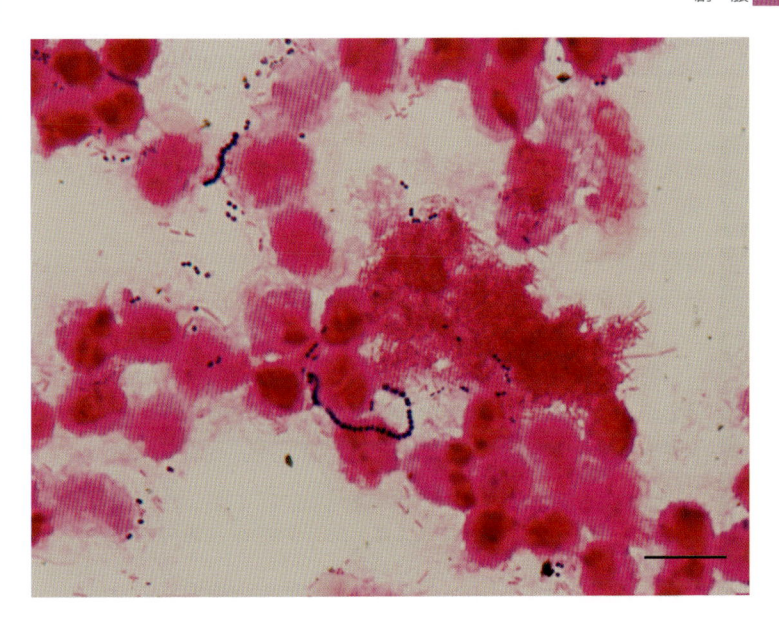

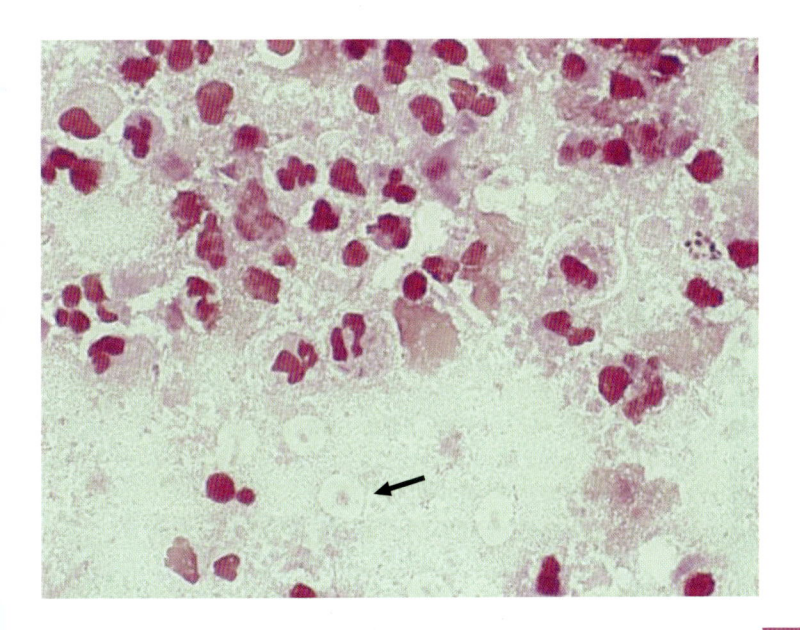

167 咬筋膿瘍 — ヒト由来 *C. gingivalis* + *Streptococcus* 推定

染：グラム染色／B＆M法（1,000倍）

所見：多核白血球と，貪食されたグラム陽性レンサ球菌と，グラム陰性の湾曲した染色性の淡い桿菌を認める。

ポイント：咬筋膿瘍から *Streptococcus* とグラム陰性の嫌気性菌を疑う。陰性菌はやや湾曲しているが形態から，*Fusobacterium* フゾバクテリウムや *Capnocytophaga* カプノサイトファーガを推定する。同定成績は口腔内由来の *C. gingivalis* であった。*Capnocytophaga* は動物由来の *C. canimosus* などとの鑑別は難しいが，培養発育性が早くオキシダーゼ陰性なので，コロニー形成すると容易に鑑別できる。

対応：培養は嫌気性菌用のブルセラHK寒天培地を追加し1～2日間で発育させる。
推奨薬：ペニシリン薬，セフェム薬，β-ラクタマーゼ阻害薬配合ペニシリン薬

---

168 開放創 — ブドウ糖非発酵菌 推定

染：術後の正中部／グラム染色／B＆M法（1,000倍）

所見：多核白血球とともに細いグラム陰性桿菌が確認できる。貪食像は認められない。

ポイント：腸内細菌に比べ細く，*Pseudomonas aeruginosa*（緑膿菌）などのブドウ糖非発酵菌を疑う。貪食像はないが，多核白血球を多数認め，術後感染と考える。

対応：通常の培養にマッコンキー寒天培地などの腸内細菌用培地を追加する。創部の滅菌生理食塩水による洗浄と第3世代セフェム薬の投与により治癒した症例である。
推奨薬：TAZ/PIPC，テトラサイクリン薬，第3世代セフェム薬

創・膿

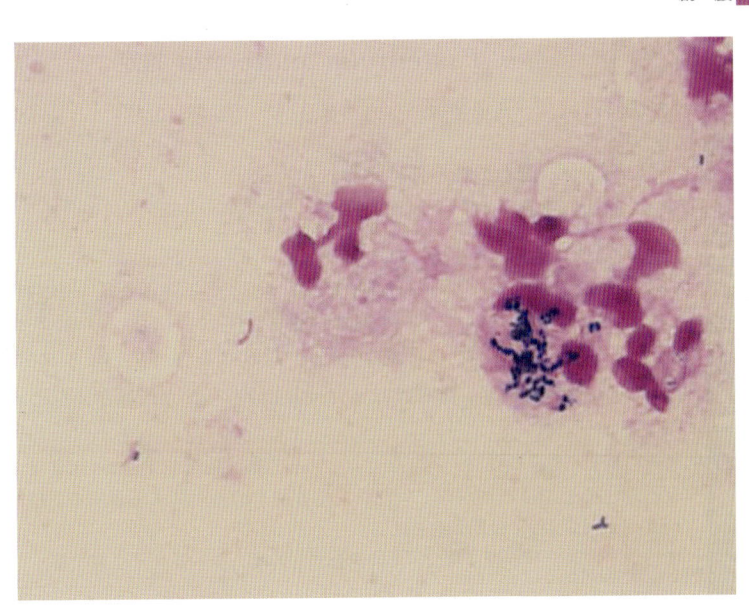

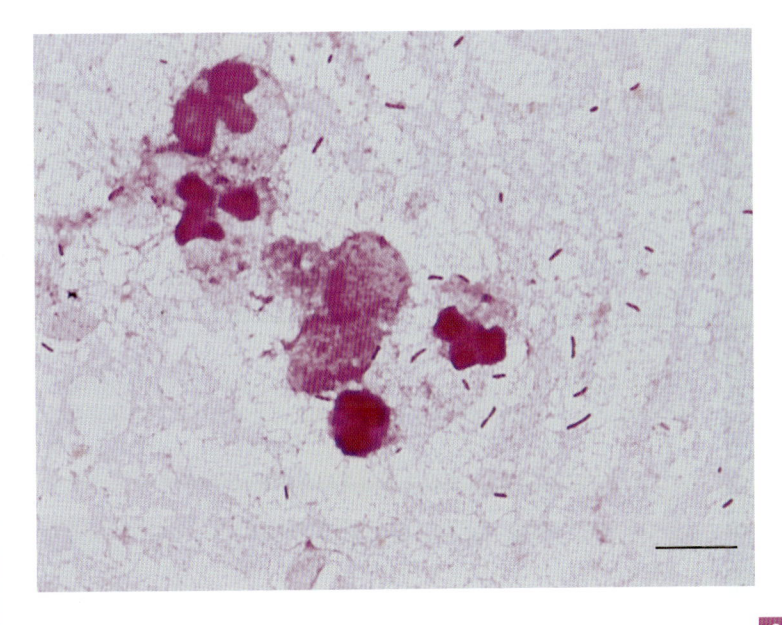

169 開放創　　*Pasteurella multocida* 推定

染　イヌの咬傷／グラム染色／ハッカー変法（1,000倍）

所見　イヌに咬まれた患者の創検体である。
多核白血球に貪食された，小さいグラム陰性桿菌が確認される。

ポイント　所見からは *P. multocida* パスツレラ・ムルトシダ，*Bartonella henselae* バートネラ・ヘンセレなどの感染が考えられる。
イヌ咬傷患者であることから *P. multocida* の可能性が高い。イヌ・ネコ咬傷・掻傷感染症には *Capnocytophaga* も多いが形態が異なる。

対応
通常の培養にマッコンキー寒天培地などの腸内細菌用培地を追加する。グラム染色形態では鑑別が難しいため，培養法や培養期間に注意する。*B. henselae* は培養に長期間を要する。
推奨薬：ペニシリン薬，第2・3世代セフェム薬，テトラサイクリン薬

170 皮下創　　*Neisseria meningitidis* 推定

染　右前腕／グラム染色／B＆M法（1,000倍）

臨床症状　83歳の女性で，微熱，手指の腫脹を伴った患者で，白血球数は正常であったが，CRPは30 mg/dLと高値を示していた。

所見　皮下の吸引液で多核白血球を多数みられ，細胞内に貪食されたグラム陰性双球菌を認める。同時期に施行された血液培養でも検出された。

対応
血液からも検出されていることから，直ちに主治医に *N. meningitidis*（髄膜炎菌）による劇症型感染の疑いがあることを報告する。飛沫感染で伝播するため，院内感染予防の点から患者は個室隔離し，家族および医療従事者の感染予防のためにRFP，CPFXの予防投与を勧める。
血液培養を実施する。培養にチョコレート寒天培地を追加する。
推奨薬：ペニシリン薬，カルバペネム薬，フルオロキノロン薬，マクロライド薬

創・膿

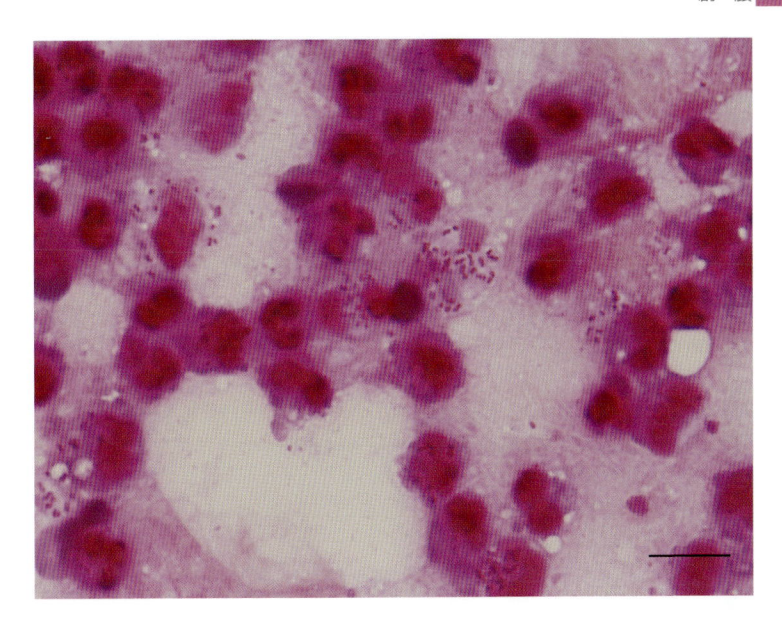

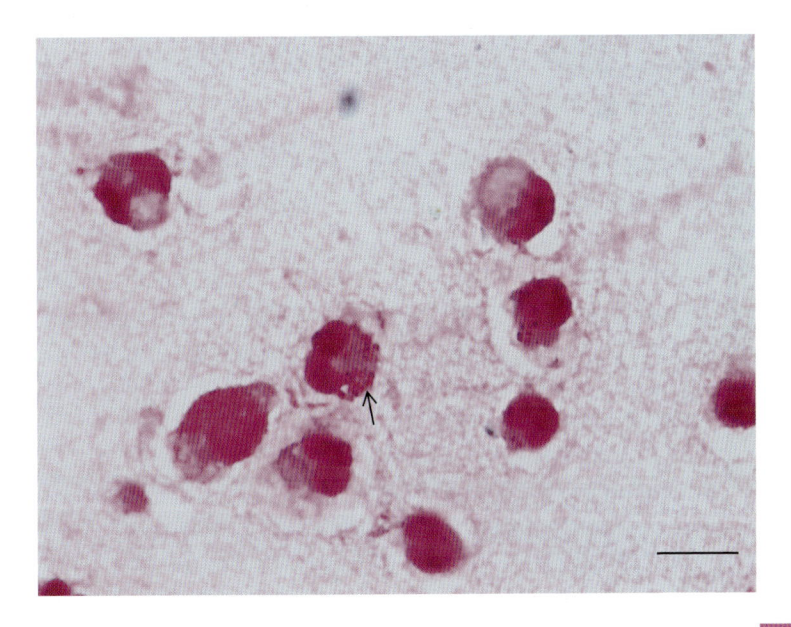

171 皮膚軟部組織　*Streptococcus* 推定

染　グラム染色／B＆M法（1,000倍）

所見　壊れかけた多核白血球に貪食されたグラム陽性レンサ球菌が確認される。まわりの赤く丸い均一な球形のものは赤血球である。

ポイント　*Streptococcus*を疑う。皮膚軟部組織感染症の原因微生物には*S. pyogenes*（A群溶血性レンサ球菌）とそれ以外の*Streptococcus*, *peptostreptococcus*ペプトストレプトコッカスなどの嫌気性菌などがある。

対応　劇症型を疑う場合はA群溶連菌迅速キットおよび血液培養を実施する。本症例は迅速キットが陰性であったが、劇症型はA群以外のB、C、G群による皮膚軟部組織感染症が増加傾向にあることから注意が必要である。皮膚軟部組織感染症は咽頭炎についで多く、伝染性膿痂疹、蜂窩織炎、丹毒などがある。
推奨薬：PCG＋CLDM，CTRX，カルバペネム薬

172 非開放創　*Clostridium tetani* 推定

染　グラム染色／ハッカー変法（1,000倍）

所見　グラム陽性桿菌の一部に芽胞を形成しており、太鼓のバチ状（ラケット状）にみえる。*Clostridium tetani*（破傷風菌）を疑う。

ポイント　*C. tetani*は土中、水中に広く分布している。高い嫌気性を示し開放創からの分離は難しく、非開放創や組織片の採取が望まれる。農作業やガーデニングの他、交通事故などの外傷で分離されることもある。

対応　外傷の場合は嫌気性菌も考慮する。
推奨薬：（傷のデブリドマン），PCG，DOXY，MNZ

創・膿

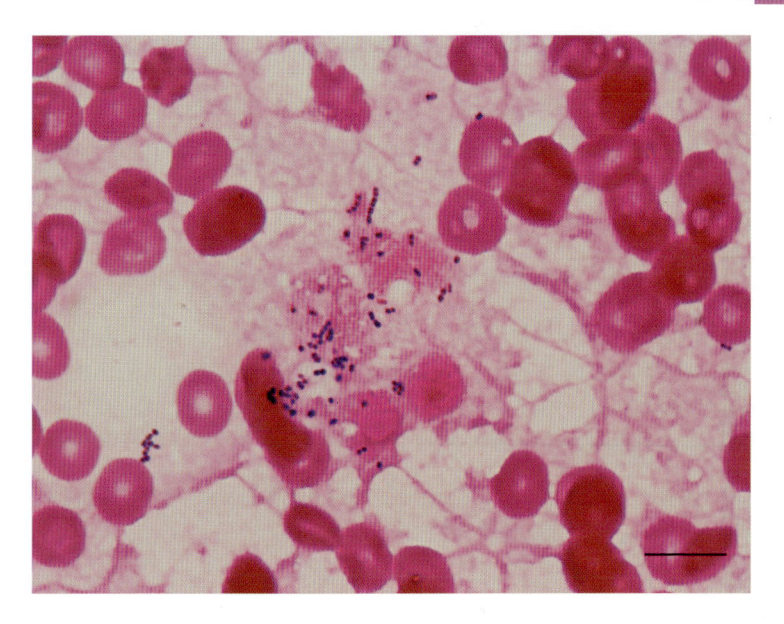

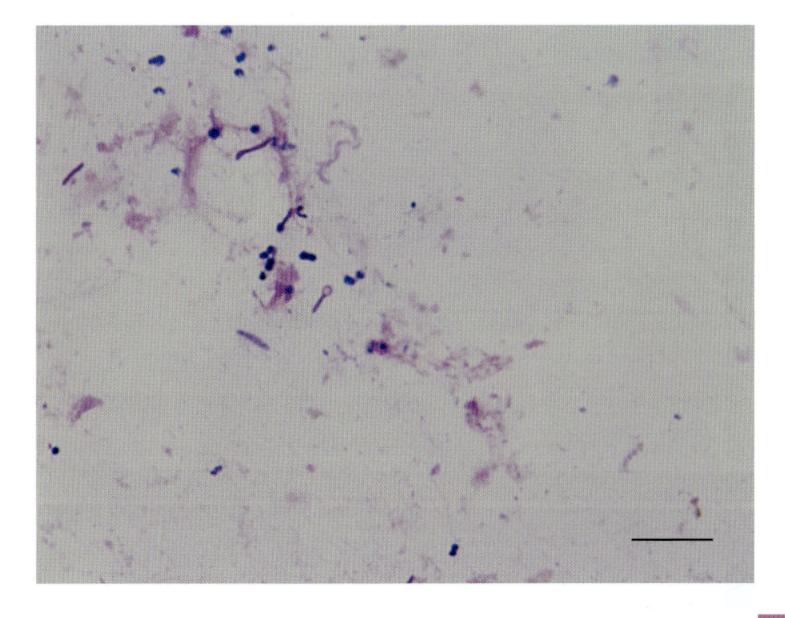

173 落屑の直接標本　　皮膚糸状菌 推定

染　湿潤生標本／10%KOH コットンブルー染色（400倍）

方法　スライドグラスに 10%KOH を 1 滴とり，落屑を加えて，15〜30 分間放置後に鏡検した。ジメチルスルフォキシド（DMSO）を加えた KOH も推奨される。

所見　細長い隔壁のある菌糸が多数確認できる。皮膚糸状菌である。

ポイント　糸状菌の培養には数週間かかることから，落屑，爪，毛などのケラチン物質を KOH で溶かして，菌要素を確認する。菌要素は菌糸および分節胞子として認められる。パーカーインク・KOH 法，ズームブルー法では菌要素が青染され確認しやすい。

対応　培養はクロラムフェニコール加サブロー・デキストロース寒天の斜面培地を用い，落屑を直接接種する。
推奨薬：抗真菌外用薬，ITCZ，FLCZ

174 皮膚　　疥癬 推定

染　湿潤生標本／20%KOH 染色（100倍）

所見　中央に 150 μm 程度の無色の楕円形のものがみられる。*Sarcoptes scabiei*（ビゼンダニ）の卵で孵化しかけており，短い足が確認できる。

ポイント　メスのダニが表皮に穴を掘って卵を産む。メスは 4〜5 週間後に穴で死ぬ。卵は 3〜5 日後にかえり，約 2 週間で成虫になる。足の数は幼虫が 3 対，成虫は 4 対である。皮膚の柔らかい指間，腹部，陰茎などに寄生する。全身に及ぶ場合を角化型（旧ノルウェー）疥癬と呼ぶ。皮膚から離れると 3 日間しか生きられない。

対応　感染の拡大防止のため，個室隔離，標準予防策，接触感染予防策を徹底し，患者に接触した医療従事者や家族の予防措置をとる。
推奨薬：オイラックス，イベルメクチン

鱗 屑

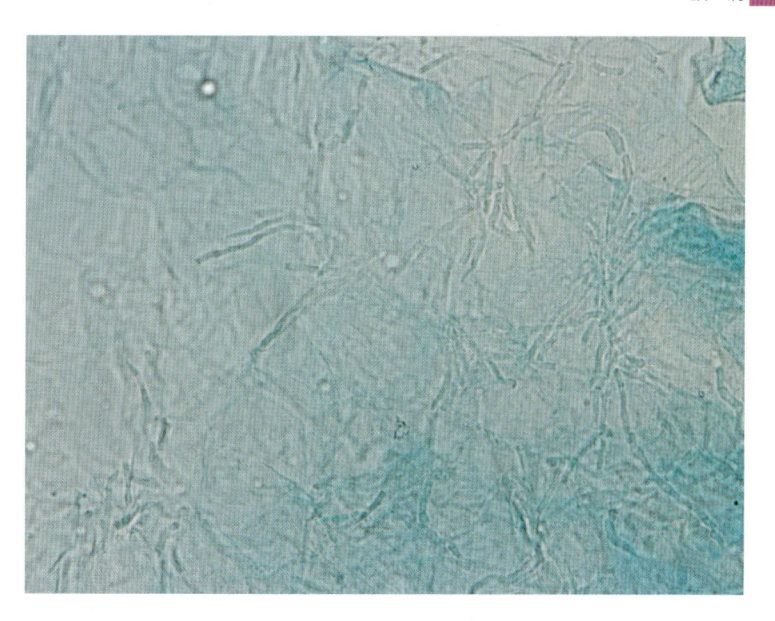

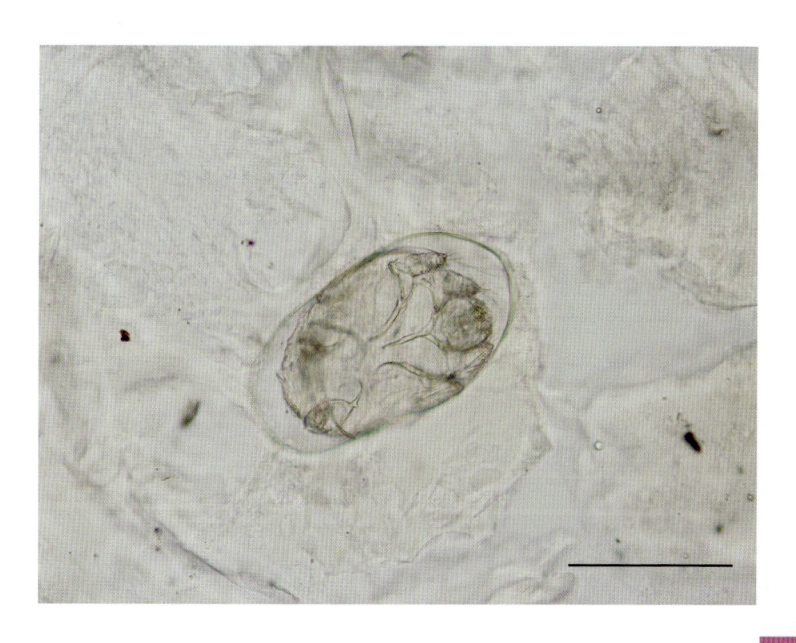

175 角膜擦過物　ブドウ糖非発酵菌 推定

染 グラム染色／B＆M法（1,000倍）

所見 細長く，幅が均一なグラム陰性桿菌がみられる。多核白血球もわずかに認められたが，貪食像は確認できなかった。

ポイント 腸内細菌に比べて細く小さいため，ブドウ糖非発酵菌を疑う。最終的に *P. aeruginosa*（緑膿菌）による角膜炎と診断された。

対応
通常の培地に増菌培地，マッコンキー寒天培地，嫌気性菌用培地を追加して培養する。
推奨薬：フルオロキノロン点眼薬

176 結膜分泌物　*Streptococcus* 推定

染 グラム染色／B＆M法（1,000倍）

所見 多核白血球内に貪食されたグラム陽性球菌が認められる。やや楕円で連鎖をしている。

ポイント *Streptococcus*（レンサ球菌）が疑われる。*S. pneumoniae*（肺炎球菌）は多核白血球内の貪食像をみることがほとんどないことから，口腔内のviridansグループ*Streptococcus*を推定した。

対応
血液寒天培地に，増菌培地，嫌気性用培地を追加して培養する。
推奨薬：β-ラクタム点眼薬，マクロライド点眼薬，フルオロキノロン点眼薬

眼

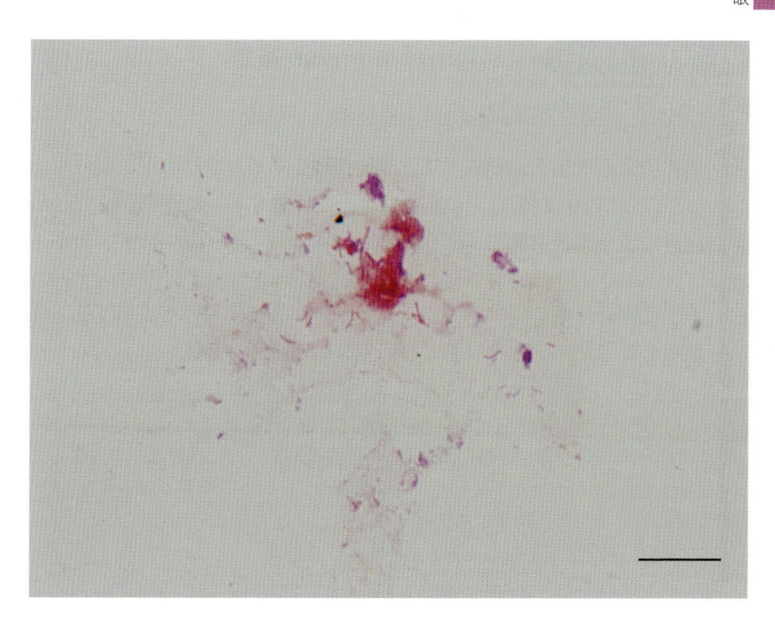

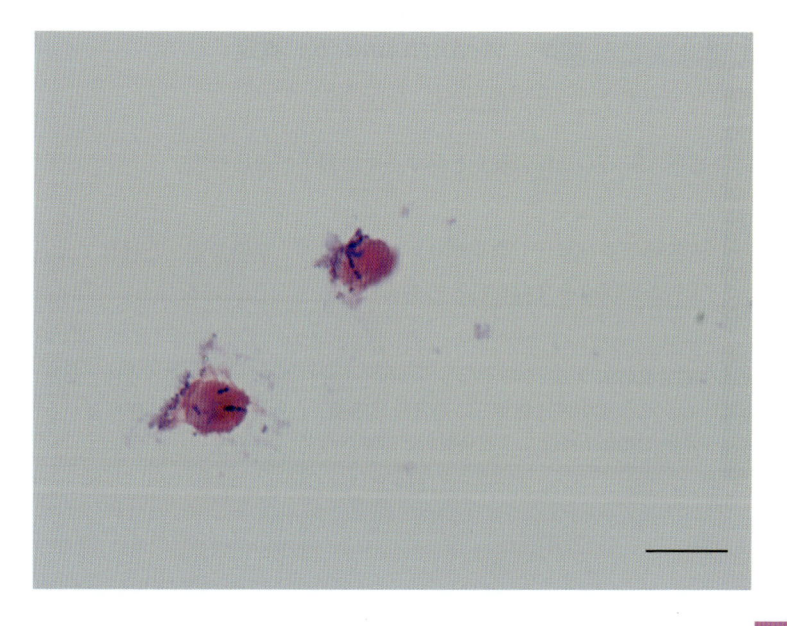

177 角膜擦過物培養　　*Acanthamoeba* 推定

染 暗視野・湿潤生標本／培地の直接鏡検（400倍）

所見 培養の2週間後の暗視野による直接鏡検である。培地の蓋を取り対物レンズが培地に付着し汚染しないように注意する。無色で直径15μm程度の金平糖状の嚢子シストが認められる。

ポイント 嚢子の確認染色にファンギフローラYによる蛍光染色を実施する。経験を必要とせず，最も見落としの少ない方法である。

対応 コンタクトレンズ装着者の角膜擦過物で，熱処理した *E. coli*（大腸菌）をミューラーヒントン培地に塗布し，角膜擦過物を中央に接種して培養する。*Acanthamoeba* アカントアメーバを疑う。7～10日培養では栄養型の棘状の偽足を出して運動する像もみられる。
推奨薬：MCZ，0.02％クロルヘキシジン点眼薬

178 角膜擦過物　　*Acanthamoeba* 推定

染 ファンギフローラY蛍光染色（400倍）

所見 直径15～20μmの蛍光を発する丸い嚢子がみられる。

ポイント 培養検体では星状（金平糖状）にみえるが，角膜擦過した検体では必ずしも星状にみえないこともある。

対応 低栄養培地（ミューラーヒントン培地など）に *E. coli* 死菌を綿棒で塗布し，検体を中央に接種して培養を実施する。眼科医による角膜所見から *Acanthamoeba* による角膜炎と診断された。

眼

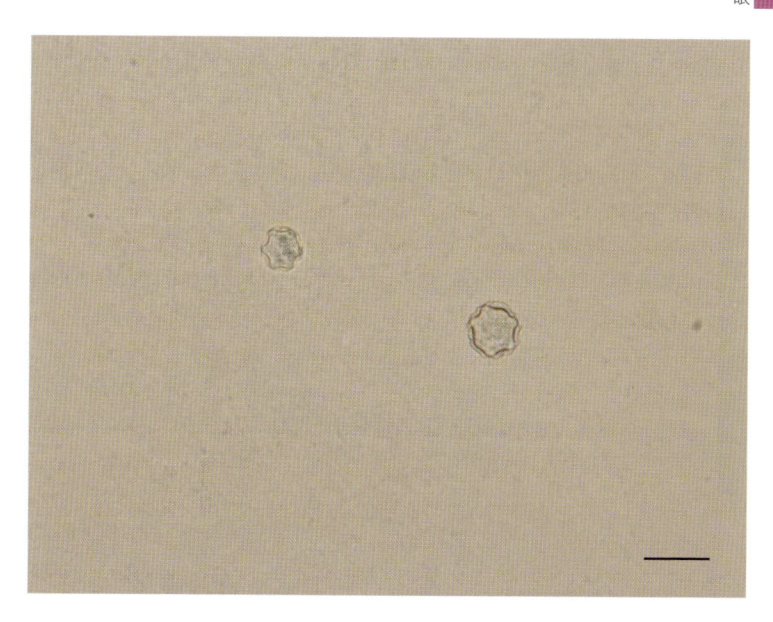

179 角膜擦過物　　　真菌 推定

染 パパニコロ染色（400倍）

所見 細長い隔壁のある菌糸から分岐した像や，分生子から菌糸状に伸びた像が確認される。

ポイント 角膜真菌症であり，原因菌は *Fusarium* フザリウムなどが疑われ培養を必要とする。培養はサブロー・デキストロース寒天培地を用い，25～30℃で7日間は必要である。

対応
> 主治医に菌糸の有無を連絡し，真菌培養を依頼する。
> 推奨薬：AMPH-B 点眼薬

180 耳　漏　　　*S. aureus* + *P. aeruginosa* 推定

染 グラム染色／B&M法（1,000倍）

所見 ブドウ状のグラム陽性球菌とグラム陰性桿菌がみられる。多核白血球は壊れかけており，一部貪食像も認められる。
S. aureus（黄色ブドウ球菌）と *P. aeruginosa*（緑膿菌）の慢性感染症を疑う。

対応
> MRSAスクリーニング培地およびマッコンキー寒天培地を追加して培養する。
> 推奨薬：β-ラクタマーゼ阻害薬配合ペニシリン薬，フルオロキノロン薬

眼

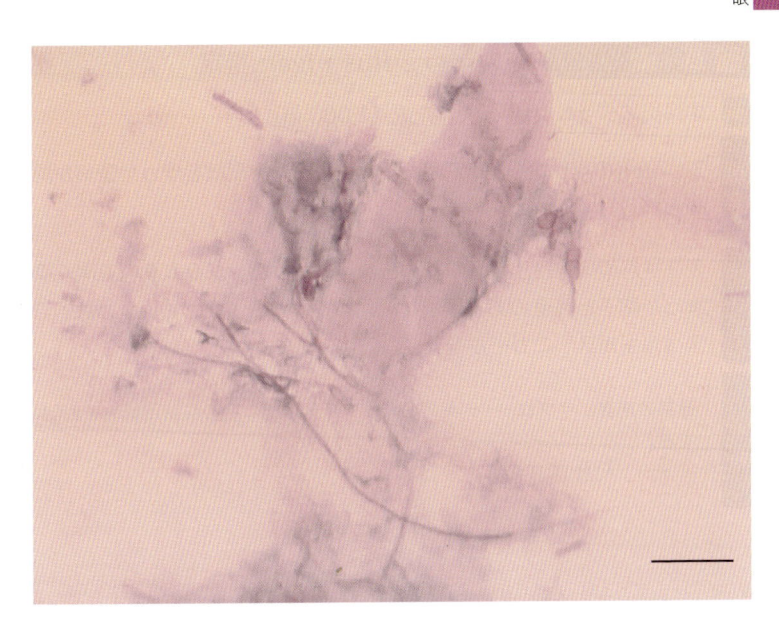

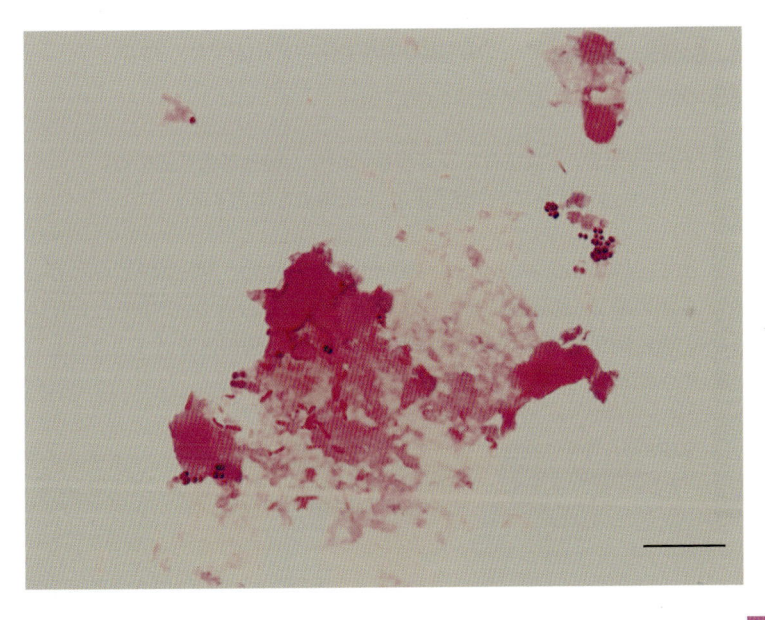

181 耳漏 *Aspergillus niger* 推定

染 中耳炎／グラム染色／B＆M法（1,000倍）

所見 3〜7μmの黒い金平糖状の胞子と，大小不同の隔壁を伴った菌糸が認められる。

ポイント 表在性感染の場合，胞子が認められる事も多い。グラム染色で黒く染まった胞子と隔壁のある菌糸がみえることから *Aspergillus niger* アスペルギルス・ニガーが推測される。

対応 通常の培養にサブロー・デキストロース寒天培地などの真菌用培地を追加する。
推奨薬：AMPH-B，ITCZ

182 耳漏 *Staphylococcus aureus* 推定

染 グラム染色／B＆M法（1,000倍）

所見 多核白血球に貪食されたブドウ状のグラム陽性球菌を認める。*S. aureus*（黄色ブドウ球菌）による感染を推定する。

ポイント 急性中耳炎は *S. pneumoniae*，*H. influenzae*，*M. catarrhalis* が3大起炎菌で，幼少期に多いとされる。近年 *S. aureus* の中でもMRSAの報告例が増加している。慢性中耳炎の分離菌報告では *S. aureus* や *P. aeruginosa* による感染が多い。

対応 MRSAも考えてMRSAスクリーニング培地に培養する。
推奨薬：β-ラクタマーゼ阻害薬配合ペニシリン薬，CLDM，抗MRSA薬

耳漏

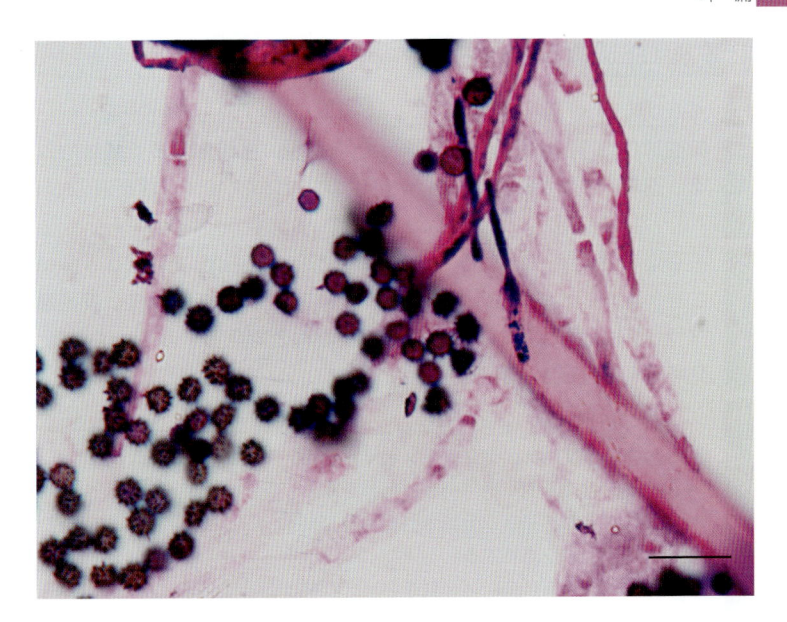

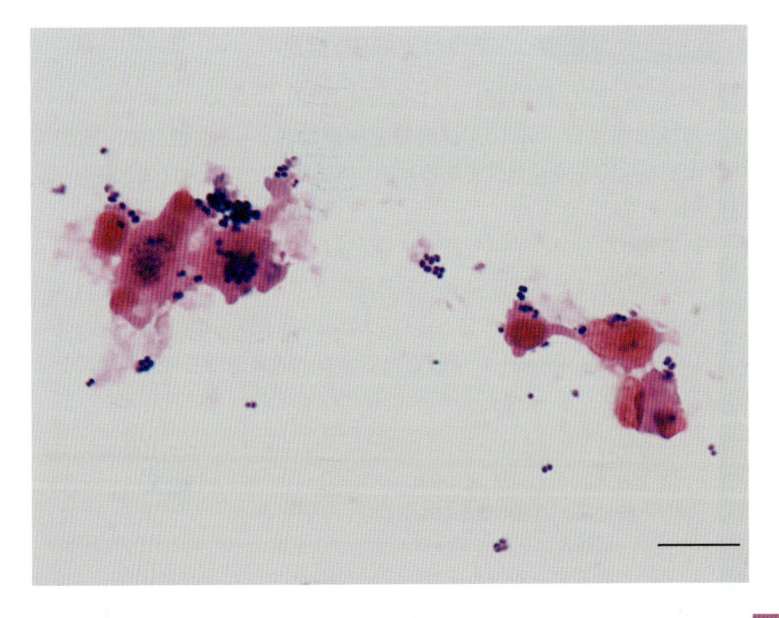

183 末梢血液　マラリア原虫 推定

染 ギムザ染色（1,000倍）

所見 赤血球内に1～4個の赤く染まった指輪型の輪状体が多く認められる。通常のギムザ染色（pH6.6）では染まりにくいため，緩衝液のpH7.2～7.4を使用して染色する。

ポイント 被感染赤血球が10～15％を占め，赤血球内に感染した輪状体が多いことから，*P. falciparum*（熱帯熱マラリア原虫）が疑われる。熱帯熱マラリアは最も悪性で，悪寒，震え，発熱などで発症することが多く，発熱期間は不定期である。

対応
治療薬には経口キニーネ，ファンシダール，メフロキンが認可されている。熱帯熱マラリアはクロロキン耐性が多い。診断に困る場合は迅速診断キット測定（未承認）や専門家に相談をする。
感染症法の4類感染症に分類されており，診断した主治医は7日以内に保健所へ届けるよう連絡する。
推奨薬：硫酸キニーネ，メフロキン，プリマキン

184 末梢血液　マラリア原虫 推定

染 ギムザ染色（1,000倍）：リン酸緩衝液 pH7.2-7.4

所見 鏡検は油浸レンズ1,000倍で塗抹標本を2～3往復して，赤血球400～500個を注意深く観察する。赤血球内にアメーバ体と斑点が認められる。

ポイント 熱帯熱マラリアのモーラ斑点が考えられる。マラリア診断簡易キットは数滴の血液で熱帯熱マラリアの鑑別ができる。抗原検出法にはICT Malaria P. f/P. v（オーストラリア AMRAD ICT：未承認），OptiMAL（米国 Flow：未承認）が市販されている。PCR法でも検出が可能である。

対応
マラリアは4類感染症に分類されており，主治医に7日以内に保健所へ届けるよう連絡する。稀少治療薬の入手については「熱帯病オーファンドラッグ研究班」の稀用薬保管施設に問い合わせる。
推奨薬：硫酸キニーネ，メフロキン，プリマキン，アトバコン/プログアニル，アーテメーター/ルメファントリン

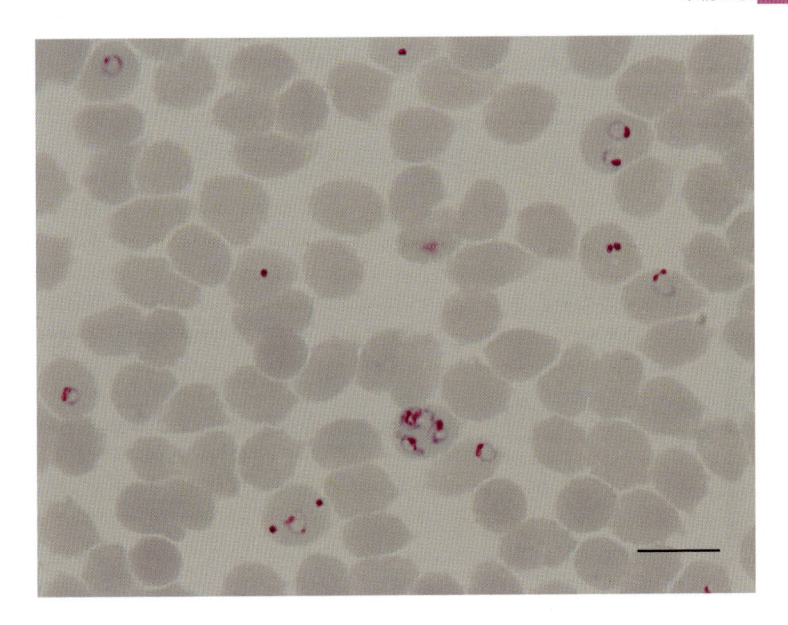

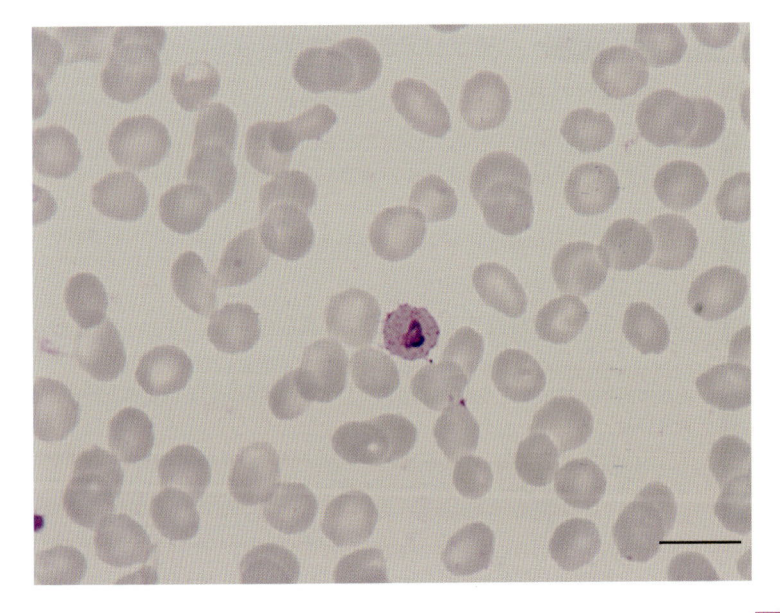

末梢血液

185 末梢血液　　熱帯熱マラリア原虫の生殖体 推定

染 ギムザ染色（1,000倍）：リン酸緩衝液 pH7.2-7.4

所見 赤血球内に1個の輪状体と分裂体が認められる。分裂体には10数個のメロゾイトが認められ，*P. vivax*（三日熱マラリア原虫）が疑われる。

ポイント 赤血球で増殖したメロゾイトは赤血球を破壊して，血流中に放出され，他の赤血球に輪状体として感染するサイクルを繰り返す。三日熱マラリアは細胞内に形成される休眠原虫が長期間にわたって存続し，再発をきたすことがある。

対応 推奨薬：硫酸キニーネ（＋DOXY），メフロキン，プリマキン，アトバコン／プログアニル，アーテメーター／ルメファントリン

186 末梢血液　　マラリア原虫 推定

染 ギムザ染色（1,000倍）：リン酸緩衝液 pH7.2-7.4

所見 中央に半月形を示した赤血球より大きい細胞を認める。

ポイント 細長く中央に核が濃染しており，雌性生殖母体と考えられ，*P. falciparum*（熱帯熱マラリア原虫）である。
発症から5日以上経過すると約40％が重症化する。

対応 蛍光顕微鏡が利用できる場合は，アクリジン・オレンジ染色すると検出がより容易である。
推奨薬：硫酸キニーネ，メフロキン，プリマキン，アトバコン／プログアニル，アーテメーター／ルメファントリン

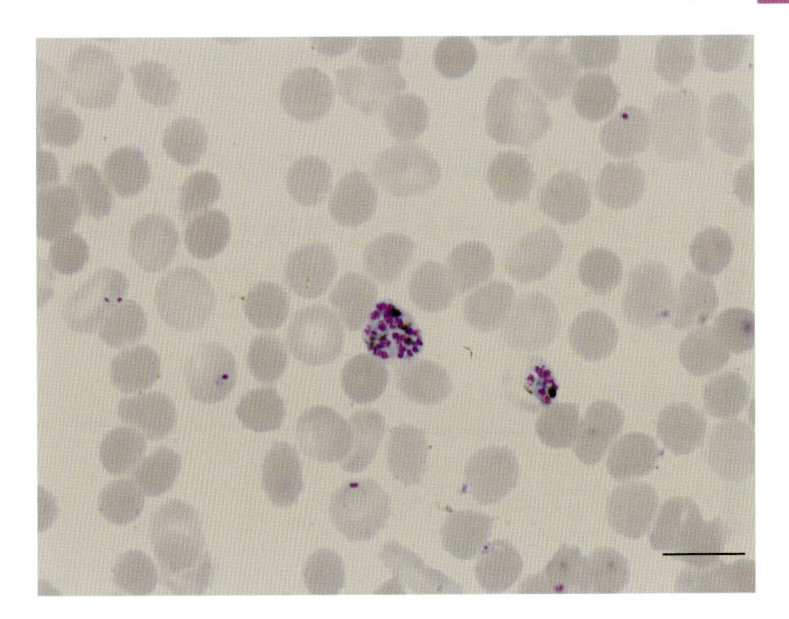

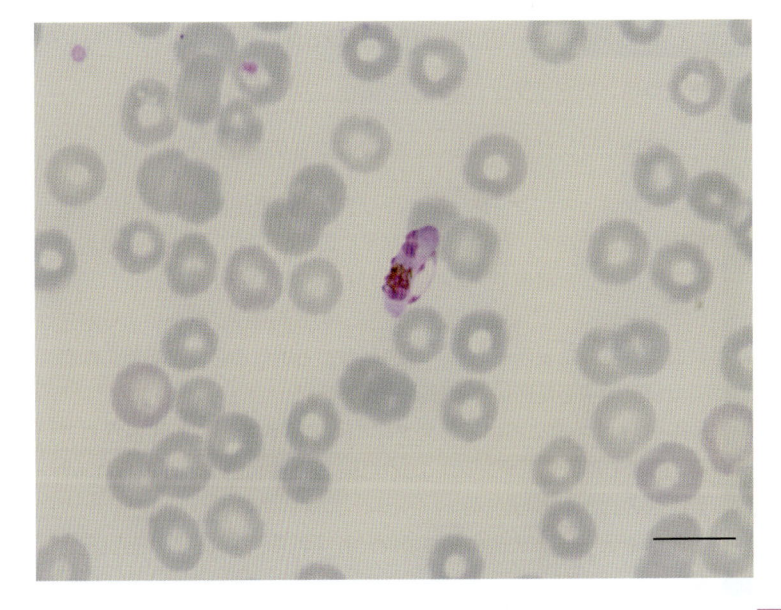

末梢血液

187 末梢血液　　*Babesia microti*

染　蛍光染色／ギムザ染色（1,000倍）

所見　赤血球内に1～4個の輪状体様の原虫が確認できる。

ポイント　赤血球内の感染であり熱帯熱マラリア原虫を疑うが，全赤血球の約40～50％と感染数が多く，形態も少し異なる。通常のギムザ染色（pH6.6）では染まりにくいため，緩衝液のpHを7.2～7.4を使用して染色する。

対応　熱帯熱マラリア原虫を疑ったが，形態および感染赤血球数が多すぎるため，医動物学の研究機関で精査を行った。形態およびDNA診断により*Babesia microti*（ネズミババシア）と同定された。
推奨薬：アトバクオーネ＋AZM，CLDM

188 末梢血液　　*Babesia microti*

染　蛍光染色／アクリジン・オレンジ染色（左1,000倍，右拡大）

所見　赤血球内にリング状やひも状の多数の原虫が確認できる。

ポイント　アクリジン・オレンジ染色はマラリア原虫の検出にもよく用いられ，検出が容易である。感染赤血球が多いのが特徴で，輸血により溶血性貧血を発症した症例で，輸血歴なども調べる必要がある。
*Babesia*ババシアは感染赤血球が多いのが特徴で，輸血により溶血性貧血を発症した報告もあり，輸血歴なども調べる必要がある。なお，マラリア原虫も輸血による感染例がある。
*Babesia*は米国において感染ダニに刺咬された感染も報告されている。症状では発熱，インフルエンザ様，溶血性貧血などがみられるが，無症状のこともある。
診断は遺伝子検査で*Babesia microti*（ネズミババシア）と同定された。

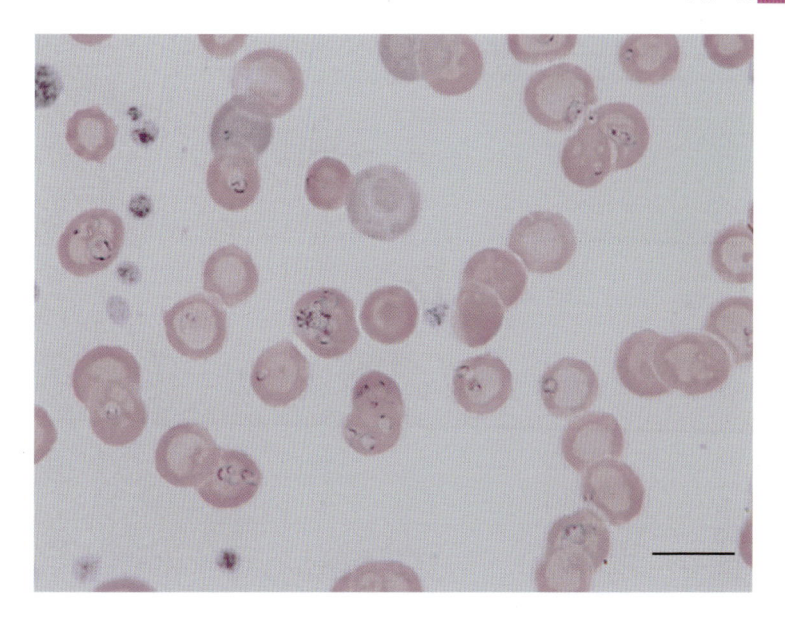

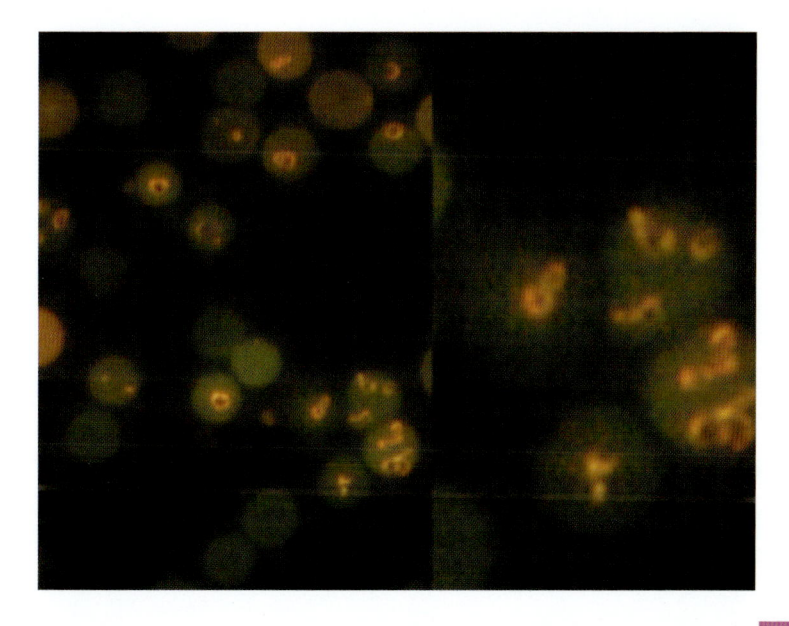

末梢血液

主な抗微生物薬一覧

系統	略号	一般名
ペニシリン系	PCG	ベンジルペニシリン
	ABPC	アンピシリン
	AMPC	アモキシシリン
	PIPC	ピペラシリン
＋β-ラクタマーゼ阻害薬	AMPC/CVA	アモキシシリン・クラブラン酸
	SBT/ABPC	スルバクタム・アンピシリン
	ABPC/MCIPC	アンピシリン・クロキサシリン
	TAZ/PIPC	タゾバクタム/ピペラシリン
セフェム系	CEZ	セファゾリン
	CTM	セフォチアム
	CFDN	セフジニル
	CDTR-PI	セフジトレン ピボキシル
	CFIX	セフィキシム
	CFTM-PI	セフテラム ピボキシル
	CPDX-PR	セフポドキシム プロキセチル
	CFPN-PI	セフカペン ピボキシル
	CXM-AX	セフロキシム アキセチル
	CMZ	セフメタゾール
	CTX	セフォタキシム
	CTRX	セフトリアキソン
	CAZ	セフタジジム
	CDZM	セフォジジム
	CPR	セフピロム
	CZOP	セフォゾプラン
	CFPM	セフェピム
	FMOX	フロモキセフ
＋β-ラクタマーゼ阻害薬	SBT/CPZ	スルバクタム・セフォペラゾン
カルバペネム系	IPM/CS	イミペネム・シラスタチン
	PAPM/BP	パニペネム・ベタミプロン
	MEPM	メロペネム

主な抗微生物薬一覧

カルバペネム系	BIPM	ビアペネム
	DRPM	ドリペネム
	TBPM-PI	テビペネム ピボキシル
モノバクタム系	AZT	アズトレオナム
ペネム系	FRPM	ファロペネム
アミノグリコシド系	KM	カナマイシン
	SM	ストレプトマイシン
	AMK	アミカシン
	GM	ゲンタマイシン
	TOB	トブラマイシン
	ISP	イセパマイシン
	ABK	アルベカシン
	SPCM	スペクチノマイシン
マクロライド系	EM	エリスロマイシン
	RXM	ロキシスロマイシン
	CAM	クラリスロマイシン
	AZM	アジスロマイシン
リンコマイシン系	CLDM	クリンダマイシン
テトラサイクリン系	TC	テトラサイクリン
	DOXY	ドキシサイクリン
	MINO	ミノサイクリン
クロラムフェニコール系	CP	クロラムフェニコール
グリコペプチド系	VCM	バンコマイシン
	TEIC	テイコプラニン
ポリペプチド系	CL	コリスチン
	PL-B	ポリミキシン B
環状リポペプチド系	DPT	ダプトマイシン
オキサゾリジノン系	LZD	リネゾリド
ストレプトグラミン系	QPR/DPR	キヌプリスチン・ダルホプリスチン
キノロン系	NFLX	ノルフロキサシン
	LVFX	レボフロキサシン
	CPFX	シプロフロキサシン
	TFLX	トシル酸トスフロキサシン

キノロン系	PZFX	パズフロキサシン
	GFLX	ガチフロキサシン
	PUFX	プルリフロキサシン
	MFLX	モキシフロキサシン
	STFX	シタフロキサシン
	GRNX	ガレノキサシン
ホスホマイシン系	FOM	ホスホマイシン
サルファ薬	ST	スルファメトキサゾール・トリメトプリム
抗結核薬	INH	イソニアジド
	SM	ストレプトマイシン
	PZA	ピラジナミド
	EB	エタンブトール
	RFP	リファンピシン
	RBT	リファブチン
抗真菌薬	AMPH-B	アムホテリシンB
	LAM-B	アムホテリシンBリポソーム
	5-FC	フルシトシン
	MCZ	ミコナゾール
	FLCZ	フルコナゾール
	F-FLCZ	ホスフルコナゾール
	ITCZ	イトラコナゾール
	VRCZ	ボリコナゾール
	CSFG	カスポファンギン
	MCFG	ミカファンギン
抗寄生虫薬	MNZ	メトロニダゾール
		チニダゾール
		キニーネ
		メフロキン
		プリマキン
	PRM	パロモマイシン
		イベルメクチン
ニューモシスチス肺炎治療薬		アトバコン

グラム染色による微生物の分類と菌名

- 数字は3章の見出しの番号に対応する。

グラム陽性球菌（Gram Positive cocci；GPC）

菌名	和名	番号
Enterococcus spp.	エンテロコッカス属[*1]	6 30 96 98 102
Enterococcus faecalis	エンテロコッカス フェカーリス, 腸球菌[*1]	
Enterococcus faecium	エンテロコッカス フェシウム, 腸球菌[*1]	
Staphylococcus spp.	スタフィロコッカス属[*2]	3 95 103
Staphylococcus aureus	スタフィロコッカス アウレウス, 黄色ブドウ球菌[*2]	39 87 161 180 182
Staphylococcus epidermidis	スタフィロコッカス エピデルミディス, 表皮ブドウ球菌[*2]	
Streptococcus spp.	ストレプトコッカス属[*1]	5 30 79 92 165 167 171 176
Streptococcus agalactiae (Group B)	ストレプトコッカス アガラクティエ, B群レンサ球菌[*1]	29 162
Streptococcus anginosus group	ストレプトコッカス アンギノーサス グループ[*1]	52
Streptococcus pneumoniae	ストレプトコッカス ニューモニエ, 肺炎球菌[*1]	4 26 38 46
Streptococcus pyogenes (Group A)	ストレプトコッカス ピオゲネス, A群（化膿）レンサ球菌[*1]	171

[*1]：レンサ状, [*2]：塊状

グラム陽性桿菌（Gram Positive rod；GPR）

菌名	和名	番号
Actinomyces spp.	アクチノマイセス属	49
Actinomyces israelii	アクチノマイセス イスラエリ，放線菌*1	
Bacillus spp.	バチルス属*2 *3	51
Bacillus anthracis	バチルス アンスラシス，炭疽菌*2	
Bacillus cereus	バチルス セレウス*2	9
Bifidobacterium spp.	ビフィドバクテリウム属	123
Clostridium spp.	クロストリジウム属	
Clostridium botulinum	クロストリジウム ボツリヌス*2 *3	
Clostridium difficile	クロストリジウム デフィシル*2 *3	137
Clostridium perfringens	クロストリジウム パーフリンゲンス，ガス壊疽菌*2 *3	10
Clostridium tetani	クロストリジウム テタニー，破傷風菌*2 *3	172
Corynebacterium spp.	コリネバクテリウム属	12 44
Corynebacterium diphtheriae	コリネバクテリウム ジフテリア	
Corynebacterium urealyticum	コリネバクテリウム ウレアリティカム	113
Lactobacillus spp.	ラクトバチルス属	
Listeria monocytogenes	リステリア モノサイトゲネス	16
Mobiluncus spp.	モビルンカス属	121
Mycobacterium avium	マイコバクテリウム アビウム*4 *5	
Mycobacterium chelonae	マイコバクテリウム ケロネー*4 *5	22
Mycobacterium kansasii	マイコバクテリウム カンサシ*4 *5	
Mycobacterium tuberculosis	マイコバクテリウム ツベルクローシス，結核菌*4 *5	67 71 72 73 74
Nocardia asteroides	ノカルジア アステロイデス*1	69 70
Propionibacterium acnes	プロピオニバクテリウム アクネス*3	11

*1：菌糸状，*2：有芽胞，*3：嫌気性菌，*4：抗酸菌，*5：グラム染色難染

グラム陰性球菌（Gram Negative cocci；GNC）

菌名	和名	番号
Moraxella catarrhalis	モラクセラ カタラリス*1	40
Neisseria spp.	ナイセリア属*1	15 80
Neisseria elongata	ナイセリア エロンガータ*1	17
Neisseria gonorrhoeae	ナイセリア ゴノロエ，淋菌*1	115 116 125
Neisseria meningitidis	メニンギティディス，髄膜炎菌*1	170

*1：双球菌

グラム染色による微生物の分類と菌名

🫘 グラム陰性桿菌（腸内細菌）（Gram Negative rod；GNR）

菌名	和名	番号
Citrobacter freundii	シトロバクター フレンディ	
Enterobacter aerogenes	エンテロバクター アエロゲネス	90
Enterobacter cloacae	エンテロバクター クロアカ	
Escherichia coli	エシェリキア コリ，大腸菌	7 88 89
Klebsiella pnuemoniae	クレブシエラ ニューモニエ，肺炎桿菌	41 106 163 166
Morganella morganii	モルガネラ モルガニイ	
Proteus mirabilis	プロテウス ミラビリス，変形菌	
Proteus vulgaris	プロテウス ブルガリス	
Providencia rettgeri	プロビデンシア レットゲリ	
Salmonella spp.	サルモネラ属	
Salmonella Enteritidis	サルモネラ エンテリティディス	
Salmonella Paratyphi	サルモネラ パラチフィ	
Salmonella Typhi	サルモネラ チフィ	
Serratia marcescens	セラチア マルセッセンス	
Shigella spp.	シゲラ属，赤痢菌	
Yersinia enterocolitica	エルシニア エンテロコリチカ	
Yersinia pestis	エルシニア ペスティス，ペスト菌	
Yersinia pseudotuberculosis	エルシニア シュードツベルクローシス	

🫘 グラム陰性桿菌（ブドウ糖非発酵菌）（non-fermentation-GNR）

菌名	和名	番号
Acinetobacter baumannii	アシネトバクター バウマニィ	50
Achromobacter xylosoxidans	アクロモバクター キシロースオキシダンス	
Burkholderia cepacia	バーグホルデリア セパシア	
Chryseobacterium meningosepticum (Elizabethkingia meningoseptica)	クリセオバクテリウム メニンゴセプチカム，（エリザベスキンギア メニンゴセプチカ）	
Pseudomonas aeruginosa	シュードモナス エルギノーザ，緑膿菌	42 43 45 107 175 180
Pseudomonas putida	シュードモナス プチダ	
Stenotrophomonas maltophilia	ステノトロホモナス マルトフィリア	

他のグラム陰性桿菌

菌名	和名	番号
Aeromonas hydrophila	エロモナス ハイドロフィラ	
Bacteroides fragilis	バクテロイデス フラジリス*1	13 85 86 162
Bordetella pertussis	ボルデテラ パータスシス，百日咳菌	
***Brachyspira* spp.**	ブラキスピラ属*1	140
***Campylobacter* spp.**	キャンピロバクター属*2 *5	91
Campylobacter jejuni	キャンピロバクター ジェジュニ*2 *5	138
***Capnocytophaga* spp.**	カプノサイトファーガ属	167
Eikenella corrodens	エイケネラ コロデンス	
Francisella tularensis	フランシセラ ツラレンシス，野兎病菌	
Fusobacterium nucleatum	フゾバクテリウム ヌクレアタム*1	48
***Gardnerella* spp.**	ガードネレラ属	120 121
Gardnerella vaginalis	ガードネレラ バギナリス	108 122
***Haemophilus* spp.**	ヘモフィルス属*3	110
Haemophilus ducreyi	ヘモフィルス デュクレイ*3	126
Haemophilus influenzae	ヘモフィルス インフルエンザ，インフルエンザ桿菌*3	25 37 45 46
Helicobacter pylori	ヘリコバクター ピロリ*2 *5	133 134
Helicobacter cinaedi	ヘリコバクター シナジー*2 *5	18 139
Legionella pneumophila	レジオネラ ニューモフィラ*4	78
***Leptotrichia* spp.**	レプトトリキア属*2	19
Pasteurella multocida	パスツレラ ムルトシダ	20 169
***Prevotella* spp.**	プレボテラ属*1	
***Spirochaeta* spp.**	スピロヘータ属*2	58 140
Vibrio cholerae	ビブリオ コレラ，コレラ菌	
Vibrio parahaemolyticus	ビブリオ パラヘモリティカス，腸炎ビブリオ	
Vibrio vulnificus	ビブリオ ブルニフィカス	

*1：嫌気性菌，*2：らせん菌，*3：小桿菌，*4：グラム染色難染，*5：微好気性菌

グラム染色による微生物の分類と菌名

その他の細菌

菌名	和名	番号
Chlamydia trachomatis	クラミジア トラコマチス	127 128
Chlamydophila pneumoniae	クラミドフィラ ニューモニエ	
Treponema pallidum	トレポネーマ パリダム	
Mycoplasma pneumoniae	マイコプラズマ ニューモニエ	
Ureaplasma urealyticum	ウレアプラズマ ウレアリティカム	

真菌

菌名	和名	番号
***Candida* spp.**	カンジダ属	61 124
Candida albicans	カンジダ アルビカンス*1 *2	14 87 89 90
Candida glabrata	カンジダ グラブラータ*1	64 98 111
Candida parapsilosis	カンジダ パラプシローシス*1	
Coccidioides immitis	コクシディオイデス イミティス*1	
Cryptococcus neoformans	クリプトコックス ネオフォルマンス*1	27 28 65 66
Trichosporon asahii	トリコスポロン アサヒ*1 *3	112
Absidia corymbifera	アブシジア コリムビフェラ	
***Aspergillus* spp.**	アスペルギルス属	62 77
Aspergillus fumigatus	アスペルギルス フミガータス	
Aspergillus niger	アスペルギルス ニガー	181
***Cladosporium* spp.**	クラドスポリウム属	
Epidermophyton floccosum	エピデルモフィトン フロコッサム	
Exophiala jeanselmei	エクソフィアラ ジャンセルメイ	
Fusarium solani	フザリウム ソラニ	179
Histoplasma capsulatum	ヒストプラズマ カプスラツム	
Malassezia furfur	マラセチア フルフル	
Microsporum canis	ミクロスポルム キャニス	
Microsporum gypseum	ミクロスポルム ギプセウム	
***Mucor* spp.**	ムコール属	
Penicillium marneffei	ペニシリウム マルネッフェイ	
Pneumocystis jiroveci	ニューモシスチス イロベジィ	81 82
Sporothrix schenckii	スポロトリックス シェンキー	
Trichophyton mentagrophytes	トリコフィートン メンタグロフィテス	
Trichophyton rubrum	トリコフィートン ルブルム	

*1：酵母, *2：仮性菌糸, *3：真性菌糸

原虫・寄生虫

菌名	和名	番号
Acanthamoeba spp.	アカントアメーバ属*1 *2 *3	177 178
Babesia microti	バベシア ミクロティ，ネズミバベシア*4	187 188
Balantidium coli	バランチジウム コリ，大腸バランチジウム	146
Cyclospora spp.	サイクロスポラ属*3	153 154
Cryptosporidium spp.	クリプトスポリジウム属	151 152
Cryptosporidium parvum	クリプトスポリジウム パルバム*3	
Entamoeba histolytica	エンタモエバ ヒストリティカ，赤痢アメーバ*3 *4	141 142 143 144 149
Entamoeba coli	エンタモエバ コリ，大腸アメーバ*3 *4	145
Giardia intestinalis（*lamblia*）	ジラルディア インテスティナリス（ランブリア），ランブル鞭毛虫	147 148 150
Isospora spp.	イソスポラ属*3	155 156
Plasmodium falciparum	プラスモディウム ファルシパルム，熱帯熱マラリア原虫*4	183 184 186
Plasmodium vivax	プラスモディウム ビバックス，三日熱マラリア原虫*4	185
Plasmodium malariae	プラスモディウム マラリア，四日熱マラリア原虫*4	
Plasmodium ovale	プラスモディウム オバレ，卵形マラリア原虫*4	
Sarcoptes scabei	サルコプテス スカビエイ，疥癬虫*3	174
Strongyloides stercoralis	ストロンギロイデス ステルコラリス，糞線虫	157 158
Trichomonas vaginalis	トリコモナス バギナリス，膣トリコモナス	129 130 131

*1：グラム染色，*2：蛍光染色，*3：生鮮染色，*4：血液ギムザ染色，*5：ヨード染色

検体別 本書中の微生物一覧

- 数字は3章の見出しの番号に対応する。

失敗例

顆粒状の色素沈着	2
脱色不良，染色液の沈着	1

血液培養

Bacillus	9
Bacteroides	13
Candida	14
Clostridium perfringens	10
Corynebacterium	12
Enterococcus	6
Listeria	16
Neisseria	15
Propionibacterium acnes	11
Staphylococcus	3
Streptococcus	5
Streptococcus pneumoniae	4
グラム陰性桿菌	17 20
グラム陰性らせん菌	18
グラム陽性桿菌	21
嫌気性グラム陰性桿菌	19
腸内細菌科	7
非結核性抗酸菌	22
ブドウ糖非発酵菌	8

髄液

Cryptococcus neoformans	27 28
Haemophilus influenzae	25
Streptococcus agalactiae	29
Streptococcus pneumoniae	26
強拡大による単核／多核球の鑑別	24

弱拡大による細胞数カウント	23

呼吸器

Acinetobacter baumannii	50
Actinomyces	49
Aspergillus	62 77
Bacillus	51
Candida	61
Candida glabrata	64
Corynebacterium	44
Cryptococcus neoformans	65 66
Fusobacterium（誤嚥）	48
Geckler 1：不適切検体	31
Geckler 3：炎症不明	32
Geckler 4：炎症あり	33
Geckler 5：急性炎症あり	34
Geckler 5：慢性炎症？	35
Haemophilus influenzae	37
H. influenzae＋*P. aeruginosa*	45
H. influenzae＋*S. pneumoniae*	46
Klebsiella pneumoniae	41
Legionella	78
Moraxella catarrhalis	40
Mycobacterium tuberculosis	67 71 72 73 74
Nocardia	69 70
Nocardia or *Actinomyces*	68
Pneumocystis jiroveci	81 82
Pseudomonas aeruginosa	42 43
Spirochete その他	58
Staphylococcus aureus	39
Streptococcus anginosus	52
Streptococcus pneumoniae	38
胃内容物の誤嚥	60
抗菌薬投与中の腸内細菌	54
口腔内常在菌の誤嚥	47

口腔内常在菌のみ（不適切検体）	56
抗酸菌	75
再検を要する例	76
シャルコーライデン結晶	63
線毛上皮細胞のみ	55
多核白血球の破壊	36
腸内細菌	53
不良検体	59
保存不適切検体	57

咽頭粘液

Neisseria 病原性不明	80
Streptococcus 病原性不明	79

腹水

Bacteroides	85
C. albicans + *Staphylococcus*	87
腸内細菌	84
腸内細菌 + *Bacteroides*	86

腹腔ドレーン排液

C. albicans + *E. coli*	89
Enterobacter + *C. albicans*	90

関節液

Campylobacter	91
Staphylococcus	95
Streptococcus	92
ピロリン酸カルシウム結晶	93　94

胆汁

Enterococcus + *Candida*	98
腸内細菌科	97

尿

Candida glabrata	111
Corynebacterium	113
Enterococcus	102
Gardonerella vaginalis	108
Klebsiella pneumoniae	106
MRSA + *P. aeruginosa*	107
Staphylococcus	103
Trichosporon	112
汚染菌混入	105
精子	114
腸内細菌	101
尿路感染（UTI）	100
非細菌性尿道炎	99
フィラメント化した腸内細菌	109
ブドウ糖非発酵菌	104
ブドウ糖非発酵菌 or *Haemophilus*	110

生殖器

BV0 正常細菌叢	117
BV4 *Bifidobacterium*	123
BV4 細菌を認めず	118
BV4 正常細菌叢	119
BV8 *Gardonerella*	120 122
BV10 *Gardonerella* + *Mobiluncus*	121
Candida 腟炎	124
Chlamydia trachomatis	127 128
Haemophilus ducreyi	126
Neisseria gonorrhoeae	115 116 125
Trichomonas vaginalis	129 130 131
非病原性 *Spirochete*	132

糞便

Balantidium coli 栄養体	146
Campylobacter	138

Clostridium difficile 腸炎	137
Cryptosporidium	151
Cryptosporidium のオーシスト	152
Cyclospora のオーシスト	153　154
Entamoeba coli 嚢子	145
Entamoeba histolytica	141　142
Entamoeba histolytica 栄養体	144　149
Entamoeba histolytica 嚢子	143
Giardia intestinalis（*lamblia*）栄養体	147　148
Giardia intestinalis（*lamblia*）嚢子	150
Helicobacter cinaedi	139
Isospora のオーシスト	155　156
Spirochete	140
Strongyloides stercoralis フィラリア型雌成虫	158
Strongyloides stercoralis フィラリア型雄成虫	157
炎症性腸疾患	136
常在菌の混在	135

創・膿

（ヒト由来）*C. gingivalis*＋*Streptococcus*	167
Clostridium tetani	172
E. coli＋嫌気性菌	88
Klebsiella	163
Klebsiella pneumoniae 莢膜過剰産生	166
Neisseria meningitidis	170
Pasteurella multocida	169
Staphylococcus aureus	161
Streptococcus＋グラム陰性菌	162
Streptococcus＋腸内細菌＋嫌気性菌	165
嫌気性菌	164
染色標本の不備	160
標本作製・染色の失敗	159
ブドウ糖非発酵菌	168

鱗屑

疥癬 174
皮膚糸状菌 173

眼

Acanthamoeba 177 178
Streptococcus 176
真菌 179
ブドウ糖非発酵菌 175

耳漏

Aspergillus niger 181
S. aureus + *P. aeruginosa* 180
Staphylococcus aureus 182

抹消血液

Babesia microti 187 188
熱帯熱マラリア原虫の生殖体 185
マラリア原虫 183 184 186

その他の検体

Enterococcus（腹部穿刺液） 96
Helicobacter pylori（胃粘膜） 133 134
MRSA（胸水） 83
Streptococcus（皮膚軟部組織） 171
Streptococcus or *Enterococcus*（疣贅） 30

参考文献

1) Patrick R. Murray et al : Manual of Clinical Microbiology 8th edition vol 1., 2003, ASM press
2) Kruczak-Filipov P, Shively RG : Clinical Microbiology Procedures Handbook vol. 1 (Isenberg HD, ed), ASM, Washington DC, 1-18, 1992
3) Meares EM, Stamey TA : Invest. Urol. 5 : 492-518, 1968
4) Marc HG, Kathy NS : PEDLATRICS 104 : 1-7, 1999
5) CDC guideline for Prevention of Intravascular Device-Related Infections, 1995
6) 相原雅典：Medical Technology 29 : 478-481, 2001
7) 山中喜代治：日本臨床微生物学会誌 3 : 21-26, 1993
8) 山中喜代治：臨床検査 47 : 137-144, 2003
9) 高橋洋ほか：臨床と微生物 27 : 251—254, 2000
10) 守殿貞夫ほか：泌尿器科紀要 35 : 427-445, 1989
11) 小栗豊子編：臨床微生物検査ハンドブック第4版, 三輪書店, 2011
12) 山口惠三監修：日常診療における臨床微生物ハンドブック―検体採取から診断・治療まで―, ユニオンエース, 2005
13) 山中喜代治編：新・カラーアトラス微生物検査, 月刊 Medical Technology 別冊, 医歯薬出版, 2009
14) 鈴木了司：カラーアトラス人体寄生虫卵と原虫, 寄生虫学的検査法, 藤田企画出版, 1991
15) 吉田幸雄：医動物学改訂4版, 南山堂, 2004
16) 小松方, 相原雅典：臨床と微生物 27 : 752-758, 2000
17) 上野一恵監修：臨床嫌気性菌検査法'97. 日本臨床微生物学雑誌 7 : 80-81, 1997
18) 小澤由佳, 八重樫伸生：化学療法の領域 18 : 118-123, 2002
19) 臨床評価法制定委員会泌尿器系委員会：『UTI薬効評価基準（第4版暫定案）』. 日本化学療法学会雑誌 45, 203-247, 1997
20) 菅野治重, 川上小夜子監修：感染症診断に必要な微生物検査, ライフサイエンス, 2003
21) 松本慶蔵編：病原菌の今日的意味, 改訂4版, 医薬ジャーナル社, 2011
22) 阿部千代治監修：新 結核菌検査指針2000：財団法人結核予防会, 2000
23) JAID/JSC 感染症治療ガイド委員会：JAID/JSC 感染症治療ガイド 2011, 日本感染症学会/日本化学療法学会, ライフサイエンス出版, 2012
24) David N. Gilbert et al : The Sanford Guide To Antimicrobial Therapy 2012 ; 42nd Edition, USA, 2012

編者略歴

木下承晧（きのした・しょうひろ）

1971 年	神戸大学医学部附属衛生検査技師学校 卒業
	神戸大学医学部附属病院中央検査部血液検査室
1983 年	同 微生物検査室
1989 年	同 主任技師
1995 年	同 副技師長
1999 年	神戸大学医学部附属病院感染制御部（併任）
2002〜	
2007 年	同 感染制御部 副部長（併任）
2005〜	
2009 年	神戸大学医学部臨床教授
2007〜	
2011 年	神戸大学医学部附属病院検査部技師長
2008 年	同 医療技術部副部長
2010 年	同 医療技術部長
2011 年	神戸大学医学部保健学科臨地教授

現在に至る

所属学会等

日本臨床微生物学会・評議員
認定臨床微生物検査技師，ICMT 感染制御認定
日本化学療法学会・評議員
日本感染症学会・評議員
近畿耐性菌研究会 など

ひと目でわかる
微生物検査アトラス　　　　　定価(本体 3,200 円+税)

2006年5月1日	第1版第1刷発行
2008年7月10日	第2刷発行
2010年7月10日	第3刷発行
2013年3月1日	第2版第1刷発行
2020年7月20日	第2刷発行

監　修　荒川　創一（あらかわ　そういち）
編　集　木下　承晧（きのした　しょうひろ）

発行者　福村　直樹

発行所　金原出版株式会社

〒113-0034 東京都文京区湯島 2-31-14

電話　編集　(03)3811-7162
　　　営業　(03)3811-7184
FAX　　　　(03)3813-0288　　　　©2013
振替口座　00120-4-151494　　　　検印省略
http://www.kanehara-shuppan.co.jp/　　*Printed in Japan*

ISBN 978-4-307-05041-8　　　　印刷・製本／三報社印刷㈱
　　　　　　　　　　　　　　　　　表紙デザイン／新西聡明

JCOPY <出版者著作権管理機構　委託出版物>

本書の無断複製は著作権法上での例外を除き禁じられています。複製される場合は、そのつど事前に、出版者著作権管理機構（電話 03-5244-5088，FAX 03-5244-5089，e-mail : info@jcopy.or.jp）の許諾を得てください。

小社は捺印または貼付紙をもって定価を変更致しません。
乱丁、落丁のものはお買上げ書店または小社にてお取り替え致します。